生殖医学超说明书
用药循证

主编　徐　娜　焦晓静　冯国旗

主审　史艳玲

内容提要

本书分上篇（西药）和下篇（中成药），为方便读者查找，按药品通用名称的汉语拼音字头顺序编排目录（包括药品通用名称与新用）。全书共编撰西药 109 种和中成药 75 种的临床新用，大多为药品说明书以外的适应证和药品的一些新用法，包括超药品说明书外的剂量、给药途径和适应人群，以及药品新用的参考文献，并附有经国家批准的药品说明书相关内容，如适应证、用法用量等，可作为医药工作者重要的参考工具书。

图书在版编目（CIP）数据

生殖医学超说明书用药循证/徐娜，焦晓静，冯国旗主编 . —郑州：河南科学技术出版社，2021.1（2023.3 重印）
ISBN 978-7-5725-0223-1

Ⅰ . ①生… Ⅱ . ①徐… ②焦… ③冯… Ⅲ . ①生殖医学-用药法 Ⅳ . ①R339.2

中国版本图书馆 CIP 数据核字（2020）第 257536 号

出版发行：河南科学技术出版社
地址：郑州市郑东新区祥盛街 27 号 邮编：450016
电话：（0371）65737028 65788628
网址：www.hnstp.cn
责任编辑：任燕利
责任校对：崔春娟
封面设计：张 伟
版式设计：张 辉
责任印制：朱 飞
印 刷：三河市同力彩印有限公司
经 销：全国新华书店
开 本：787 mm×1092 mm 1/16 印张：19.5 字数：383 千字
版 次：2023 年 3 月第 2 次印刷
定 价：198.00 元

如发现印、装质量问题，影响阅读，请与出版社联系并调换。

本书编写人员名单

主　编　徐　娜　焦晓静　冯国旗

副主编　常明秀　张　丽　张军喜　杨　洪

主　审　史艳玲

编　委（按姓氏笔画排序）

　　　　冯国旗　李　蕾　杨　洪　张　丽

　　　　张军喜　赵　靖　徐　娜　戚伟光

　　　　常明秀　康　青　梁　雪　焦晓静

前　言

我们知道，开发、研制一种药物需要大量的人力和财力，也需要漫长的时间，还需要做大量的临床前期试验和临床试验。为发挥药物的最大效用，达到药尽其用，探讨、研究一些老药的新用途很有必要，因为它来自于临床实践且经济、实用，特别是生殖妇产疾病的用药品种相对较少，临床上的一些经验用药，值得关注和推广应用。

老药新用即为"超药品说明书用药"（Off-Label Use），亦称"药品说明书外用法""药品未注册用法"，是指药物使用方法不在药品监督管理部门批准的说明书之内的用法，具体包括超给药剂量、超适应人群、超适应证和超给药途径四种类型。

药品说明书是经国家药品监督管理部门批准、载有药品应用相关的技术性资料，是指导医务工作人员和患者选用药物时的主要依据。然而医学是实践性很强的科学，现代医学发展日新月异，药品说明书的修订和更新往往滞后于医疗实践的发展，因而在临床工作中常常出现超出药品说明书规定的适应证、用法用量等使用的现象。

目前，已有超药品说明书用药相关立法的国家有美国、德国、意大利、荷兰、新西兰、印度和日本。我国对超药品说明书用药尚没有明确的法律或权威的界定，但我国积极重视超药品说明书用药的合理性判定及操作规范。广东省药学会于2010年3月18日出台了我国首个《药品未注册用法专家共识》。2014年国家卫生和计划生育委员会在《2014年卫计委工作要点》中明确提出：建立超药品说明书管理制度，促进临床合理用药。2015年4月，由中国药理学会治疗药物监测研究专业委员会药品风险管理学组编写的《超说明书用药专家共识》发布。2019年6月广东省药学会颁布《超药品说明书用药目录》。

生殖妇产疾病的用药关乎母、子两代人的安全，我们以药品说明书为依据，对超说明书用药通过搜索中外数据库、典籍、指南等循证，分析并探讨其合理性、有效性和安全性。遵循《赫尔辛基宣言》"当无现存有效的预防、诊断和治疗方法治疗病人时，若医生觉得有挽救生命、重新恢复健康或减轻痛苦的希望，那么在取得病人知情同意的情况下医生应该不受限制地使用尚未经证实的或是新的预防、诊断和治疗措施"。选用老药新用，既可为患者解除病痛，又可发挥药物的最大所用，使患者受益于临床用药经验。

温馨提示：老药新用虽为合理的超药品说明书用药方法，但仍应谨慎使用，并应具备5个条件：①在影响患者生活质量或危及生命的情况下，无合理的可替代药品；②用药目的不是试验研究；③有合理的医学实践证据；④经医院药事管理与药物治疗学委员会（或药事管理委员会）及伦理委员会批准；⑤保护患者的知情权，以规避医疗风险。

编者

2020 年 4 月

文中外文缩写词意

5-FU：5-氟尿嘧啶

5-HT：5-羟色胺

ACOG：美国妇产科

ALT：谷丙转氨酶

AST：谷草转氨酶

ATP：三磷酸腺苷

ART：辅助生殖技术

AUC：药-时曲线下面积

CI：置信区间

cAMP：环腺苷酸

cGMP：环鸟苷酸

DNA：脱氧核糖核酸

DSM-Ⅳ：精神疾病诊断与统计

E：选择素

E_2：雌二醇

FIGO：宫颈癌分期

FSH：卵泡刺激素

HBsAg：乙肝表面抗原

HBV：乙型肝炎病毒

HCG：人绒毛膜促性腺激素

HER_2：过表达或扩增（乳腺癌预后判断因子）

ICSI：卵泡内单精子显微技术（第二代"试管婴儿"）

IFN：干扰素

LH：黄体生成素

mini-IVF：微刺激试管婴儿

NCCN：美国国立综合癌症网络

NC-IVF：自然周期试管婴儿

PG：前列腺素

PGF_2：有生物活性的前列腺素

PRL：催乳素

RCT：随机对照试验

RNA：核糖核酸

ROP：早产婴儿视网膜病变

T：睾酮

TNF：肿瘤坏死因子

目 录

上篇 西药

下篇　中成药

阿司匹林 Aspirin

【其他名称】 乙酰水杨酸、拜阿司匹灵、Acetylsalicylic Acid、ASA

阿司匹林肠溶片说明书**【适应证】**阿司匹林对血小板聚集有抑制作用，因此阿司匹林肠溶片适应证如下：①降低急性心肌梗死疑似患者的发病风险；②预防心肌梗死复发；③中风的二级预防；④降低短暂性脑缺血发作及其继发脑卒中的风险；⑤降低稳定型和不稳定型心绞痛患者的发病风险；⑥用于动脉外科手术或介入术后，如经皮冠状动脉腔内成形术、冠状动脉旁路术、颈动脉内膜剥离术、动静脉分流术；⑦预防大手术后深静脉血栓和肺栓塞；⑧降低心血管危险因素者（冠心病家族史、糖尿病、血脂异常、高血压、肥胖、抽烟史、年龄>50岁者）心肌梗死发作的风险。

阿司匹林肠溶片超药品说明书【适应证】用法：

1. 用于不育症或 ART（辅助生殖技术）。血小板通过自身释放胶原蛋白、血栓素 A_2（TXA_2）、腺苷二磷酸（ADP）、凝血酶等而产生活性，具有活性的血小板释放钙离子进入血浆，使血小板凝集、收缩，释放更多的 ADP、凝血酶、花生四烯酸等。花生四烯酸通过环氧化酶（COX）转化为 TXA_2，TXA_2/前列环素（PGI_2）平衡失调，TXA_2 占优势，使血管收缩，加重血小板凝集，导致血栓形成；凝血酶促进血液凝集，增加血液黏滞度，两者均致卵巢、子宫内膜、胎盘及脐带血供不足。前列腺素（PGs）刺激肥大细胞、淋巴细胞、白细胞释放白细胞介素（IL），产生炎性反应，影响患者全身和卵巢、子宫内膜局部的环境，不利于卵泡生长及胚胎着床。阿司匹林能够不可逆地结合 COX 丝氨酸530位点，使 COX 失活，抑制 TXA_2 及 PGs 的合成，从而抑制血小板活性，预防微血栓形成，使血管内阻力降低，改善局部血液循环，改善孕妇全身血液的高凝状态，预防栓塞综合征[1,2]。Wang 等[3]通过对现有文献进行系统回顾及 Meta 分析，得出结论：13个随机对照试验表明小剂量阿司匹林可提高体外受精（IVF）/卵胞浆内单精子注射（ICSI）患者的临床妊娠率。

2. 用于冻胚移植时提高妊娠率。Hsieh 等与 Weckstein 等的 RCT（随机对照试验）结果表明，低剂量阿司匹林（100 mg/d）能改善人工授精过程中的子宫内膜发育不良并且提高妊娠率。冻胚移植时，对子宫血流少者给予阿司匹林治疗，可达到较高的妊娠率[4,5]。Haapsamo 等[6]在 RCT 中指出，子宫动脉血流阻力的增加会降低人工授精患者胚胎的着床率和妊娠率，在低剂量阿司匹林组（100 mg/d）中，子宫动脉血流阻力增高的发生率显著低于安慰剂组。

3. 用于改善子宫内膜薄患者的子宫内膜容受性，提高受精卵着床率和妊娠率。阿司匹林是乙酰水杨酸类药，作用于前列腺素合成过程中的第一个合成酶——环氧化酶。由于血小板环氧化酶对阿司匹林的敏感性明显高于血管内皮细胞环氧化酶，小剂量阿司匹林能有效抑制血小板血栓素 A_2 合成，而不影响血管壁前列环素合成，从而抑制血小板活性，预防微血栓形成，改善局部血液循环，使子宫血流增加，子宫内膜增厚。而子宫内膜的厚度对于子宫内膜的容受性有很大意义，HCG 日内膜 ≥ 8 mm 有较高妊娠率，小剂量阿司匹林可增加子宫内膜的容受性，从而提高患者的妊娠率[7-9]。此外，环氧化酶是炎性介质花生四烯酸代谢为血栓素 A_2 所需的催化酶，阿司匹林通过这种抗炎作用抑制了炎性介质介导的子宫、卵巢血管收缩和血小板聚集，改善局部血液供应，而胚泡与子宫内膜同步发育且功能协调是受精卵着床的必备条件之一，因此，小剂量的阿司匹林可提高受精卵的着床率[8,9]。根据 Weckstein 等[10]的 RCT 报道，在行卵子捐赠时，针对那些子宫内膜发育较薄（<8 mm）、子宫血流减少的患者，于移植前 1 周给予小剂量阿司匹林（81 mg），结果子宫内膜明显增厚，妊娠率也较对照组明显提高，还可增加子宫、卵巢组织的血流量，而且成熟卵泡数目、取卵数目、血清雌二醇（E_2）水平和平均着床率、妊娠率均显著提高，空卵泡率显著降低。

4. 用于体外受精-胚胎移植患者移植后的妊娠状态。Waldenstrom 等[11]观察了 1 380 个接受体外受精-胚胎移植（IVF-ET）的患者，自胚胎移植日起口服阿司匹林 75 mg/d，2 周，结果阿司匹林使用组妊娠率明显高于对照组（27.2%vs23.2%），提出阿司匹林可改善子宫血流灌注，明显提高妊娠率。该随机对照试验亦是阿司匹林用于妊娠妇女的证据。

5. 用于降低血液黏稠度，改善子宫内膜血供，辅助提高着床率。中华医学会《临床诊疗指南·辅助生殖技术与精子库分册》[12]推荐对卵巢低反应者，可以从上一周期的黄体高峰期开始口服阿司匹林 50~100 mg/d。通过改善卵巢和子宫的血液循环及降低血液的黏稠度，增加卵巢的反应性。国内某三甲医院开展了一项 RCT[13]，对不明原因的不孕妇女，在用氯米芬（CC）促排卵治疗的同时，自月经第 1~20 天连续服用小剂量阿司匹林（75 mg/d）。小剂量阿司匹林可改善促排卵时氯米芬所致的子宫内膜发育不良，但不能改善促排卵治疗时 CC 所致的内源性激素紊乱状态。

6. 用于月经失调。中华医学会妇产科学分会妇科内分泌学组《异常子宫出血诊断与治疗指南》[14]推荐对非器质性疾病引起的月经过多的药物治疗顺序为：①LNGIUS（左炔诺孕酮宫内缓释系统），适合于近 1 年以上无生育要求者；②氨甲环酸抗纤溶治疗或非甾体类抗炎药（NSAIDs），可用于不愿或不能使用性激素治疗或想尽快妊娠者；③短效口服避孕药；④孕激素子宫内膜萎缩治疗，如炔诺酮 5 mg，3 次/d，从周期第 5 天开始，连续服用 21 d。有人对使用含铜宫内节育器妇女不规则出血处理的系统评价[15]提到，阿司匹林 100 mg，3 次/d，于月经开始服用最多 5 d，连服 4 个周期，可轻微减少带含铜节育器患者的月经出血。

7. 预防子痫前期。《超药品说明书用药目录》（2020 年版）[16]：预防子痫前期。对存在子痫前期复发风险和子痫前期高危因素者，在妊娠早中期（妊娠 12~16 周）开始服用小剂量阿司匹林（50~100 mg），可维持到孕 28 周。

8. 治疗妊娠高血压综合征。Steyn 等[17]认为，先兆子痫与广泛的血管内皮损伤和血小板活化有关，而活化的血小板可引起扩张血管的前列环素（PGI_2）减少，收缩血管的血栓素 A_2（TXA_2）与 5-羟色胺释放增多，同时内皮细胞 5-羟色胺受体-Ⅰ 的损伤使得引起血小板聚集和血管收缩的 5-羟色胺受体-Ⅱ 失去抑制。于是 Steyn 等研究了酮色林与肠溶阿司匹林（ASA）同时服用的降压效果，对 138 名舒张压大于 10.7 kPa（80 mmHg）健康初产妇，从 20 周起随机分为两组，一组（$n=69$）服用 ASA+酮色林，另一组（$n=69$）服用 ASA+安慰剂，结果显示在酮色林组与安慰剂组子痫前期的发生例数为 2:13，相对危险度 0.15（95% CI 0.04~0.66）；围产儿死亡例数为 1:16。因此研究者认为在预防妊娠高血压综合征时 ASA 和酮色林共同作用能选择性、有效地降低妊娠高血压综合征的发生率。

袁瑞珍等[18]将 102 例妊娠期高血压患者分为常规组与实验组两组，对常规组患者单纯采取硫酸镁治疗，实验组在此基础上加用小剂量的阿司匹林治疗。结果显示：实验组与常规组的治疗总有效率分别为 94.12% 与 78.43%（$P<0.05$）；实验组与常规组的不良反应发生率分别为 15.69% 与 43.14%（$P<0.05$）。提示对妊娠期高血压患者采用小剂量阿司匹林联合硫酸镁进行治疗，可明显改善患者各项临床症状，药物安全性较高，效果可靠。李艳丽[19]对小剂量 ASA 影响妊娠期高血压综合征高危患者凝血功能进行了研究，将有发生妊娠高血压综合征危险的高危孕妇 80 例随机分成 ASA 观察组 40 例和安慰剂对照组 40 例。两组均至分娩前结束治疗，观察两组患者妊高征发生率、凝血指标及不良反应发生情况。观察组妊高征发病率低于对照组（20.0% vs 40.0%，$P<0.05$）；观察组各指标与治疗前比较得到改善（$P<0.05$），且观察组治疗后各指标均优于对照组（$P<0.05$）；两组患者在治

疗过程中均未出现不良反应。说明阿司匹林肠溶片应用于妊娠高血压综合征高危患者可降低妊高征的发生率，并改善患者的凝血功能。

阚淑娟等[20]的研究结果也表明：钙剂加小剂量 ASA 治疗妊娠期高血压，能有效降低平均动脉压、尿蛋白，提高血清钙，改善患者孕妇凝血功能和血栓前状态。但几项多中心研究却未能取得一致的结果。在 CLASP 研究[21]中，9 364 个高危妊娠的妇女被随机分为治疗组与安慰剂组，治疗组每日口服 60 mg ASA，74%的人参加先兆子痫的预防，12%的人参加胎儿宫内生长迟缓（IUGR）的预防，12%的人参加妊娠高血压综合征的治疗，3%的人接受 IUGR 的治疗。结果：两组间妊娠高血压综合征发生率无明显差异，而且 IUGR、死产、新生儿死亡率也无明显区别。但发现 ASA 的确降低了早产的发生（19.7% vs 22.2%），而且没有增加胎盘出血或麻醉时出血，但增加了产后输血的机会，证明小剂量 ASA 对胎儿和新生儿是安全的。CLASP 的结果不主张对妊高征和 IUGR 进行 ASA 常规抗血小板治疗和预防，只能用于早期出现先兆子痫而且可能导致早产的高危孕妇。而在一项对 3 647 名健康孕妇的随机研究中发现，ASA 对孕妇或婴儿均无明显的益处，而且不支持 CLASP 关于 ASA 可预防早产的结论[22]。

9. 治疗子宫内胎儿生长迟缓。子宫内胎儿生长迟缓的主要病理基础是子宫胎盘循环的血管内有纤维蛋白沉积，与血小板聚集增强有关。病因包括重症妊娠高血压史、红斑狼疮、肾脏疾病等，还有相当一部分查不出有基础病存在。主要临床表现为妊娠不足月，娩出死婴或低体重儿。

在克利夫兰的 Case Western Reserve 医学院，Thomas F. Imperiale 和 Alice Stollenwerk Petrulis 用低统计学强度分析了 6 项小型临床试验的资料[23]。20 世纪 80 年代进行的这些研究已得出从 ASA 无效到能明显降低妊高征（PIH）危险性的结果。所有 394 名妊娠受试者均有 PIH 史或有其他情况的危险因素。约一半人每日接受小剂量（60～150 mg）ASA，通常从妊娠的第 6 个月开始用药，每项试验都有一个对照组，但一些对照组每日服用安慰剂药片，而其他组未服用安慰剂。研究人员发现，小剂量 ASA 能使 PIH 发生的可能性降低 65%；同时 ASA 亦能降低严重低体重儿（经常伴有 PIH 的一种威胁）的出生概率，这样瘦小的新生儿一般会出现多种健康问题。

傅兰勇[24]将胎儿生长受限（FGR）患者 110 例（孕周 28～30 周）随机分为对照组和试验组各 55 例，对照组每天给予复方氨基酸、5%葡萄糖氯化钠注射液 500 mL+维生素 C 2.0 g，5%葡萄糖注射液 500 mL+脂溶性维生素 II 1 支；试验组在对照组基础上加用低分子肝素钠 0.4 mL，4 次/d，皮下注射，口服阿司匹林 50 mg/d，均治疗 4 周。结果试验组孕妇平均每周宫高及胎儿双顶径、头围、腹围、股骨径生长情况明显优于对照组（P<0.05）。治疗后，试验组孕妇脐动脉血流指数降低，羊水指数增加，与对照组比较差异有统计学意义（P<0.05）。并且治疗期间试验组孕妇血小板、凝血功能均正常，表明低分子肝素钠联合小剂量阿司匹林治疗胎儿生长受限是一种安全有效的治疗方案，能提高围产儿质量，疗效显著。冯翠仪[25]也有类似成功的报道，小剂量阿司匹林和肝素配伍治疗 FGR效果好，无明显不良反应，特别适合于基层医院推广。

参考文献

[1] GELBAYA T A, KYRGIOU M, LI T C, et al. Low-dose aspirin for in vitro fertilization: a systematic review and meta-analysis [J]. Hum Reprod Update, 2007, 13 (4): 357-364.

[2] GIZZO S, CAPUZZO D, ZICCHNIA C, et al. Could empirical low-dose aspirin administration during IVF cycle affect both the oocytes and embryos quality via COX 1-2 activity inhibition? [J]. J Assist Reprod Genet, 2014, 31 (3): 261-268.

[3] WANG L, HUANG X, LI X, et al. Efficacy evaluation of low-dose aspirin in IVF/ICSI patients evidence from 13 RCTs: A systematic review and meta-analysis [J]. Medicine, 2017, 96 (37): e7720-e7727.

[4] HSIEH Y Y, TSAI H D, CHANG C C, et al. Low-dose aspirin for infertile women with thin endometrium receiving intrauterine insermination: a prospective, randomized study [J]. J Assist Reprod Genet, 2000, 17 (3): 174-177.

[5] WECKSTEIN L N, JACOBSON A, GALEN D, et al. Low-dose aspirin for oocyte donation recipients with a thin endometrium: Prospective, randomized study [J]. Fertil Steril, 1997, 68: 927-930.

[6] HAAPSAMO M, MARTIKAINEN H, RASANEN J. Low-dose aspirin and uterine haemodynamics on the day of embryo transfer in women undergoing IVF/ICSI: a randomized, pLacebo-controlled, double-blind study [J]. Hum Reprod, 2009, 24 (4): 861-866.

[7] 王雪, 贺小进, 曹云霞. 低剂量阿司匹林对子宫内膜容受性的影响 [J]. 中华生殖与避孕杂志, 2017 (3): 231-234.

[8] 杨敏燕, 黄官友, 赵淑云, 等. 复方丹参滴丸、阿司匹林肠溶片联合小剂量雌激素治疗薄型子宫内膜的临床疗效观察 [J]. 实用临床医药杂志, 2018, 22 (11): 98-

100，103.

［9］ 谭晓珊，秦娟，谭兵兵，等．小剂量阿司匹林对薄型子宫内膜发育的影响［J］．中国综合临床，2006，22（5）：464-466.

［10］ WECKSTEIN L N，JACOBSON A，GALEN D，et al．Low-dose aspirin for oocyte donation recipients with a thin endometrium：prospective，randomized study［J］．Fertil Sterid，1997，68（5）：927-930.

［11］ WALDENSTROM U，HELLBERG D，NILSSON S．Low-dose aspirin in a short regimen as standard treatment in invitro fertilization：a randomized，prospective study［J］．Fertil Steril，2004，81（6）：1560-1564.

［12］ 中华医学会．临床诊疗指南·辅助生殖技术与精子库分册［M］．北京：人民卫生出版社，2009.

［13］ 郭玉琪，刘义，丁玉莲，等．小剂量阿司匹林促排卵过程中对子宫内膜发育的研究［J］．中国实用妇科与产科杂志，2006，22（10）：750-753.

［14］ 中华医学会妇产科学分会妇科内分泌学组．异常子宫出血诊断与治疗指南［J］．中华妇产科杂志，2014，49（11）：801-806.

［15］ GODLFREY E M，FOLGER S G，JENG G，et al．Treatment of bleeding irregularities in women with copper-containing IUDs：a systematic review［J］．Contraception，2013，87（5）：549-566.

［16］ 广东省药学会．超药品说明书用药目录（2020年版）．［J/OL］．今日药学［2019-06-17］．http：//kns.cnki.net/kcms/detail/44.1650R20190617.1523.044.html.

［17］ STEYN D W，ODENDAAL H J．Randomised controlled trial of ketanserin and aspirin in prevention of pre-eclampsia［J］．Lancet，1997，350（9087）：1267-1271.

［18］ 袁瑞珍，梁燕梅．小剂量阿司匹林、硫酸镁用于治疗妊娠期高血压的效果及安全性分析［J］．数理医药学杂志，2018，31（1）：97-98.

［19］ 李艳丽．阿司匹林肠溶片对妊娠期高血压综合征高危患者凝血功能的影响［J］．中国卫生标准管理，2017，8（11）：81-83.

［20］ 阚淑娟，张素娟，杜明贞，等．钙剂加阿司匹林综合治疗妊娠期高血压疾病的疗效及机制［J］．第四军医大学学报，2008，29（11）：1047-1049.

［21］ CLASP（Collaborative Low-dose Aspirin Studu in Pregnancy）Collaborative Group．CLASP：a randomised trial of low-dose aspirin for the prevention and treatment of pre-eclampsia among 9364 pregnant women [J] . Lancet, 1994, 343 (8898): 619-629.

[22] ROTCHELL Y E, CRUICKSHANK J K, GAY M P, et al. Barbados low-dose aspirin study in pregnacy (blasp): a randomised trial for the prevention of pre-eclampsia and its complications [J] . Br J Obstet Gynaecol, 1998, 105 (3): 286-292.

[23] IMPERIALE T F, PETRULIS A S. Low-Dose Aspirin to Prevent Pregnancy-Induced Hypertensive Disease-Reply [J] . Journal of the American Medical Association, 1991, 266 (22): 3127-3128.

[24] 傅兰勇. 低分子肝素钠联合小剂量阿司匹林治疗胎儿生长受限疗效分析 [J]. 儿科药学杂志, 2018, 24 (5): 15-17.

[25] 冯翠仪. 小剂量阿司匹林和肝素配伍治疗胎儿生长受限的疗效 [J]. 泰山医学院学报, 2014, 35 (6): 503-504.

阿托品 Atropine

【其他名称】颠茄碱

硫酸阿托品注射液说明书【适应证】①各种内脏绞痛，如胃肠绞痛及膀胱刺激症状，对胆绞痛、肾绞痛的疗效较差；②全身麻醉前给药、严重盗汗和流涎症；③迷走神经过度兴奋所致的窦房阻滞、房室阻滞等缓慢型心律失常，也可用于继发于窦房结功能低下而出现的室性异位节律；④抗休克；⑤解救有机磷酸酯类中毒。

硫酸阿托品注射液超药品说明书【适应证】用法：

1. 用于宫颈水肿及产程活跃期。宫颈水肿常因分娩过程中孕妇受自然条件和精神因素的影响，使宫颈前唇长时间压迫于胎头与耻骨联合之间，致使血液灌流增加后不能充分反流所致，最终导致产程延缓或停滞、胎头下降速度缓慢、胎儿宫内窘迫甚至窒息，增加剖宫产率等不良妊娠结局的发生[1-3]。王士钥[4]选取分娩时发生宫颈水肿的患者 52 例为实验研究对象，根据患者治疗意愿分为观察组（$n=26$ 例，给予利多卡因联合阿托品治疗）和对照组（$n=26$ 例，给予地西泮治疗）。观察组患者 1 h 水肿消退率、剖宫产率、宫口全开时间均明显优于对照组（$P<0.05$），同时新生儿 Apgar 评分与对照组无明显差异（$P>$

0.05）。采用利多卡因联合阿托品治疗分娩时宫颈水肿具有显著、理想的临床疗效，缩短患者产程，提高 1 h 水肿消退率，降低剖宫产率，可以作为有效的治疗方案推广和运用。

2. 用于预防人工流产综合征。人工流产综合征是指在施行人工流产手术中，有少数妇女出现的恶心、呕吐、头晕、胸闷、气喘、面色苍白、大汗淋漓、四肢厥冷、血压下降、心率减慢，严重者还可能出现昏厥、抽搐、休克等一系列症状，不仅会给患者身体带来较大痛苦，而且还会给患者心理带来较大痛苦，进一步给孕妇身心健康带来严重威胁。阿托品属于一种抗胆碱药物，宫颈肌注射阿托品能阻滞 M 胆碱受体，具有抗迷走神经兴奋、阻碍腺体分泌、松弛宫颈平滑肌的作用，进而有效防止发生人工流产综合征[5,6]。陈卫忠[7]选择 180 例行人工流产术的孕妇作为研究对象，将其分为观察组与对照组各 90 例。对照组仅应用利多卡因，观察组应用利多卡因联合阿托品。结果显示观察组总镇痛有效率、一次性成功穿刺率均高于对照组（P<0.05），人工流产综合征发生率显著低于对照组（P<0.05），术中出血量明显少于对照组（P<0.05）。因此，对行人工流产术的孕妇应用利多卡因联合阿托品，能够明显减少术中出血量，起到较好镇痛效果，并大大降低人工流产综合征发生率，值得在临床中应用和推广。

参考文献

[1] 王爽，祝美洲，黄莘. 利多卡因联合阿托品与盐酸山莨菪碱在宫颈韧厚水肿治疗中的临床效果比较 [J]. 中国冶金工业医学杂志，2018，35（1）：70-71.

[2] 陆小曲，罗琳雪，陈丽芬. 间苯三酚与安定、阿托品联合用药在第一产程活跃期的临床应用 [J]. 医学理论与实践，2013，26（6）：775-776.

[3] 曹春芳. 阿托品与安定在产程活跃期的联合应用优于单用安定 [J]. 健康必读（下旬刊），2012（7）：367.

[4] 王士钥. 利多卡因联合阿托品治疗分娩时宫颈水肿 52 例研究 [J]. 医学信息，2015，28（39）：384-385.

[5] 朱耀美. 利多卡因、阿托品在无痛人流术中应用 [J]. 齐齐哈尔医学院学报，2010（23）：374.

[6] 冉宇. 阿托品与利多卡因联合应用在人工流产术中的临床观察 [J]. 大家健康（学术版），2014（8）：141-142.

[7] 陈卫忠. 利多卡因联合阿托品在人工流产术中的临床价值 [J]. 当代医学，2016（22）：129-130.

氨茶碱 Aminophylline

【其他名称】 阿咪康、安释定、茶碱乙烯双胺、茶碱胺、喘安、二乙茶碱、舒弗美（控释片）、Aminodur

氨茶碱片说明书【适应证】适用于支气管哮喘、喘息性支气管炎、阻塞性肺气肿等缓解喘息症状；也可用于心源性肺水肿引起的哮喘。

氨茶碱注射液说明书【适应证】适用于支气管哮喘、慢性喘息性支气管炎、慢性阻塞性肺疾病等缓解喘息症状；也可用于心功能不全和心源性哮喘。

氨茶碱片（注射液）超药品说明书【适应证】用法：

1. 治疗胎儿宫内发育迟缓和宫内窘迫。氨茶碱能够抑制子宫的收缩，降低子宫的扩张力，增加子宫胎盘的血流量，同时还可以提高胎盘血管的通透性。急性胎儿窘迫产妇在吸氧的同时，给予氨茶碱滴注，可增加产妇胎盘的血流量，有效缓解胎儿的窘迫情况。氨茶碱具有心脏兴奋作用，可通过胎盘进入胎儿体内，使胎儿的心脏收缩能力增强，心率增加并恢复正常[1,2]。一临床研究[3]选取 80 例急性胎儿窘迫产妇为研究对象，分成两组：40 例实施常规治疗 [产妇予以鼻导管吸氧，选择侧卧位，取维生素 C 500~1 000 mg+葡萄糖注射液（5%）100 mL 静脉注射]，设为对照组；40 例同时应用氨茶碱进行治疗 [取氨茶碱 250 mg +葡萄糖注射液（5%）100 mL 静脉注射，半小时内完成滴注]，设为实验组。全程关注两组患儿的治疗情况，分析和比较两组患儿的临床疗效、分娩结局以及新生儿 Apgar 分值。结果显示实验组的有效率、阴道分娩率及新生儿 Apgar 较高，与对照组数据差异明显，存在统计学意义（$P<0.05$）。王梅芳[4]选取 98 例急性胎儿窘迫足月妊娠产妇，给予鼻导管吸氧，取侧卧位，并给予 10%葡萄糖注射液 100 mL+氨茶碱 250 mg 静脉滴注，30 min 内滴注完毕。用药后有 93 例产妇胎心率恢复和胎动恢复正常，总有效率为 94.89%。所有产妇未见不良反应，可见其在治疗胎儿窘迫时具有较高的安全性。在临床应用时，应重点注意：氨茶碱在静脉滴注时，应采取缓速慢滴，同时密切监护产妇的血压、心率变化；氨茶碱在治疗急性胎儿窘迫时，仅可使用 1 次，以免引起产妇中毒；妊娠合并心脏病、甲状腺功能亢进、肝肾功能不全的产妇要慎用[5]。唐敏[6]对 111 例胎儿宫内发育迟缓孕妇随机分组进行了对比观察，治疗组（57 例）给予每日静脉滴注氨茶碱

0.25 g，连续 10 d；对照组（54 例）给予维生素 C 2 g，静脉滴注 10 d，两组其余相同。结果：治疗组的胎儿双顶径在治疗后两周增长（2.25±0.07）mm，其新生儿的出生体重为（3.25±0.13）kg，显著高于对照组，因此认为静脉滴注氨茶碱治疗胎儿宫发育迟缓效果优于维生素 C，其作用机制可能是促使子宫胎盘血流量增加，提高母儿间氨基酸的转运能力。

有人研究观察了氨茶碱治疗胎儿宫内发育迟缓（IUGR）的疗效。方法：对产前检查诊断为 IUGR 者 98 例随机分为两组，1 组（实验组）60 例，给予 50% 葡萄糖注射液 40 mL+氨茶碱 0.2 g，静脉注射，1 次/d，7 d 为一个疗程。2 组（对照组）38 例，给予 50% 葡萄糖注射液 40 mL+维生素 C 1 g，静脉注射，1 次/d，7 d 为一个疗程。两组均休息、吸氧，监测各项 IUGR 指标进行对比分析。结果 1 组显效 32 例（53.3%），2 组显效 12 例（31.6%），1 组较 2 组疗效明显（$P<0.05$）。结论：氨茶碱能有效改善子宫胎盘血流量，对治疗 IUGR 的促进作用显著[7]。

2. 治疗早产儿（新生儿）呼吸暂停。对于极低出生体重儿（VLBWI）呼吸暂停一旦发生，往往为频发，且持续时间较长，若在发生呼吸暂停后使用氨茶碱，有相当部分效果不太理想。张喆等[8]对 103 例 VLBWI（A 组）在出生后尚未发生呼吸暂停时预防给予氨茶碱治疗，并与该院之前收治的 86 例在发生呼吸暂停后才使用氨茶碱的 VLBWI（B 组）进行比较，在出生后 1 周内 A 组 103 例 VLBWI 有 5 例（4.9%）发生呼吸暂停，与 B 组（60.5%，52/86）比较，有显著性差异（$P<0.01$）；在体重增至 2 kg 前，A 组共有 24 例（23.3%）发生呼吸暂停，B 组共有 60 例（69.8%）发生呼吸暂停，两组有显著性差异（$P<0.01$）；A 组平均用氧时间为（8±5）d，与 B 组（12±6）d 比较，有显著性差异（$P<0.01$）；A 组因频繁呼吸暂停需机械通气比率（3.9%）与 B 组（12.8%）比较，亦有显著性差异（$P<0.05$）。结果显示：预防性应用氨茶碱能显著降低 VLBWI 呼吸暂停的发生率，且可缩短用氧时间、降低其需要使用呼吸机的频率。在动态监测血药浓度下使用氨茶碱具有较高的安全性，未见明显毒副作用。

氨茶碱和咖啡因都可以用于治疗早产儿呼吸暂停，Jeong 等[9]的一项回顾性研究表明，氨茶碱和咖啡因具有相似的短期治疗效果，然而更多的研究[10-12]显示咖啡因的治疗效果优于氨茶碱。目前临床上使用更多的是氨茶碱与其他药物联合治疗。

李文斌等[13]选取出生胎龄<34 周、出生体重<1 500 g 的极低出生体重和超低出生体重儿 94 例，分为 3 组：①氨茶碱组（30 例），首剂负荷量 4~5 mg/kg，12 h 后给予维持量 2 mg/kg，每 12 h 1 次，静脉泵入；②枸橼酸咖啡因组（32 例），首剂负荷量 20 mg/kg，

24 h后给予维持量 5 mg/kg, 1 次/d, 静脉泵入; ③氨茶碱联合纳洛酮组 (观察组, 32 例), 氨茶碱使用方法同氨茶碱组, 同时予以纳洛酮每次 0.1 mg/kg 加入 9 g/L 盐水 2 mL 中静脉推注, 每 12 h 1 次, 氨茶碱首剂使用 6 h 后, 即给予纳洛酮治疗, 随后二者交替使用。结果各组患儿在性别、出生胎龄、出生体重、产前孕母糖皮质激素应用、受孕及分娩方式、多胎妊娠、5 min Apgar 评分、接受氧疗例数、辅助通气 (包括经鼻持续呼吸道正压通气及机械通气) 和肺泡表面活性物质的应用、病死率、氧疗持续时间、ROP 和脑损伤发生率、耳听测试未通过率、出院时纠正胎龄、出院时体重以及住院时间和费用等方面的差异均无统计学意义 ($P>0.05$); 与氨茶碱组比较, 枸橼酸咖啡因组和观察组呼吸暂停发生率明显降低 ($P<0.05$), 而枸橼酸咖啡因组和观察组比较差异无统计学意义 ($P>0.05$); 枸橼酸咖啡因组和观察组支气管肺发育不良发生率 [9.4% (3/32 例), 12.5% (4/32 例)] 低于氨茶碱组, 但无统计学意义 ($P>0.05$); 同时各组患儿均未发现与用药相关的明显不良反应。因此认为氨茶碱联合纳洛酮防治早产儿呼吸暂停疗效与枸橼酸咖啡因相似, 且安全有效。

3. 治疗勃起功能障碍。Gomaa 等[14]对 36 位有勃起功能障碍的患者进行一项为期 2 周的随机、双盲、安慰剂对照试验。将患者随机分为两组, 药物组 (18 人) 接受一种由 3% 氨茶碱、0.25%硝酸异山梨酯和 0.05%双氢麦角碱甲磺酸盐所制成的软膏治疗, 安慰剂组 (18 人) 接受安慰剂治疗。结果药物组中 21 例患者有了充分勃起和令人满意的性交, 而安慰剂组则只有 3 例 ($P<0.01$)。研究也表明这种药物软膏对心因性阳痿比神经性阳痿更有效 (9 例心因性阳痿的患者中有 8 例有了充分的勃起, 而 8 例神经性阳痿的患者中 4 例有了充分的勃起)。试验期间没有严重的不良反应报道。研究还表明此药物软膏可以增加阴茎动脉血流 (药物组 0.19 m/s, 安慰剂组 0.02 m/s)。此项试验证实在阴茎海绵体中注射血管活性剂之前用此含有 3 种血管活性剂的软膏治疗, 可以达到很好的治疗效果, 特别是对心因性阳痿患者。

参考文献

[1] 李爱云. 氨茶碱地塞米松联合治疗第二产程胎儿宫内窘迫 120 例 [J]. 菏泽医学专科学校学报, 2002, 14 (2): 57-58.

[2] CHANG J, GRAY P H. Aminophylline therapy and cerebral blood flow velocity in preterm infants [J]. J Paediatr Child Health, 1994, 30 (2): 123-125.

[3] 刘淑芳. 氨茶碱用于急性胎儿窘迫时的治疗效果探讨 [J]. 中国营养保健, 2017,

27（18）：331.

［4］ 王梅芳．氨茶碱在急性胎儿窘迫中的应用［J］．大家健康（学术版），2016，10（3）：174.

［5］ 欧秀球，刘小平，王海英，等．氨茶碱治疗胎儿窘迫155例效果观察［J］．齐鲁护理杂志，2006，12（3）：219.

［6］ 唐敏．氨茶碱治疗胎儿宫内发育迟缓的疗效观察［J］．中国药师，1999，2（2）：78-79.

［7］ 李晓云，孟庆霞．氨茶碱治疗胎儿宫内发育迟缓98例临床观察［J］．职业与健康，2004，20（12）：160.

［8］ 张喆，周伟，赖剑蒲，等．预防性应用氨茶碱对极低出生体重儿的影响［J］．小儿急救医学，2003，10（4）：238-239.

［9］ JEONG K, KIM H S, SONG E S, et al. Comparison between Caffeine and theophylline therapy for Apnea of Prematurity［J］．Neonatal Med, 2015, 22（1）：14-20.

［10］ SKOUROLIAKOU M, BACOPOULOU F, MARKANTONIS S L. Caffeine versus theophylline for apnea of prematurity：a randomised controlled trial［J］．Journal of Paediatrics & Child Health, 2010, 45（10）：587-592.

［11］ 齐荣，李园．枸橼酸咖啡因与氨茶碱治疗早产儿呼吸暂停的疗效比较［J］．药物评价研究，2016，39（3）：437-440.

［12］ 李涛，邓星梅，李传峰．枸橼酸咖啡因与氨茶碱治疗早产儿呼吸暂停的疗效对比［J］．健康之路，2016，15（11）：52-53.

［13］ 李文斌，常立文，刘伟，等．氨茶碱联合纳洛酮防治早产儿呼吸暂停与枸橼酸咖啡因疗效比较［J］．中华实用儿科临床杂志，2014，29（18）：1381-1384.

［14］ GOMAA A, SHALABY M, OSMAN M, et al. Topical treatment of erectile dysfunction：Randomised double blind placebo controlled trial of cream containing aminophyllin, isosorbide dinitrate, and codergocrine mesylate［J］．British Medical Journal, 1996, 312：1512-1515.

奥沙利铂 Oxaliplatin

【其他名称】 奥铂、草酸铂、乐沙定

注射用奥沙利铂说明书**【适应证】** 与 5-氟尿嘧啶和亚叶酸（甲酰四氢叶酸）联合应用于：转移性结直肠癌的一线治疗；原发肿瘤完全切除后的 Ⅲ 期（Duke's C 期）结肠癌的辅助治疗。

注射用奥沙利铂超药品说明书【适应证】用法：

治疗卵巢癌。2013 版 NCCN（美国国立综合癌症网络）发布的各种恶性肿瘤临床实践指南中推荐奥沙利铂可单药作为卵巢癌的治疗方案，是治疗卵巢上皮癌、输卵管癌和腹膜癌的可选的方案，指南中推荐此方案的依据均来自于临床试验文献报道。

在一项 Ⅱ 期临床研究中，对奥沙利铂联合吉西他滨治疗卵巢癌的两个方案进行了对比。方案一：治疗第一天给予吉西他滨 1 000 mg/m^2，奥沙利铂 100 mg/m^2，第八天再次静脉注射奥沙利铂 100 mg/m^2。方案二：治疗第一天给予吉西他滨 1 000 mg/m^2，奥沙利铂 100 mg/m^2，21 d 为一个周期。第一个方案的有效率较第二个高，且毒副作用相关不大，因此奥沙利铂联合吉西他滨可作为复发卵巢癌的二线治疗[1]。在另一项临床研究中，在 28 位复发的卵巢上皮癌患者中，使用 FOLFOX-4 方案，25% 的患者获得部分缓解的结果。因此，FOLFOX-4 方案可作为多线治疗复发卵巢上皮癌的补救治疗[2]。

FOLFOX-4 方案：第一天，奥沙利铂（85 mg/m^2）与亚叶酸（200 mg/m^2）同时静脉滴注 2 h，5-FU（400 mg/m^2）静脉注射；之后每 3 周连续两天给予 5-FU（600 mg/m^2），用泵在 22 h 内注入。

参考文献

[1] YUAN S F, ZHANG L P, ZHU L J, et al. Phase Ⅱ clinical study on the GEMOX regimen as second-line therapy for advanced ovarian cancer [J]. Asian Pacific J Cancer Prev, 2013, 14 (6)：3949-3953.

[2] LE H J, KIM H S, PARK N H, et al. Feasibility of oxaliplatin, leucovorin, and 5-flur-

ouracil（FOLFOX-4）chemotherapy in heavily pretreated patients with recurrent epithelial ovarian cancer［J］. Cancer Res Treat，2013，45（1）：40-47.

贝伐珠单抗 **Bevacizumab**

【其他名称】 安维汀、Avastin

贝伐珠单抗注射液说明书【适应证】转移性结肠直肠癌：贝伐珠单抗联合 5-氟尿嘧啶为基础的化疗，适用于转移性结直肠癌患者的治疗。晚期、转移性或复发性非小细胞肺癌：贝伐珠单抗联合卡铂与紫杉醇用于不可切除的晚期、转移性或复发性非鳞状细胞非小细胞肺癌患者的一线治疗。

贝伐珠单抗注射液超药品说明书【适应证】用法：

《超药品说明书用药目录》（2020 年版）[1]：①治疗转移性乳腺癌，联合紫杉醇化疗方案时静脉注射的推荐剂量为 10 mg/kg，每 2 周给药一次。②治疗铂类耐药型复发卵巢癌，静脉输注，10 mg/kg，每 2 周给药一次，联合紫杉醇、多柔比星脂质体或托泊替康（每周给药一次）中的任意一种；或静脉输注，15 mg/kg，每 3 周给药一次。联合托泊替康（每 3 周给药一次）。③治疗复发或转移性宫颈癌，15 mg/kg，每 3 周给药一次，联合紫杉醇和顺铂或紫杉醇和托泊替康中的任意一种。④治疗卵巢上皮癌，7.5 mg/kg，静脉注射，3 周为一个疗程。

参考文献

［1］广东省药学会. 超药品说明书用药目录（2020 年版）.［J/OL］. 今日药学［2019-06-17］. http：//kns. cnki. net/kcms/detail/44. 1650R20190617. 1523. 044. html.

苯妥英钠　　Diphenylhydantion

【其他名称】苯妥英、大仑丁、地仑丁、二苯乙内酰胺钠、奇非丁

苯妥英钠片说明书**【适应证】**适用于治疗全身强直-阵挛性发作、复杂部分性发作（精神运动性发作、颞叶癫痫）、单纯部分性发作（局限性发作）和癫痫持续状态。也可用于治疗三叉神经痛，隐性营养不良性大疱性表皮松解（recessive dystrophic epidermolysis bullosa）、发作性舞蹈手足徐动症、发作性控制障碍（包括发怒、焦虑和失眠的兴奋过度等的行为障碍疾患）、肌强直症及三环类抗抑郁药过量导致的心脏传导障碍等。本品也适用于洋地黄中毒所致的室性及室上性心律失常，对其他各种原因引起的心律失常疗效较差。

苯妥英钠片超药品说明书【适应证】用法：

用于人工流产术。苯妥英钠具有镇静、抗焦虑以及减弱宫颈扩张和子宫收缩痛的作用，在人工流产术前应用可有效松弛宫颈，减轻术时疼痛。姜艳华等[1]将60例进行人工流产术的早孕妇女随机均分为治疗组和对照组。术前2 h，治疗组口服苯妥英钠200 mg，对照组口服安慰剂。结果发现，治疗组的宫颈完全松弛率为93.33%，明显高于对照组的3.33%（$P<0.05$）；治疗组中镇痛达Ⅰ级者10例（33.33%），达Ⅱ级者17例（56.67%），显著高于对照组的0例（0%）和8例（26.67%）（$P<0.05$）。治疗组中出现恶心2例，全身综合反应率为6.67%；对照组中出现恶心9例，呕吐3例，心率下降3例，血压下降4例，全身综合反应率为63.33%。治疗组综合反应率显著低于对照组（$P<0.01$）。

参考文献

[1] 姜艳华，李小星，王葆英，等．苯妥英钠在人工流产术中的疗效观察［J］．中国妇幼保健，2007，22（5）：627-628.

丙泊酚 Propofol

【其他名称】迪施宁、得普利麻、静安、力蒙欣、乐维静、Disoprofol、Diprivan

丙泊酚注射液说明书【适应证】本品是一种短效静脉用全身麻醉剂，可用于：成人和3岁以上儿童的全身麻醉诱导和维持；成人外科手术及诊断时的清醒镇静；16岁以上重症监护患者辅助通气治疗时的镇静。

丙泊酚注射液超药品说明书【适应证】用法：

用于无痛内镜检查和无痛人工流产的麻醉。内镜的应用提高了消化系统疾病的诊断准确率，内镜下治疗减少了很多疾病治疗带来的创伤，但是内镜检查和治疗本身也给受检者带来一定痛苦。人工流产作为一种最常用的终止早期妊娠的手术，虽简单，但大多数患者会有明显疼痛及恐惧感。虽然采取很多减少痛苦的方法，但效果均不甚理想。丙泊酚的应用使这一问题得到了较好的解决。

国外最早由 Patterson 等[1]于 1991 年报道了 40 名受检者应用丙泊酚与咪达唑仑的比较，发现两组在意识消失程度、氧饱和度、血压和心率的变化方面类似，但应用丙泊酚组受检者意识恢复快，具有更好的耐受性。Carlsson 等[2] 1995 年也报道 90 例受检者应用丙泊酚与咪达唑仑的比较，认为胃镜检查前联合应用丙泊酚和咪达唑仑镇静镇痛是安全有效的，丙泊酚的镇静效果、麻醉深度与清醒时间均优于咪达唑仑；两药在患者舒适度、术后遗忘及对氧饱和度的影响方面差异无统计学意义。近年来，国内大多数医院应用该方法辅助内镜检查和人工流产的麻醉，并取得了较好效果。国内在单用丙泊酚起到较好麻醉效果后，更多地将研究放在丙泊酚与其他镇静、镇痛药物的联合应用上，以期望进一步增加丙泊酚的临床应用效果并减少其可能出现的不良反应。联合用药有：芬太尼、瑞芬太尼、咪达唑仑、氯胺酮、依托咪酯、利多卡因、曲马多等。应用方法为单独应用丙泊酚或合并应用芬太尼等辅助药物，在完成常规麻醉前准备后，建立静脉输液通路，吸氧，按 1～1.5 mg/kg 丙泊酚，静脉缓慢推注，待患者入睡，睫毛反射消失，即停止推药，操作者对患者进行内镜检查或人工流产手术。一般认为应用丙泊酚或丙泊酚与其他辅助药物联合应用在此类门诊小手术中，可以达到良好的镇静、镇痛效果，但也有其不良反应需给予重视。

谢妍等[3]选择择期无痛宫腔镜手术患者 60 例，以随机数字表法分为羟考酮复合丙泊酚组（A 组）和芬太尼复合丙泊酚组（B 组），比较两组患者各时间点的平均动脉压（mean arterial pressure，MAP）、心率、脉搏血氧饱和度（saturation of pulse oximetry，SpO$_2$）及苏醒期疼痛、躁动发生情况。结果显示羟考酮复合丙泊酚用于宫腔镜手术，具有较好的镇痛效果且呼吸抑制作用较轻，较芬太尼安全性高，值得推广。

参考文献

[1] PATTERSON K U, CASEY P B, MURRAY J P, et al. Propofol sedation for outpatient upper gastrointestinal endoscopy: comparison with midazolam [J]. Br J Anaesth, 1991, 67 (1): 108-111.

[2] CARLSSON U, GRATTIDGE P. Sedation for upper gastrointesinal endoscopy: a comparative study of propofol and midazolam [J]. Endoscopy, 1995, 27 (3): 240-243.

[3] 谢妍，葛春林. 羟考酮复合丙泊酚在宫腔镜手术中的麻醉应用 [J]. 北京医学，2018, 40 (3): 215-217.

吡格列酮　Pioglitazone

【其他名称】安可妥、艾可拓、艾汀、毕康、卡司平、Actos、Actins

盐酸吡格列酮片说明书【适应证】本品对于 2 型糖尿病（非胰岛素依赖型糖尿病，NIDDM）患者，盐酸吡格列酮可与饮食控制和体育锻炼联合以控制血糖。盐酸吡格列酮可单独使用，当饮食控制、体育锻炼和单药治疗不能满意控制血糖时，它也可与磺脲类药物、二甲双胍或胰岛素合用。2 型糖尿病的控制还应包括营养咨询、必要的减肥和体育锻炼。这些努力不仅在 2 型糖尿病的初始治疗时很重要，在药物维持治疗时也是如此。

盐酸吡格列酮片超药品说明书【适应证】用法：

用于多囊卵巢综合征所致不孕症的治疗。多囊卵巢综合征（PCOS）是一种以持续性无排卵、子宫内膜容受性降低、高雄激素及胰岛素抵抗为特征的内分泌代谢紊乱症候群，该病病因不明确，与遗传、体重增加以及环境因素相关。目前已成为排在输卵管阻塞性不孕之后第二位罕见的不孕症起因。徐琴梅[1]将148例多囊卵巢综合征所致不孕患者随机分为观察组和对照组各74例，对照组予氯米芬治疗，观察组予氯米芬和吡格列酮联合治疗。结果显示，治疗后两组血清黄体生成素（LH）和睾酮（T）含量较治疗前均降低，E_2和促卵泡激素（FSH）较治疗前均升高，且观察组优于对照组（$P<0.05$）；观察组空腹胰岛素和胰岛素抵抗指数均低于对照组，子宫内膜厚度高于对照组，排卵成功率和妊娠成功率均高于对照组，流产发生率低于对照组（$P<0.05$）。表明与单纯氯米芬治疗相比，吡格列酮联合氯米芬可显著调节多囊卵巢综合征不孕患者激素分泌水平，改善患者内分泌功能，缓解胰岛素抵抗状况，促进子宫内膜恢复，提高患者排卵成功率和妊娠成功率，降低流产发生率，并且安全性较高。魏静等[2]选取有胰岛素抵抗的PCOS患者25例，给予吡格列酮15 mg，2次/d，口服3个月，观察子宫内膜厚度及排卵情况。结果显示单独应用吡格列酮能有效诱发PCOS患者排卵，并能增加子宫内膜厚度，改善子宫内膜的容受性。Coffler等[3]研究发现PCOS患者服用吡格列酮后能够显著提高卵巢对重组人促性腺激素的反应性，推测吡格列酮也可直接作用于卵巢，调节卵巢本身糖代谢异常所致的胰岛素抵抗，使卵巢对促性腺激素敏感性升高，从而诱发排卵。

参考文献

[1] 徐琴梅. 氯米芬联合吡格列酮治疗多囊卵巢综合征不孕的临床观察 [J]. 中国计划生育学杂志，2018，26（9）：803-806.

[2] 魏静，王蕊，罗晓燕，等. 吡格列酮对多囊卵巢综合征排卵及子宫内膜容受性的影响 [J]. 实用医学杂志，2010，26（19）：3603-3605.

[3] COFFLER M S, PATEL K, DAHAN M H, et al. Enhanced granulosa cell responsiveness to follicle-stimulating hormone during insulin infusion in women with polycystic ovary syndrome treated with pioglitazone [J]. J Clin Endocrinol Metab, 2003, 88 (12): 5624-5631.

布洛芬 Ibuprofen

【其他名称】 拔怒风、芬必得、异丁苯丙酸、异丁洛芬

布洛芬缓释胶囊说明书**【适应证】**用于缓解轻至中度疼痛，如关节痛、肌肉痛、神经痛、头痛、偏头痛、牙痛、痛经，也用于普通感冒或流行性感冒引起的发热。

布洛芬缓释胶囊超药品说明书【适应证】【用法用量】用法：

1. 用于不孕症患者行 IVF（体外受精-胚胎移植，试管婴儿）时控制排卵。取卵前口服 2 d，300 mg，3 次/d。有研究提示：使用布洛芬可能降低 NC-IVF 和 mini-IVF 的自发排卵率，可能降低 mini-IVF 周期的正常受精率。

一项队列研究[1]比较了在 NC-IVF 和 mini-IVF 周期中，取卵前口服 2 d 布洛芬 300 mg，3 次/d 的作用。结果显示，在 NC-IVF 周期，使用布洛芬和不使用布洛芬的周期取消率分别为 8.3%（2/24）和 20.0%（11/55）；在 mini-IVF 周期，使用布洛芬和不使用布洛芬的周期取消率分别为 2.6%（1/38）和 5.8%（5/86），正常受精率分别为 71.2%（37/52）和 86%（98/114）。提示使用布洛芬可能降低 NC-IVF 和 mini-IVF 的自发排卵率，可能降低 mini-IVF 周期的正常受精率。

2. 用于新生儿、早产儿动脉导管未闭。美国《极低出生体重儿坏死小肠结肠炎管理指南》[2]建议优先使用布洛芬而不是吲哚美辛治疗动脉导管未闭，证据等级为 I a（证据来自于高质量研究的系统评价，Meta 分析或 Meta 合成分析）；中华医学会《临床诊疗指南·小儿内科分册》[3]推荐洛芬用于早产儿动脉导管未闭的治疗；《中国国家处方集》[4]里提到布洛芬可用于关闭动脉导管；2013 年 Cochrane 系统评价[5]，布洛芬用于早产动脉导管未闭的剂量为首剂 10 mg/kg，静脉推注 1 min，每剂间隔 12 min，第二和第三剂为 5 mg/kg，3 剂为一个疗程。

特别提示：布洛芬静脉给药时会增加心血管血栓形成、心肌梗死、中风的风险，甚至致命。且口服布洛芬也会增加严重的胃肠道不良反应的风险，如出血、溃疡、胃肠穿孔等，甚至会致命[6]。

参考文献

[1] DENG Y, LIANG X, HUANG R, et al. Effect of ibprofen administration before oocyte re-

trival in NC-IVF and mini-IVF cycles [J]. Fertility and Sterility, 2011, 96 (3): 856.

[2] Evidence Based Clinical Care Guideline For Infants with Necrotizing Enterocolitis [EB/OL] Health Policy & Clinical Effectiveness Program. [2010-10-07]

[3] 中华医学会. 临床诊疗指南. 小儿内科分册 [M]. 北京：人民卫生出版社，2005.

[4] 胡仪吉，金有豫. 中国国家处方集（化学药品与生物制品卷儿童版）[M]. 北京：人民军医出版社，2013.

[5] OHLSSON A, WALIA R, SHAH S S. Ibuprofen for the treatment of patent ductus arteriosus in preterm and/or low birth weight infants [J]. Cochrane Database Syst Rev, 2015, 2 (2): CD003481.

[6] 张波，郑志华，李大魁. 超药品说明书用药参考 [M]. 北京：人民卫生出版社，2013.

博来霉素 Bleomycin

【其他名称】博莱霉素、争光霉素、Bleocin、BLM

注射用盐酸博来霉素说明书【适应证】适用于头颈部、食管、皮肤、宫颈、阴道、外阴、阴茎的鳞癌，霍奇金病及恶性淋巴瘤，睾丸癌及癌性胸腔积液等。

注射用盐酸博来霉素超药品说明书【适应证】用法：

静脉注射治疗卵巢生殖细胞恶性肿瘤。用法：30 mg/周，静脉注射。卵巢生殖细胞肿瘤是卵巢肿瘤的一种，发病率仅次于上皮性肿瘤，好发于青少年及儿童，青春期前发生率高达60%~90%，绝经期后仅占6%。在对侧卵巢和子宫未受肿瘤累及时，均应采取保留生育功能的手术，对于复发的恶性生殖细胞肿瘤仍主张积极手术[1,2]。

恶性生殖肿瘤对化疗敏感，可术后采用3~6个疗程的联合化疗。2013版NCCN中推荐博来霉素30 mg/周、依托泊苷100 mg/m² 化疗第一至五天，顺铂20 mg/m²，21 d一周期作为治疗卵巢生殖细胞恶性肿瘤的一线治疗方案，推荐等级为2B类。鉴于博来霉素的不良反应，在治疗过程中应进行肺功能的检查。

参考文献

[1] 王卡娜, 刘辉, 侯敏敏, 等. 42例卵巢恶性生殖细胞肿瘤临床特征及预后分析[J]. 实用妇产科杂志, 2015, 31 (1): 40-44.

[2] 赵飞飞. BEP方案中博来霉素、依托泊苷、顺铂不同剂量对化疗副作用的影响[D]. 北京: 首都医科大学, 2013.

雌二醇片/雌二醇地屈孕酮片
Complex Packing Estradiol

【其他名称】芬吗通

雌二醇/雌二醇地屈孕酮片（复合包装）说明书【适应证】用于自然或术后绝经所致的围绝经期综合征。

雌二醇/雌二醇地屈孕酮片（复合包装）超药品说明书【适应证】【用法用量】（给药途径）用法：

1. 阴道用治疗月经不调。白片或灰片, 每次1~2片, 每日1~2次, 阴道用。雌激素可通过皮肤、黏膜、皮下、肌肉内各种途径吸收。口服后从胃肠道迅速吸收, 但由于在肝脏中被破坏而失活, 口服效价很低; 经阴道或直肠给药, 药效可与全身用药相比拟[1-3]。

2. 阴道给药用于胚胎复苏移植前的子宫内膜准备。Wright 等[4]的RCT结果表明, 在人工周期中, 阴道给予雌二醇的患者较仅口服的患者有更高的妊娠率（31% vs 13%）, 即每天3次, 最大剂量6 mg, 阴道给药, 可用于胚胎复苏移植前的子宫内膜准备。雌二醇/雌二醇地屈孕酮片（芬吗通）是一种雌孕激素周期序贯制剂, 由 17β-雌二醇（17β-E_2）和 17β-雌二醇与地屈孕酮复方制剂组成。芬吗通中所含的 17β-E_2 为微粒化的雌二醇, 它不需要经过肝脏脱去戊酸基就能作用于雌激素受体, 它与人体中的活性雌激素结构完全相同, 既可以口服也可以阴道上药。阴道用药可以更有效地增加其在子宫中的浓度, 减少全身用药所引起的乳房胀痛等不良反应。临床研究[5]报道: 薄型子宫内膜患者冻融胚胎移植（FET）时口服配合阴道用芬吗通治疗, 能以较少的用药剂量更好地改善薄型子宫内膜患者的子宫内膜厚度、内膜容积、内膜下血流，可获得与芬吗通口服患者相似的妊娠结局。

李华等[6]报道：患者于月经周期第二天开始口服芬吗通雌二醇片，每日 4 mg/次，待月经结束当天改为阴道用药，4 mg/次。月经周期第 10~12 天行 B 超检查子宫内膜厚度，依据其厚度维持原剂量或酌情添加芬吗通雌二醇片剂，阴道用药至子宫内膜厚度≥8 mm 时，加用孕激素（黄体酮阴道缓释凝胶，德国默克）阴道用药 90 mg/次，4 d 后即移植日改为 2 次/d 至移植后 14 d。加用孕激素后开始应用芬吗通 2 mg 雌二醇+10 mg 地屈孕酮复方制剂，阴道用药至移植后 14 d。如未妊娠停药，如妊娠则继续黄体支持。对于反复胚胎移植失败且多次检查提示子宫内膜血流不良的患者，可以使用芬吗通治疗。芬吗通可以有效改善反复移植失败患者子宫内膜的血流状况与子宫内膜容受性，提高反复移植失败患者的临床妊娠率。

孙林等[7]报道：对于符合入选标准的周期采用以下用药方案，即于月经第 3 天开始口服 17β-雌二醇片，根据患者以往的子宫内膜情况选择不同的起始剂量（4~6 mg/d），用药第 7 天即月经第 9 天监测内膜厚度及形态，根据内膜厚度决定随机递增或恒定雌激素剂量和用药方式。在月经干净后所有的患者均每日常规口服阿司匹林 50 mg，阴道上药的患者是从月经第 9 天开始上药。用药第 12 天即月经第 14 天 B 超监测内膜厚度及形态，若内膜厚度≥7 mm 时第 2 天开始肌内注射黄体酮 60 mg/d，使内膜由增殖期转化为分泌期，同时继续口服 17β-雌二醇片。若内膜厚度未达到 7 mm，则继续用药 2~4 d，直至内膜达 7 mm 以上开始注射黄体酮。若在服药的第 21 天内膜厚度<8 mm 且持续不增长甚至变薄者则放弃本周期治疗。

本研究结果显示，在 FET 移植内膜准备中，对于部分子宫内膜生长不良的患者，若单纯使用戊酸雌二醇（补佳乐）不能获得满意内膜厚度，可以考虑选择芬吗通激素替代治疗周期，选择合适的 17β-雌二醇剂量、作用时间和合适的用药方式可取得理想的治疗效果。而且雌激素用药期间内膜增厚值可能对胚胎植入更有意义，可作为决定移植日的参考指标之一。

3. 用于治疗卵巢功能下降及卵巢早衰。对卵巢储备功能下降（DOR）与卵巢早衰（POF）患者，以往主要是通过传统人工激素周期疗法（补佳乐+黄体酮胶丸）进行治疗，作用迅速、疗效明显、服药方便。虽然该方法能有效改善患者临床症状，但长期用药会产生多种副反应，且会在一定程度增加子宫内膜癌、乳腺癌等发生的风险。芬吗通用于 DOR、POF 治疗中具有便捷、简单等优势，能明显改善血脂、激素水平，优势如下：①芬吗通可促进患者临床症状明显缓解，其治疗有效率明显较高；②能明显改善血清性激素水平，且降低 E_2、LH、FSH 等水平，表示临床医生应该及时测定卵巢功能相关性激素，以期能及时发现、及早治疗；③可使患者血脂水平明显降低[8-10]。蔡静等[11]选取卵巢功能下降及卵巢早衰患者 82 例为观察对象，按照用药不同分为观察组与对照组，各 41 例。对照组采用激素替代疗法治疗：服用补佳乐，1 粒/次，1 次/d，持续用药 11 d 时，加用 200 mg 黄体酮胶丸。观察组采用芬吗通治疗：饭后半小时口服 1 粒，1 次/d。两组均持续用药 3 周后停药，若停药后月经来潮，则于行经第 5 天重复用药；若停药后未出现月经，则在 7 d 后重复用药 3 周。治疗 9 周。治疗后两组性激素水平优于治疗前（$P<0.05$）；观察组临床治疗有效率为 87.80%，优于对照组 68.29%（$P<0.05$），表明芬吗通对促进卵巢功能恢复更具优势。

4. 阴道给药用于预防宫腔粘连。大部分宫腔粘连综合征患者均伴有一定的宫腔操作史，导致其子宫内膜与肌层受到过度性的创伤，尤其是在合并感染的情况下，就易引发子宫腔或宫颈管粘连。雌激素能促进子宫内膜和间质细胞有丝分裂，引起子宫内膜基底层和腺体、间质和血管增生和增厚，促进子宫内膜的修复，维持内膜的完整性，减少宫腔感染及粘连的发生[12,13]。大量研究表明戊酸雌二醇可对患者术后宫腔新粘连进行及时性的分离，有效降低宫腔粘连的复发性[14,15]。但戊酸雌二醇需经肝脏脱除戊酸基才能转变成有活性的 17β-雌二醇发挥作用，而 17β-雌二醇在体内不需转换，直接发挥雌激素作用，因此阴塞芬吗通片辅助治疗宫腔粘连分解术后患者。和口服戊酸雌二醇比较，能促进子宫内膜的生长，缩短子宫内膜恢复时间，缩短治疗周期，从而达到不断改善患者月经情况和妊娠情况的良好治疗效果[16]。龚小斌等[17]通过观察对比口服戊酸雌二醇与阴塞 17β-雌二醇（芬吗通片）对行宫腔粘连分解术后者子宫内膜生长情况的影响，发现对行宫腔粘连分解术后患者的治疗中，阴塞芬吗通片效果优于口服戊酸雌二醇，可显著改善其子宫内膜生长情况和月经情况。祁鑫[18]对 15 例宫腔粘连患者术后给予芬吗通白片（雌二醇 1 mg）1 片/天，阴道用，连续应用 12 周，后10 d加用地屈孕酮10 mg，2 次/d，口服。结果表明：阴道用芬吗通能有效治疗宫腔粘连，能明显改善宫腔粘连患者的子宫内膜厚度，有效改善患者月经情况，且无明显副作用。

参考文献

[1] 国家药典委员会．中华人民共和国药典（2010 年版）[M]．北京：中国医药科技出版社，2011．

[2] 郑彩虹，梁文权．阴道内给药系统发展现状 [J]．中国现代应用药学，2002，19

（6）：465-469.

[3] 吴莹，何广卫．阴道给药系统的研究现状及进展［J］．安徽医药，2010，14（7）：754-757.

[4] WRIGHT K P, GUIBERT J, WEITZEN S, et al. Artifical versus stimulated cycles for endometrial preparation prior to frozen-thawed embryo transfer［J］. Reprod Biomed Online, 2006, 13（3）：321-325.

[5] 吴惠梅，袁华，李柳铭，等．芬吗通不同给药方式对薄型子宫内膜患者冻融胚胎移植子宫内膜容受性的影响［J］．广西医科大学学报，2016，33（3）：446-448.

[6] 李华，李蓉，刘洋，等．芬吗通改善反复胚胎移植失败患者子宫内膜血流和提高妊娠率的研究［J］．生殖医学杂志，2014，23（1）：37-41.

[7] 孙林，王磊，柯雪，等．芬吗通在冻融周期子宫内膜发育不良患者中的应用［J］．生殖医学杂志，2014，23（1）：42-47.

[8] 甘桂萍．芬吗通对卵巢储备功能下降及卵巢早衰患者的临床研究［J］．世界中医药，2016（B06）：1644.

[9] 张彩红．芬吗通治疗卵巢功能下降及卵巢早衰患者临床评价［J］．中国药业，2016，25（15）：66-68.

[10] 高楠．芬吗通治疗卵巢储备功能下降及卵巢早衰患者临床评价［J］．心理医生，2017，23（13）：58-59.

[11] 蔡静，王帅．芬吗通治疗卵巢功能下降及卵巢早衰41例临床观察［J］．中外女性健康研究，2017（1）：169-170.

[12] CHEN Y, CHANG Y, YAO S. Role of angiogenesis in endometrial repair of patients with severe intrauterine adhesion［J］. Int J Clin Exp Pathol, 2013, 6（7）：1343-1350.

[13] 李丰，黄素清，周小娜．不同剂量戊酸雌二醇辅助宫腔镜治疗中、重度宫腔粘连的效果［J］．中国药物经济学，2018（3）：104-106.

[14] 卢斌，徐美芳．戊酸雌二醇预防宫腔镜术后宫腔粘连的疗效观察［J］．世界临床医学，2016，10（20）：136-137.

[15] 卫良慧．戊酸雌二醇片促进人工流产后子宫内膜修复预防宫腔粘连疗效观察［J］．医疗装备，2016，29（14）：125-126.

[16] 李建立，侯艳宁．神经甾体17β-雌二醇发挥神经保护作用的研究进展［J］．中国老年学杂志，2017，37（3）：761-764.

[17] 龚小斌，黄莉莉，黄素霞，等．宫腔粘连分解术后口服戊酸雌二醇与阴塞17β-雌二醇在促进子宫内膜生长中的效果观察［J］．中国实用医药，2017，12（34）：105-106.

[18] 祁鑫．阴道用芬吗通对宫腔粘连的疗效观察［D］．石家庄：河北医科大学，2015.

雌二醇控释贴片

Weekly Estradiol Controlled Delivery Patch

【其他名称】伊尔

雌二醇控释贴片说明书【适应证】适用于各种原因引起的雌激素缺乏所致的下述症状：潮热、出汗、睡眠障碍、头晕、生殖器萎缩、萎缩性阴道炎、阴道干涩等。

雌二醇控释贴片超药品说明书【适应证】用法：

用于补充雌激素、促进内膜生长[1-3]。1.5~3 mg/d，揭除贴片上的保护膜后立即贴于清洁干燥、无外伤的下腹部或臀部皮肤。

贴片中的雌二醇经皮透入，直接进入血液，作用于其靶器官，使雌二醇血浓度升高到卵泡早期水平。用雌激素可消除促排卵药物的抗雌激素作用，进一步上调雌激素受体的表达。可改善促排卵后引起的子宫内膜发育不良，可有效地提高临床妊娠率[4,5]。

参考文献

[1] 安锦霞，倪亚莉．雌孕激素替代法准备子宫内膜在冻融胚胎移植中的临床研究［J］．实用妇产科杂志，2010，26（10）：791-793.

[2] 张翠莲．控制性促排卵黄体期添加雌激素对子宫内膜容受性影响的实验研究［D］．郑州：郑州大学，2008：12.

[3] 张静，朱志洁，孙旎，等．雌激素与阿司匹林联合应用促进子宫内膜发育及增加受孕率的研究［J］．科技创新导报，2014，11（28）：202.

[4] 李春洋，程静，黄朝霞，等．戊酸雌二醇与阿司匹林联合应用对诱发排卵期子宫内膜发育及临床妊娠率的影响［J］．温州医学院学报，2007，37（6）：556-558.

[5] 杨海虹，高宝辉，金慧佩．小剂量雌激素对诱导排卵增殖期子宫内膜的影响[J]．中国妇幼保健，2005，20（12）：1447-1449．

川芎嗪 Ligustrazine

【其他名称】杰力平、天益通

磷酸川芎嗪注射液说明书【适应证】用于缺血性脑血管疾病（如脑供血不足、脑血栓形成、脑栓塞）。

磷酸川芎嗪注射液超药品说明书【适应证】用法：

用于治疗妊娠高血压综合征。黄运福等[1]将妊娠期高血压患者98例，随机分为对照组与治疗组。对照组患者静脉滴注盐酸拉贝洛尔注射液，50 mg加入5%葡萄糖注射液250 mL中，1次/d；治疗组患者在对照组的基础上静脉滴注盐酸川芎嗪注射液，120 mg加入5%葡萄糖溶液250 mL，1次/d。两组患者均治疗10 d。比较治疗前后两组患者血压、血浆黏度、24 h 蛋白尿定量、尿素氮（BUN）、尿微量清蛋白（MA）、超敏C反应蛋白（hs-CRP）和同型半胱氨酸（Hcy）水平变化情况，治疗组患者上述观察指标水平明显低于对照组，且治疗组总有效率为93.88%（对照组仅为79.59%），结果表明川芎嗪联合拉贝洛尔治疗妊娠期高血压疗效显著，且具有较高的安全性。应用川芎嗪注射液治疗妊娠高血压综合征患者，可使血压下降，蛋白尿、水肿及血液流变学改善，总有效率为82.9%；对照组硫酸镁治疗的总有效率仅为44%，两组对照差异显著。用法：川芎嗪注射液120~160 mg加入5%葡萄糖注射液500~1 000 mL 中，静脉滴注，1次/d，24 h 用量<200 mg[2]。

参考文献

[1] 黄运福，石玲婷，廖红苑，等．川芎嗪注射液联合拉贝洛尔治疗妊娠期高血压的临床研究［J］．现代药物与临床，2017，32（11）：2173-2176．
[2] 李世文，康满珍．老药新用途［M］．6版．郑州：河南科学技术出版社，2017．

重组人生长激素 Recombinant Human Growth Hormone

【其他名称】安苏萌、健豪宁、诺泽、赛增、rhGH

注射用重组人生长激素说明书**【适应证】**用于内源性生长激素缺乏、慢性肾衰竭及特纳综合征所致儿童生长缓慢和重度烧伤的治疗。

注射用重组人生长激素超药品说明书【适应证】用法：

皮下注射用于人类辅助生殖技术，4.5 IU，4 次/d，皮下注射。中华医学会《临床诊疗指南·辅助生殖技术与精子库分册》[1]：生长激素对类固醇的合成和卵泡发育有重要作用，生长激素与促性腺激素合用可提高外周血中促生长因子水平，刺激卵巢芳香化酶的活性，增强促性腺激素对颗粒细胞的作用，增强促性腺激素影响下的类固醇合成的 cAMP，联合使用生长激素能增加活产率。据文献[2]报道：给予 IVF/ICSI（卵胞浆内单精子显微注射）周期卵巢低反应患者生长激素，可以提高卵巢对外源性促性腺激素影响的敏感性，增加优质胚胎的数量，提高妊娠率。另有 Meta 分析[3]表明，体外受精胚胎移植（试管婴儿）子宫内膜发育不良而导致不孕症的患者在促排卵期辅助使用生长激素，可改善其子宫内膜容受性，提高临床妊娠率。

参考文献

[1] 中华医学会. 临床诊疗指南·辅助生殖技术与精子库分册［M］. 北京：中国协和医科大学出版社，2007.

[2] OB' EDKOVA K, KOGAN I, KRIKHELI I, et al. Growth hormone co-treatment in IVF/ICSI cycles in poor responders［J］. Gynecological Endocrinology，2017，33（sup 1）：15-17.

[3] 杨柳，魏占才，张学红. 生长激素对体外受精-胚胎移植中子宫内膜发育不良患者有效性的 Meta 分析［J］. 现代妇产科进展，2014，23（7）：560-563.

重组人血管内皮抑制素 Recombinant Human Endostatin

【其他名称】恩度、ENDOSTAR

重组人血管内皮抑制素注射液说明书【适应证】联合 NP（长春瑞滨+顺铂）化疗方案用于治疗初治或复治的Ⅲ/Ⅳ期非小细胞肺癌患者。

重组人血管内皮抑制素注射液超药品说明书【适应证】用法：

静脉滴注治疗乳腺癌，$7.5 \, mg/m^2$，连续使用 2 周，3 周为一周期。重组人血管内皮抑制素，是国家生物制品一类新药，已批准联合化疗用于非小细胞肺癌的一线治疗。两项Ⅱ期随机临床试验中，本品联合表柔比星、多西他赛用于乳腺癌。其中一项试验中，将 64 例患者分为本品联合表柔比星、多西他赛治疗组（33 例）和表柔比星、多西他赛治疗组（31 例），客观反应率分别为 90.9% 和 67.7%，联合用药组和单化疗组中完全缓解分别有 5 例和 2 例[1]。另一项临床试验中，在 70 例患者中也观察到相同的客观反应率，同时肿瘤大小及毛细血管密度值在治疗前后，联合用药组下降更多[2]。结果表明本品联合表柔比星、多西他赛作为乳腺癌新辅助治疗方案较表柔比星、多西他赛方案疗效更好，且不良反应相当。

参考文献

[1] CHEN J H, YAO Q, LI D, et al. Neoadjuvant rh-endostatin, docetaxel and epirubicin for breast cancer: efficacy and safety in a prospective, randomized, phase Ⅱ study [J]. BMC Cancer, 2013, 13: 248-254.

[2] JIA Q X, XU J Q, JIANG W F, et al. Dynamic contrast-enhanced MR imaging in a phase Ⅱ study on neoadjuvant chemotherapy combining Rh-endostatin with docetaxel and epirubicin for locally advanced breast cancer [J]. Int J Med Sci, 2013, 10 (2): 110-118.

达那唑 Danazol

【其他名称】安宫唑、丹那唑、炔睾醇、炔睾酮、炔羟雄烯异噁唑、Danatrol、Danazolum、Danocrine、Danol

达那唑胶囊说明书【适应证】用于子宫内膜异位症的治疗，也可用于治疗纤维囊性乳腺病、自发性血小板减少性紫癜、遗传性血管性水肿、系统性红斑狼疮、男子女性型乳房、青春期性早熟。

达那唑胶囊超药品说明书【适应证】用法：

1. 治疗不孕症。达那唑除用于治疗子宫内膜异位的不孕症外，还可治疗不明原因的不孕症。有人对 40 例原因不明的不孕患者进行试验，其中 21 例从月经第 1 日开始口服本品 200 mg/d，用 100 d，接着观察 4 周和随访 6 个月；另 19 例妇女用安慰剂，时间相同。结果：安慰剂组没有 1 例妊娠；达那唑组 2 例异位妊娠，3 例足月妊娠[1]。

2. 治疗子宫肌瘤。彭雪峰等[2]报道：50 例子宫肌瘤患者分为达那唑治疗组和米非司酮治疗组，进行前瞻性研究。结果：治疗组痛经、下腹坠胀消失，贫血纠正。在治疗 3 个月后，两组肌瘤缩小差异显著（$P<0.05$）。其认为，达那唑提供了药物治疗子宫肌瘤的手段，可用于子宫肌瘤术前准备及围绝经期肌瘤的非手术治疗。

参考文献

[1] 李世文，康满珍 . 老药新用途 [M] . 郑州：河南科学技术出版社，2017.

[2] 彭雪峰，卫爱民 . 达那唑治疗子宫肌瘤的临床研究 [J] . 实用临床医学，2002，3
(5)：105-106.

地塞米松 Dexamethasone

【其他名称】德沙美松、氟甲强的松龙、氟甲去氢氢化可的松、氟美松、甲氟烯索

地塞米松磷酸钠注射液说明书【适应证】主要用于过敏性与自身免疫性炎症性疾病，如结缔组织病、类风湿性关节炎、严重的支气管哮喘、严重皮炎等过敏性疾病、溃疡性结肠炎、急性白血病、恶性淋巴瘤等。

醋酸地塞米松注射液超药品说明书【适应证】用法：

1. 用于治疗早产、羊水过多、妊娠合并甲状腺危象。①早产：5 mg，肌内注射，12 h 一次，或羊膜腔内注射 10 mg 一次。②羊水过多：在羊膜腔内注入 10 mg 促胎肺成熟，注射 24~48 h 再考虑引产。③妊娠合并甲状腺危象：5 mg，6 h 一次。

中华医学会《临床诊疗指南·妇产科学分册》[1]指出糖皮质激素的作用是促进胎肺成熟，同时也能促进胎儿其他组织，如肝、肠、肾上腺、皮肤、肾、心脏等发育。对于有早产风险的孕妇，应用糖皮质激素可以降低新生儿呼吸窘迫综合征（RDS）、脑室内出血（IVH）、脑室周围白质软化症（PVL）的风险，降低新生儿的死亡率，并不增加感染率。糖皮质激素应用的指征：①妊娠未满 34 周而 7 日内有早产分娩可能者；②孕周>34 周但有临床证据证实胎肺未成熟者；③妊娠期糖尿病血糖控制不满意者。糖皮质激素应用的方法：地塞米松 5 mg，肌内注射，12 h 一次，共 4 次，或羊膜腔内注射地塞米松 10 mg 一次。羊膜腔内注射地塞米松的方法适用于妊娠期糖尿病患者。多胎妊娠则应用地塞米松 5 mg，肌内注射，8 h 一次，共 6 次。

应用糖皮质激素的注意事项和副作用：升高血糖；降低母儿免疫。暂时有下丘脑-垂体轴抑制。禁忌证：临床已有宫内感染的证据。

羊水过多而胎儿无明显畸形，症状严重，妊娠近 37 周，羊水量反复增长，症状严重，可在羊膜腔穿刺的同时确定胎肺成熟度。如胎肺未成熟，可以在羊膜腔内注入地塞米松 10 mg 促胎肺成熟，注射 24~48 h 后再考虑引产。

妊娠合并甲状腺危象：每日 5 mg，6 h 一次。

2014 年中华医学会妇产科学分会产科学组《早产临床诊断与治疗指南》[2]指出糖皮质

激素促进胎肺成熟，主要药物是倍他米松和地塞米松，两者效果相当。所有妊娠 $28 \sim 34^{+6}$ 周的先兆流产应当给予 1 个疗程的糖皮质激素。地塞米松 6 mg 肌内注射，12 h 重复 1 次，共 4 次。若早产临产，来不及完成完整疗程者，也应给药[3]。荟萃分析显示，早产孕妇产前应用糖皮质激素能降低新生儿死亡率（$95\%CI$ 为 $0.58 \sim 081$）、呼吸窘迫综合征（$95\%CI$ 为 $0.59 \sim 0.73$）、脑室周围出血（$95\%CI$ 为 $0.43 \sim 0.69$）、坏死性小肠炎（$95\%CI$ 为 $0.29 \sim 0.74$）的发病率，以及缩短新生儿入住 ICU 的时间（$95\%CI$ 为 $0.65 \sim 0.99$）[4]。

2. 用于促胎肺成熟（预防新生儿呼吸窘迫综合征）。《临床诊疗指南·妇产科学分册》指出[1]：糖皮质激素用于促进胎肺成熟，可以降低新生儿呼吸窘迫综合征、脑室出血、PVL 的风险，降低新生儿死亡率，并不增加感染率。应用指征：①妊娠未满 34 周而 7 d 内有早产分娩可能者；②孕周>34 周但有临床证据证实胎肺未成熟者；③妊娠期糖尿病血糖控制不满意者。用法：

2.1 早产：①孕周>34 周，胎肺未成熟者，地塞米松 5 mg，肌内注射，12 h 一次，共 4 次，或羊膜腔内注射地塞米松 10 mg，每日 1 次；②妊娠期糖尿病血糖控制不满意者，羊膜腔内注射地塞米松 10 mg，每日 1 次；③多胎妊娠者，地塞米松 5 mg，肌内注射，8 h 一次，共 6 次。

2.2 羊水过多：妊娠近 37 周，胎肺未成熟，可在羊膜腔内注入地塞米松 10 mg，注射 $24 \sim 48$ h 后再考虑引产。

3. 用于治疗早产儿支气管肺发育不良。朱翠平等[5]对地塞米松对早产儿支气管肺发育不良的预防作用进行了荟萃分析，通过 Medline 系统检索 1982—2004 年的相关文献，采用加权百分率法进行荟萃分析。结果生后 2 周内应用地塞米松，支气管肺发育不良发病率分别为 44%和 56%，治疗组低于安慰剂对照组（$P<0.05$）；治疗组和对照组脑室内出血发病率较高，分别为 47%和 54%，两组无显著性差异（$P>0.05$）；视网膜病发病率治疗组（38%）明显低于对照组（43%）（$P<0.05$）；治疗组呼吸机使用时间较对照组明显缩短（$P<0.05$）；治疗组感染率（48%）高于对照组（37%）（$P<0.05$），同时治疗组高血糖和暂时性高血压发病率增加（$P<0.05$），但患儿死亡率较对照组并无明显增加（两组分别为 19%和 17.7%，$P>0.05$）。结果提示可考虑选择地塞米松作为一种早产儿支气管肺发育不良的预防用药[6]。

4. 用于输卵管通液治疗不孕症。王平[7]报道了输卵管通液治疗不孕症 80 例临床分析。用法：以庆大霉素注射液 8 万 U，地塞米松注射液 5 mg，加入生理盐水至 30 mL，缓慢注入通液导管，根据输卵管的通畅程度，将其分为完全通畅、部分通畅、小部分通畅与不通畅 4 种类型。结果：80 例不孕症患者经过 1~4 次通液，最终完全通畅 68 例，妊娠 30 例，妊娠率 37.5%，部分通畅与小部分通畅者妊娠各 1 例，不通畅者无一例妊娠，本组总妊娠率为 40.0%。结论：通液既可对不孕症原因做到初筛诊断，又能起到使输卵管轻度阻塞恢复通畅的治疗作用。输卵管的通畅程度和通液次数与妊娠率有关。通液后的妊娠率较高，通液技术操作简单易行，安全有效，不失为基层医疗单位治疗不孕症的一种实用方法。

参考文献

[1] 中华医学会. 临床诊疗指南·妇产科学分册 [M]. 北京：人民卫生出版社，2007.

[2] 中华医学会妇产科学分会产科学组. 早产临床诊断与治疗指南 [J]. 中华妇产科杂志，2014，61（7）：481-485.

[3] GÂZQUEZ SERRANO I M, ARROYOS P A, DÍAZ M O, et al. Antenatal corticosteroid therapy and late preterm infant morbidity and mortality [J]. Anales de Pediatría, 2014, 81（6）：374-382.

[4] ROBERTS D, DALZIEL S. Antenatal corticosteroids fow acelerating fetal lung maturation for women at risk of preterm birth [J]. Obstetrics & Gynecology, 2007, 109（1）：189-190.

[5] 朱翠平，马祖祥. 地塞米松对早产儿支气管肺发育不良预防作用的荟萃分析 [J]. 广东医学，2006，27（3）：415-418.

[6] YOUNG T E, MANGUM B. 新生儿药物手册 [M]. 魏克伦，陈桂霞，译. 厦门：厦门大学出版社，2010.

[7] 王平. 输卵管通液治疗不孕症 80 例临床分析 [J]. 临床医药实践，2012，21（2）：103-104.

地西泮 Diazepam

【其他名称】安定、苯甲二氮䓬、戴阿剂盘、Valium

地西泮片说明书【适应证】①主要用于抗焦虑、镇静催眠，还可用于抗癫痫和抗惊厥；②缓解炎症引起的反射性肌肉痉挛等；③用于治疗惊恐症；④用于肌紧张性头痛；⑤可治疗家族性、老年性和特发性震颤；⑥可用于麻醉前给药。

地西泮注射液说明书【适应证】①可用于抗癫痫和抗惊厥。静脉注射为治疗癫痫持续状态的首选药，对破伤风轻度阵发性惊厥也有效。②静脉注射可用于全麻的诱导和麻醉前给药。

地西泮超药品说明书【适应证】用法：

1. 用于妊娠期高血压病的镇静治疗。①镇静药可缓解孕妇精神紧张、焦虑症状，改善睡眠，当应用硫酸镁无效或有禁忌时可用于预防并控制子痫。地西泮具有较强的镇静、抗惊厥、肌肉松弛作用，对胎儿及新生儿的影响较小。用法：2.5~5 mg，口服，3 次/d 或睡前服用；10 mg 肌内注射或静脉缓慢推入（>2 min），可预防子痫发作。1 h 内用药超过30 mg 可发生呼吸抑制，24 h 总量不超过 100 mg[1]。②Dolovich 等[2]对地西泮用于妊娠患者是否造成胎儿畸形或口裂进行 Meta 分析，结果表明使用地西泮与造成胎儿畸形或口裂的风险并无相关性。相反，未使用地西泮组的胎儿畸形或口裂的发生率有显著增加。更多的研究指出，孕期应采用超声及时排除明显可见的口裂情况。③Bellantuono 等[3]对关于妊娠期使用地西泮与胎儿畸形之间相关性的文献进行综述，过去 10 年的数据表明，在妊娠头 3个月使用地西泮并无绝对禁忌。④Iqbal 等[4]研究常规使用地西泮对胎儿、新生儿及乳儿的影响，结果表明小剂量和短疗程使用地西泮能降低治疗可能引起的风险。

2. 用于难产。初产妇临产时精神紧张、疲劳，可造成子宫收缩不协调，宫缩乏力，潜伏期延长，更加剧了心理紧张、急躁情绪，难耐宫缩疼痛，常常导致产妇对自然分娩失去信心，最终使剖宫产率明显上升。

Athayde 等[5]对不同孕周孕妇羊水中基质金属蛋白酶-9（MMP-9）水平进行测定，发现 MMP-9 水平随孕周增加而升高。有研究发现子宫下段组织中 MMP-9 水平随着产程的进展、宫口的开大而升高，说明 MMP-9 是分娩发动、宫颈成熟和扩张过程中的重要介质[6,7]。人子宫下段组织中成纤维细胞具有自然合成及分泌 MMP-9 的作用，而地西泮具有促进成纤维细胞合成及分泌 MMP-9 的作用，可促进胶原纤维的降解，使宫颈软化和成熟，促进分娩发动[8]。

吕秋兰等[9]对临产后精神紧张、睡眠不佳、潜伏期超过 8 h 的 40 例初产妇，于宫口开大 2~3 cm 时缓慢注射地西泮 10 mg，连续监测胎心、宫缩 2 h；专人守护、观察宫缩和宫颈扩张情况，描记产程图直至分娩。并与同期无干预自然分娩的 40 例初产妇进行产程比较。结果：胎心基线与用药前无明显变化，其中 20 例（50%）在给药 20 min 后胎心加速消失，但基线变异度在正常范围（10～25 次/min）。用药后产妇均有嗜睡感，表现安静，触摸子宫，收缩强度明显减弱，用药 1 h 后宫缩强度逐渐增加，用药 2 h 后宫颈扩张明显加速，平均宫口开大 4 cm，并伴胎头下降。用药组与自然分娩组总产程均在正常范围，两组比较无明显差异。用药组推注地西泮后宫颈扩张迅速，使产程活跃期明显缩短，两组潜伏期（9.76±2.61）h/（6.72±3.05）h、活跃期（2.91±1.62）h/（4.89±2.41）h（$P<0.01$）。40 例产妇均系经阴道分娩，新生儿体重与自然分娩组无明显差异，无一例发生窒息。说明对于精神紧张、疲劳、潜伏期延长的初产妇，在宫口开大 2～3 cm 时，静脉注射地西泮 10 mg 能明显改善产妇紧张心理，调整宫缩，加速产程进展，提高自然分娩成功率。

但是静脉注射地西泮可迅速透过胎盘而作用于胎儿中枢神经系统，对新生儿有一定影响[10]。吴霞等[11]将 100 例足月正常分娩产妇随机分成地西泮组 50 例，潜伏期内宫颈局部注射地西泮；对照组 50 例，静脉推注地西泮 10 mg。结果：地西泮组宫口扩张平均速度、第一产程平均时间、自然分娩率都高于对照组，难产率低于对照组。说明潜伏期宫颈注射地西泮，可使产妇由潜伏期迅速进入活跃期，加速宫口扩张，明显缩短产程，减少产妇体力消耗；使胎儿在药物浓度达高峰水平之后再娩出，对新生儿神经系统抑制作用更小；局部给药起效快，作用直接，局部度高，操作方便，在临床上应用更实际。

参考文献

[1] 谢幸，苟文丽．妇产科学［M］．8 版．北京：人民卫生出版社，2013.

[2] DOLOVICH L R，ADDIS A，VAILLANCOUT J M，et al. Benzodiazepine Use in pregnancy and major malformations or oral cleft：meta–analysis of cochort and case–control studies ［J］．BMJ，1998，317（7162）：839–843.

[3] BELLANTUONO C，TOFANI S，DI SCIASCIO G，et al. Benzodiazepine exposure in pregnancy and risk of major malformations：a critical overview ［J］．Gen Hosp Psychiatry，2013，35（1）：3–8.

[4] IQBAL M M，SOBHAN T，RYALS T. Effects of commonly used benzodiazepines on the fetus，the neonate，and the nuesing infant ［J］．Psychiatr Serv，2002，53（1）：39–49.

[5] ATHAYDE N，ROMERO R，GOMZ R，et al. MMP–9 in the preterm and term human parturition ［J］．J Matern Fetal Med，1999，8（5）：213–219.

[6] WINKLER M，FISCHER D C，RUCK P，et al. Parturition at term：parallel increases in in-

terleukin-8 and proteinase concentrations and neutrophil count in the lower uterine segment [J]. Hum Reprod, 1999, 14 (4): 1096-1100.

[7] SENNSROM M B, BRAUNER A, BYSTROM B, et al. Matrix metalloproteinase-8 correlates with the cervical ripening process in humans [J]. Acta Obsted Gynecol Scand, 2015, 82 (10): 904-911.

[8] 金镇, 王伟, 马妍, 等. 分娩状态下子宫下段组织中基质金属蛋白酶9表达的变化及地西泮对其的影响 [J]. 中华妇产科杂志, 2005, 40 (4): 260-263.

[9] 吕秋兰, 王若薇, 王振国, 等. 产程中静脉注射地西泮对胎儿心率及宫缩的影响 [J]. 中国综合临床, 2003, 19 (7): 665.

[10] 潘伯臣, 卢云石, 王德智, 等. 分娩活跃期静脉推注安定对新生儿的影响 [J]. 中华妇产科杂志, 1995, 30 (12): 707-710.

[11] 吴霞, 翟桂荣, 黄醒华. 潜伏期宫颈局部注射地西泮对第一产程的影响 [J]. 中华围产医学杂志, 2001, 4 (3): 141-143.

丁卡因　Tetracaine

【其他名称】邦妥卡因、勃比伏卡因、地卡因、丁哌卡因、潘托卡因、四卡因、Decicaine、Pantocaine、Pontocaine

注射用丁卡因说明书【适应证】用于硬膜外阻滞、蛛网膜下腔阻滞、神经传导阻滞、黏膜表面麻醉。

注射用丁卡因超药品说明书【适应证】用法：

预防人工流产综合征。应用丁卡因预防人工流产综合征，效果显著，其中疼痛、出冷汗、心动过缓等发生率均低于用索米痛片口服预防的对照组，有显著的差异。用法：常规消毒外阴及宫颈，用宫腔注射器（由子宫造影导管改进而成）探入子宫底部，再向外退0.5 cm，边注药边向外退注射器，将0.125%本品药液均匀地喷洒于子宫颈内口黏膜处，待1~2 min后即可手术。其认为，人工流产手术中对宫颈的牵拉、扩张及负压吸引对宫壁的机械刺激可引起内脏迷走神经反射，故导致人工流产综合征的发生。而采用子宫腔内喷洒本品溶液，可明显阻断子宫体的向心传导，避免或减弱迷走神经兴奋冲动的传出，从而使人工流产术操作引起的各种症状明显缓解或消除。应用本品的浓度以 0.125% 为宜，一次性剂量不得超过 13 mg[1]。

参考文献

[1] 李世文，康满珍. 老药新用途 [M]. 郑州：河南科学技术出版社，2017.

丁螺环酮 Buspirone

【其他名称】布司必隆、布斯哌隆、布斯帕、丁螺旋酮、奇比特、苏新、Buspar

盐酸丁螺环酮片说明书【适应证】本品用于治疗广泛性焦虑症和其他焦虑性障碍。

丁螺环酮片超药品说明书【适应证】用法：

治疗抗抑郁药所致性功能障碍。随着抗抑郁药在临床的使用，服药后导致的各类性功能障碍屡见报道，由于药物引起的性功能障碍严重影响了患者服药的依从性，从而导致停药，已成为抑郁症状复发的重要原因之一。李一云等[1]观察到 118 例服用抗抑郁药患者中，54 例出现性功能障碍，女性多表现为性欲障碍与性交疼痛，而男性则表现为性唤起与性高潮唤起上的障碍。其中 42 例接受治疗，即在继续抗抑郁治疗的同时加用丁螺环酮，开始 5 mg/d，1 周内加至 20 mg/d，治疗 1 个月未恢复者增量至 30 mg/d，再继续治疗 1 个月。根据患者的自诉，由研究者通过 DSM-Ⅳ 诊断标准对其性功能做出评定。结果在 2 周时即起效，71% 的患者 4 周起效，丁螺环酮每日 20 mg 达完全改善，19% 部分改善，10% 无效。加大丁螺环酮再加强治疗 1 个月仅 1 例有效，表明每日 20 mg 的丁螺环酮即可取得较满意的疗效。继续加大丁螺环酮剂量和时间，疗效增加不显著。研究还发现，对男性治疗的效果更明显。

参考文献

[1] 李一云，屠监源. 丁螺环酮在 42 例抗抑郁药所致性功能障碍病人中的运用[J]. 中国新药与临床杂志，2004，23（11）：813-815.

多西他赛 Docetaxel

【其他名称】奥名润、艾素、多帕菲、多西紫杉醇、多西紫杉、泰索帝、紫杉特尔、Taxotere、TXT

多西他赛注射液说明书【适应证】①适用于先期化疗失败的晚期或转移性乳腺癌的治疗。除非属于临床禁忌，先期治疗应包括蒽环类抗癌药。②适用于以顺铂为主的化疗失败的晚期或转移性非小细胞肺癌的治疗。

多西他赛注射液超药品说明书【适应证】用法：

1. 静脉滴注治疗卵巢癌。多西他赛为紫杉烷类抗肿瘤药，它可与游离的微管蛋白结合，促进微管蛋白装配成稳定的微管，同时抑制其解聚。临床上适用于乳腺癌、非小细胞肺癌和转移性前列腺癌。2016 版美国国家综合癌症网络（NCCN）中推荐多西他赛联合卡铂用于卵巢癌的一线治疗，也可用于复发卵巢癌的治疗，对于铂类化合物耐药的卵巢癌患者，也可用多西他赛单药方案治疗[1]。

2. 治疗宫颈癌。NCCN《宫颈癌临床实践指南》（2015）推荐多西他赛可作为复发或转移性宫颈癌的二线治疗，证据等级为 B（基于低水平证据提出的建议，专家组基本同意，无明显分歧）。指南指出，作为二线化疗方案，有报道证实多西他赛是能使复发或远处转移的宫颈癌达到部分缓解（PR）或有效的药物；Ⅱ期临床试验结果也显示，对于难治性宫颈癌患者，多西他赛单药有效率 [CR（完全缓解）+PR] 达 8.7%，中位至进展时间（mTTP）达 3.8 个月，中位总生存期（mOS）达 7.0 个月，最常见的不良反应是中性粒细胞减少、感染和胃肠道反应[2]。

《超药品说明书用药目录》（2020 年版）[3]：宫颈癌（二线治疗），单药 75 mg/m^2，静脉输注时间不少于 1 h，每 21 d 重复给药；卵巢上皮癌，60~75 mg/m^2 联合卡铂（AUC = 5 ~6），每 3 周一次。

参考文献

[1] MORGAN R J Jr, ARMSTRONG D K, ALVAREZ R D, et al. Ovarian cancer, Version 1. 2016, NCCN clinical practice guidelines in oncology [J] . J Natl Compr Canc Netw,

2016, 14 (9): 1134-1163.

[2] GARCIA A A, BLESSING J A, VACEARELLO L, et al. Phase II clinical trial of docetaxel in refractory squamous cell carcinoma of the cervix: a Gynecologic Oncology Group Study [J]. Am J Clin Oncol, 2007, 30 (4): 428-431.

[3] 广东省药学会. 超药品说明书用药目录（2020 年版）. [J/OL]. 今日药学 [2019-06-17]. http：//kns. cnki. net/kcms/detail/44. 1650R20190617. 1523. 044. html.

二甲双胍 Metformin

【其他名称】德艾欣、格华止、甲福明、立克糖、Diabex、Diaqormin、Dimethylbiguanide、Dimormin、Melbin

盐酸二甲双胍片说明书【适应证】用于单纯饮食控制不满意的 2 型糖尿病患者，尤其是肥胖和伴高胰岛素血症者，用本药不但有降血糖作用，还可能有减轻体重和高胰岛素血症的效果。对某些磺酰脲类疗效差的患者可奏效，如与磺酰脲类、小肠糖苷酶抑制剂或噻唑烷二酮类降糖药合用，较分别单用的效果更好。亦可用于胰岛素治疗的患者，以减少胰岛素用量。

二甲双胍超药品说明书【适应证】用法：

1. 用于治疗多囊卵巢综合征（PCOS）。二甲双胍作为胰岛素增敏剂，可以增强体内细胞对胰岛素的反应，从而减少雄激素的生成[1]。①2013 年美国内分泌学会《多囊卵巢综合征诊疗指南》[2]对于二甲双胍的定位是辅助用药，用于预防多囊卵巢综合征患者在接受体外受孕治疗中卵巢过度刺激综合征（OHSS）的发生。对于合并糖耐量受损（IGT）或代谢综合征且单纯生活方式调整无效的多囊卵巢综合征患者，建议加用二甲双胍。若患者不能服用激素避孕药（HCs）或对其不耐受，可以考虑将二甲双胍作为调整月经周期的二线用药。②中华医学会《临床诊疗指南·妇产科学分册》[3]将二甲双胍作为治疗高胰岛素血症、胰岛素抵抗的多囊卵巢综合征的药物。二甲双胍作为胰岛素增敏剂，可以增强体内细胞对胰岛素的反应，从而减少雄激素的生成。胰岛素抵抗或肥胖的多囊卵巢综合征患者，口服，每天 1.5 g，分 3 次服用。③2008 年中华医学会妇产科学分会内分泌学组《多囊卵巢综合征的诊断和治疗专家共识》[4]中指出二甲双胍适用于治疗肥胖或有胰岛素抵抗的患者。二甲双胍通过增强周围组织对葡萄糖的摄入，抑制肝糖原产生，并在受体后水平增强胰岛素敏感性，减少餐后胰岛素分泌，改善胰岛素抵抗，预防代谢综合征的发生。常规用法是：500 mg，每日 2~3 次，治疗时每 3~6 个月复诊 1 次，了解月经和排卵恢复情况，有无不良反应，复查血清胰岛素水平。如果月经不恢复，仍须加用孕激素调经。二甲双胍为 B 类药，药品说明书上并未将妊娠后妇女列为适应人群，妊娠后是否继续应用，需根据患者具体情况和内分泌科医生建议慎重决定。二甲双胍的副作用最常见的是胃肠道反应，如腹胀、恶心、呕吐及腹泻，这些症状为剂量依赖性的，2~3 周逐渐加至足量及餐中服用药物可减少副作用。严重的副作用是可能发生肾功能损害和乳酸性酸中毒，须定期复查肾功能。④《超药品说明书用药目录》（2020 年版）[5]：多囊卵巢综合征，1.5 g/d，分 3 次服用。

2. 治疗月经失调、闭经、女性不孕。0.25 g，口服。王卓平等[6]将单纯性肥胖并月经紊乱患者 90 例，根据随机数字法分成两组，应用二甲双胍治疗者设为对照组，应用二甲双胍治疗同时联合生活方式干预者设为观察组。结果表明二甲双胍联合生活方式干预对单纯性肥胖并月经紊乱治疗效果理想，改善患者内分泌各项指标明显，调节患者月经紊乱效果较好。另有文献报道[7,8]，二甲双胍对于 PCOS 闭经患者亦有良好治疗效果。临床研究报道[9,10]，二甲双胍联合克罗米芬治疗 PCOS 合并不孕症，能够有效改善患者的临床症状、体征以及内分泌情况，提高患者妊娠率，疗效显著。

3. 治疗妊娠糖尿病（GDM）。GDM 指在妊娠期发生或首次发现的任何程度的糖耐量受损，包括在妊娠前已存在但未被诊断的糖耐量异常或糖尿病患者。GDM 是妊娠期一种常见而严重的并发症，其发病率逐年上升，且本病若未得到及时的诊断和良好的控制，母体和胎儿的孕期风险将明显增加。二甲双胍是美国食品药品监督管理局（FDA）分类中的 B 类药物，即无证据显示对动物或人类胎儿具有毒性或致畸作用。一般认为，包括二甲双胍在内的口服降糖药不宜用于妊娠期[11]。但随着肥胖与 2 型糖尿病的流行，越来越多的糖尿病伴妊娠患者持续使用二甲双胍，有关该药对妊娠及哺乳的影响日益受到关注。

已进行的临床研究 MiG 和试验 TOFU 都比较了 GDM 患者胰岛素治疗和二甲双胍治疗的差异，并随访对其子代的影响。Rowan 等[12]报道了第 1 部分即 MiG 研究结果。共入组 751 例 GDM 患者（孕 20~33 周），随机分入胰岛素治疗组和二甲双胍治疗组，后者入组 363 例（其中 92.6% 使用二甲双胍直到分娩，46.3% 合并应用了胰岛素），两组主要终点事件（新生儿低血糖、呼吸窘迫、需光疗、产伤、Apgar 评分<7）发生率差异无统计学意义（32.2% vs 32.0%），次要终点发生率差异亦无统计学意义，且二甲双胍组有更多患者愿

意接受治疗方案（27.2%vs76.6%），表明二甲双胍治疗 GDM 并不增加围产期并发症，但其对子代的长期影响（即 TOFU）有待进一步随访。

Ratner 等[13]在 DPP 项目研究基础上对有 GDM 病史的妇女进行了研究。DPP 项目入选者有 2 190 位妇女提供了她们是否有 GDM 病史的信息，其中 350 人有 GDM 病史，1 416 人有活产史没有 GDM 病史。患者随机分配到标准生活方式+安慰剂组和二甲双胍+严格生活方式干预组。观察的主要终点是发生糖尿病的时间。结果安慰剂组有 GDM 病史的患者较无病史患者糖尿病发生率高 71%。有 GDM 病史的患者，二甲双胍+严格生活方式干预组较安慰剂组糖尿病发生率降低约 50%。该研究认为二甲双胍+严格生活方式干预能有效延缓或预防 GDM 病史妇女发生糖尿病。

参考文献

[1] 张波，郑志华，李大魁. 超药品说明书用药参考［M］. 北京：人民卫生出版社，2013.

[2] LEGRO R S, ARSLANIAN S A, EHRMANN D A, et al. Diagnosis and treatment of polycystic ovary syndrome：an Endocrine Society clinical practice guideline［J］. J Clin Endocrinol Metab, 2013, 98（12）：4565-4592.

[3] 中华医学会. 临床诊疗指南·妇产科学分册［M］. 北京：人民卫生出版社，2007.

[4] 中华医学会妇产科学分会内分泌学组. 多囊卵巢综合征的诊断和治疗专家共识［J］. 中华妇产科杂志，2008，43（7）：553-555.

[5] 广东省药学会. 超药品说明书用药目录（2020 年版）.［J/OL］. 今日药学［2019-06-17］. http：//kns. cnki. net/kcms/detail/44. 1650R20190617. 1523. 044. html.

[6] 王卓平，吴卫国，钱铁镛，等. 二甲双胍联合生活方式干预对单纯性肥胖并月经紊乱的治疗作用［J］. 实用妇科内分泌杂志（电子版），2016，3（10）：146-147.

[7] 张小琴. 二甲双胍在多囊卵巢综合征治疗中的应用研究［J］. 医药前沿，2016，6（16）：180-181.

[8] 何志芬. 二甲双胍治疗多囊卵巢综合征的临床效果［J］. 中国社区医师，2017，33（9）：66-67.

[9] 孙培培，王桂花，高丹. 二甲双胍联合克罗米芬治疗多囊卵巢综合征并不孕症的临床疗效及其对患者内分泌的影响［J］. 安徽医药，2018，22（3）：518-522.

[10] 吕国香. 二甲双胍与克罗米芬药物治疗多囊卵巢综合征合并不孕患者的效果探究

[J]．实用妇科内分泌杂志，2018，5（1）：112-113.

[11] American Diabeles Association. Gestational diabetes mellitus［J］.Diabetes Care，2004，27（Suppl 1）：S88-S90.

[12] ROWAN J A, HAGUE W M, GAO W, et al. Mefformin versus insulin for the treatment of gestational diabotes［J］.N EngI J Med，2008，358（19）：2003-2015.

[13] RATNER R E, CHRISTOPHI C A, METZGER B E, et al. Prevention of diabetes in women with a history of gestational diabetes：effects of metformin and lifestyle interventions［J］.J Clin Endocrinol Metab，2008，93（12）：4774-4779.

非那雄胺 Finastride

【其他名称】保列治、保发止、非那甾胺、非那司提、卡波、立同、逸舒升、亚邦杰安

非那雄胺片说明书**【适应证】**本品适用于治疗已有症状的良性前列腺增生症（BPH）：①改善症状。②降低发生急性尿潴留的危险性。③降低需进行经尿道切除前列腺（TURP）和前列腺切除术的危险性。

非那雄胺超药品说明书【适应证】用法：

治疗血精症。血精症是泌尿男科常见的病症，多由下尿路生殖道炎症（如精囊炎、前列腺炎）引起。蔡聪等[1]观察了非那雄胺联合抗生素治疗血精症。将50例患者随机分为两组，联合用药组28例采用非那雄胺加抗生素，对照组22例仅用抗生素，疗程各为3个月。结果：联合用药组26例血精消失（26/28，92.9%），对照组15例血精消失（15/22，68.2%），两组比较（$P<0.05$）有显著差异性。

刘朝东等[2]观察了56例血精症患者，将其随机分为两组，治疗组30例采用非那雄胺5 mg/d加司帕沙星100 mg，2次/d，连用1个月；对照组26例单用司帕沙星治疗1个月。治疗前后检测患者精液中血管内皮生长因子（VEGF）。结果：对照组15例血精症消失（15/26），占57.5%；治疗组28例血精症消失（28/30），占93.3%，两组比较有统计学显著差异。治疗后VEGF的变化两组间也有显著性差异。提示非那雄胺联合抗生素对血精症具有更好的治疗作用，其机制可能与非那雄胺抑制VEGF的合成及微血管的形成有关。

参考文献

[1] 蔡聪，蔡楚丹，洪汉业，等. 抗生素联合非那雄胺治疗血精症的临床观察 [J] . 中国医药，2007，2（1）：54-55.

[2] 刘朝东，王洪志，韦超. 非那雄胺联合抗生素治疗血精症30例 [J] . 中华内分泌外科杂志，2009，3（3）：175-176，189.

酚苄明 Phenoxybenzamine

【其他名称】 苯苄胺、竹林胺、Dibenzylin

盐酸酚苄明注射液说明书【适应证】本品用于：①嗜铬细胞瘤的治疗、诊断和术前准备。②周围血管痉挛性疾病、休克。③前列腺增生引起的尿潴留。

酚苄明超药品说明书【适应证】用法：

治疗勃起功能障碍（ED）。Keogh 等[1]采用阴茎内注射盐酸酚苄明治疗 ED，取得了良好的疗效，有20%的患者获得完全勃起，62%部分勃起；而罂粟碱组（对照组）分别为35%和62%，两者无明显差异。谢作钢[2]报道自1996年6月至2001年12月，使用盐酸酚苄明（竹林胺）治疗心因性勃起功能障碍（ED）45例，效果满意。本组45例，已婚34例，未婚11例，年龄20~60岁，平均32岁。病史15天~10年，平均22.9个月。其中原发13例，继发32例。所有病例均诉阴茎勃起困难，或勃起不坚，或勃起不持久而无法性交，其中伴早泄15例。所有病例均排除慢性前列腺炎、前列腺增生（BPH）、糖尿病、内分泌功能紊乱 [血清 FSH、LH、T、PRL（催乳素）、E（雌激素）均检查证实]，以及阴茎血管病变（药物注射及阴茎海绵体全彩色多普勒超声检查证实）等器质性病变。用法：盐酸酚苄明片10 mg，每日2次，口服，2周为一个疗程，2个疗程后统计结果。结果：近期治愈5例，显效11例，有效20例，无效9例，总有效率80%。伴有早泄的15例中，早泄明显改善4例（性交时间>5 min），有改善7例（性交时间>3 min），无效4例。服药期间有9例（20%）出现不同程度的鼻塞、头晕、乏力、心悸以及干性射精等不良反应。

庄凯等[3]应用竹林胺、前列康对60例老年前列腺增生伴有阳痿的患者进行了临床观

— 43 —

察。竹林胺组：竹林胺片每日 20 mg，分 2 次服用；前列康组：前列康片每日 3 次，每次 4 片；合用组：晨起口服前列康 6 片，晚饭后口服竹林胺 20 mg。三组患者均在治疗前 1 周停止应用有可能影响阳痿的药物，1 个月为一个疗程。结果表明，两药合用，在改善排尿困难的同时，能明显增加性功能（性欲增强，性交次数增多，勃起度变硬，排精量增多），并无明显毒副作用，认为两药合用是较为理想的临床治疗方案。

参考文献

[1] KEOGH E J, EAR LE C M, CARATI C J, et al. Treatment of impotence by intrapenile injections of papaverine and phenoxybenzamine：a double blind controled trail ［J］. Aust N Z J Med, 1989, 142 (3)：726-728.

[2] 谢作钢. 盐酸酚苄明治疗心因性勃起功能障碍 45 例 ［J］. 浙江中西医结合杂志, 2002, 12 (5)：311-312.

[3] 庄凯，朱德淳. 竹林胺与前列康合用对老年性阳痿治疗作用的疗效观察 ［J］. 中国老年学杂志, 1994, 14 (5)：281-282.

氟尿嘧啶 Fluororacil

【其他名称】安瘤乳、氟优、5-氟尿嘧啶、弗米特、鹤原服能、疾康平、5-FU

氟尿嘧啶注射液说明书【适应证】本品的抗瘤谱较广，主要用于治疗消化道肿瘤，或较大剂量氟尿嘧啶治疗绒毛膜上皮癌。亦常用于治疗乳腺癌、卵巢癌、肺癌、宫颈癌、膀胱癌及皮肤癌等。

氟尿嘧啶注射液超药品说明书【适应证】用法：

1. 治疗输卵管妊娠。应用氟尿嘧啶治疗输卵管妊娠患者，效果显著，治愈率 100%。其中 93% 的患者绒毛膜促性腺激素（HCG）在 14 d 内降至正常水平。用法：采用腹腔镜下注射法，手术在硬膜外麻醉下进行。先行脐下穿刺，用腹腔镜检查盆腹腔，确诊后在耻上正中 3 cm 处，做第 2 次穿刺，放入无损伤抓钳，以固定输卵管。在病变输卵管侧，避开腹壁下动脉处，用 7~9 号腰椎穿刺针经皮穿刺输卵管最扩张处（妊娠部位），回抽积血后，根据输卵管膨胀程度注入本品注射液 2~5 mL，余量注入孕囊周围，穿刺点 3~4 个，总量 10 mL（250 mg）。查穿刺点无活动性出血后术毕。在手术 24 h 可下床活动，隔日 HCG 测定，至连续 2 次阴性。术后每日测量基础体温，以了解恢复排卵时间[1]。

谢庆煌等[2]报道，宫颈镜下输卵管插管注入 5-FU 250 mg 治疗早期输卵管妊娠 17 例。结果：插管成功率为 94.12%（16/17），治愈率为 88.24%（15/17）。治疗后血 β-HCG 在 7~14 d 内转为阴性，症状体征随之消失。2~3 个月后，8 例行子宫输卵管碘油造影，均显示患侧输卵管通畅。说明输卵管插管注入 5-FU 治疗早期输卵管妊娠简单、有效、安全。

2. 治疗外阴营养不良。应用氟尿嘧啶 50 mg 加普鲁卡因行病变区皮下或黏膜下多点注射，2 d 一次，10 次为一个疗程，疗程间隔 7~10 d，或用 50 mg 加入鱼肝油 5 mL 中混匀涂于病变部位，3 次/d。结果：427 例中治愈 270 例，显效 107 例，有效 37 例，有效率为 97%[3]。

参考文献

[1] 李世文，康满珍. 老药新用途［M］. 6 版. 郑州：河南科学技术出版社，2017.

[2] 谢庆煌，柳晓春，刘少英，等. 宫颈镜下输卵管插管注入 5-氟尿嘧啶治疗输卵管妊娠［J］. 中华妇产科杂志，1994，29（2）：106-108.

[3] 田雪红，张炜炀，安启哲，等. 氟尿嘧啶治疗慢性外阴营养不良的分析［J］. 白求恩医科大学学报，1994，20（6）：604-605.

氟西汀 Fluoxetine

【其他名称】百忧解、Prozac

盐酸氟西汀胶囊说明书【适应证】用于各种抑郁症的治疗。

盐酸氟西汀胶囊超药品说明书【适应证】用法：

1. 治疗早泄。20~40 mg，每天 1 次，口服。国际医学会在更新版《国际性医学学会早泄诊断与治疗指南》[1]中推荐氟西汀用于早泄的治疗，证据等级为 Ⅰa（RCTs 的系统综述）。指南中指出对于以日常剂量的氟西汀治疗早泄有足够的证据证明其有效性和安全性。

一项纳入 17 例患者的双盲研究[2]中，受试者随机进入治疗组（每天 20 mg 氟西汀，一周后每天 40 mg）和安慰剂组（每天 1 粒安慰剂，一周后每天 2 粒），结果治疗组阴道内射精的潜伏期（IELT）明显长于安慰剂组。一项氟西汀治疗早泄有效性和安全性的 Meta 分析[3]，纳入 6 个研究，共 221 例患者，Meta 分析结果显示在疗效方面，治疗前两组患者的 IELT 差异无统计学意义，治疗后氟西汀组（治疗组）患者的 IELT 长于安慰剂组（对照组），其差异有统计学意义。敏感性分析结果显示，治疗组患者的 IELT 长于对照组，其差异有统计学意义。在安全方面，治疗组患者的不良反应发生率较对照组高，其差异有统计学意义。文章认为，现有研究表明，氟西汀能改善早泄患者症状，明显延长患者阴道内射精潜伏时间，提高性生活质量，且不良反应较轻，能够耐受，适合长期服用。

有研究认为早泄可能是抑郁症的表现，因大多数 SSRI（5-羟色胺再摄取抑制剂）会影响性功能。Forster 和 King 研究认为氟西汀对治疗早泄有明显的疗效，其机制可能在于 5-HT 重吸收抑制剂直接作用于中枢系统，从而提高其射精兴奋所需达到的阈值。进一步研究还证实氟西汀的治疗早泄作用与其抗忧郁作用无关，观察发现治疗伴有忧郁症的早泄患者，随着早泄的改善，并不同时伴有抑郁症状的减少。同时患者抑郁症状的 Hamilton 评分分析也没有明显变化。

Kim 等[4]报道氟西汀 20 mg/d 治疗 40 例早泄患者 1 个月，射精潜伏期延长，阴茎感觉阈值增加，骶骨激发反应和皮质感觉诱发电位波幅及潜伏期无显著变化。Atan 等[5]在排除勃起功能障碍、性欲丧失、药物滥用、糖尿病等后，单用氟西汀和氟西汀局部合用利多卡因油膏治疗精神咨询正常的早泄者各 26 例、17 例，8 周后对患者和配偶再评定发现，氟西汀组 8 例治愈、11 例改善、7 例无效，联合治疗组 9 例治愈、5 例改善、3 例无效。两组副作用相似，而联合治疗有效率较高。

方自林等[6]观察了 11 例已婚早泄患者，在第一个月内停止其他一切治疗早泄的方法，在第二个月内给予患者口服氟西汀每日 20 mg，共 4 周，经过氟西汀治疗后阴道内性交时间延长，在用药 4 周后作用更明显。用药后 2 周与用药前相比无显著性差异（$P>0.05$），用药 4 周与用药前相比有显著性差异（$P<0.01$）。患者服药后毒副作用较轻，2 例出现恶心，1 例出现头痛。

2. 用于绝经后肥胖。Bondi 等[7]采用随机双盲安慰剂对照法，评定单一剂量氟西汀 40 mg 与安慰剂、12 周饮食控制添加氟西汀 60 mg/d 与安慰剂，对 32 例绝经后肥胖者产热、REE（静息能量消耗）和糖诱导产热的影响，结果单一剂量氟西汀引起 REE（5.53±0.24）kJ/min 增加，与安慰剂（5.35±0.18）kJ/min 有显著差异。12 周饮食控制添加氟西汀组 REE 轻微下降。单一剂量和 12 周饮食控制服用氟西汀，对口服葡萄糖的热量反应均无显著影响，支持氟西汀有急性产热作用。慢性给药仅在一定程度上抑制肥胖者体重降低中的热量反应。氟西汀产热反应中口服糖产热不增加。但该研究样本数小，分组比较的统计学意义说服力不足。

3. 用于经前焦虑障碍。《Drug Facts and Comparisons》将经前焦虑障碍列为盐酸氟西汀的适应证之一[8]。美国 FDA 批准盐酸氟西汀用于治疗成人经前焦虑障碍。Thomson 有效性、推荐等级和证据强度：有效性等级Ⅰ，治疗有效（Effective）；推荐等级Ⅱa，在大多数情况下推荐使用（Recommended, In Most）；证据强度 B[9]。

一项多中心、随机、双盲的对照研究（n=257）表明，与安慰剂相比，在黄体期给予氟西汀 90 mg 两次能有效减轻经前焦虑障碍患者的症状[10]。另一项多中心、随机、双盲的对照试验中（n=260），在黄体期服用氟西汀 20 mg/d 能明显改善经前焦虑障碍患者的症状，疗效优于氟西汀 10 mg/d 治疗组[11]。

参考文献

[1] ALTHOF S E，ME MAHON C G，WALDINGER M D，et al. An update of the International Society of Sexual Medicine's guidelines for the diagnosis and treatment of premature ejaculation（PE）[J] . Sex Med, 2014, 2（2）：60-90.

[2] KARA H，AYDIN S，AGARGUN M，et al. The efficacy of fluoxetine in the treatment of premature ejaculation：a double-blind placebo controlled study [J] . J Urol, 1996, 156（5）：1631-1632.

[3] 王聪，赵雯迪，钟朝晖. 氟西汀治疗早泄有效性和安全性的 Meta 分析 [J] . 中国循证医学杂志，2012，12（12）：1510-1515.

[4] KIM S C，SEO K K. Efficacy and safety of fluoxetine, sertraline and clomipramine in patients with prmature ejaculation：a doubleblind, placebo controlled study [J] . J Urol, 1998, 159（2）：425-427.

[5] ATAN A. Comparison of the efficacy of fluoxetine alone vs. fluoxetine plus local lidocaine ointment in the treatment of premature ejaculation [J] . Esp Urol, 2000, 53：856-858.

[6] 方自林，张钊，鲍镇美. 氟西汀治疗早泄初步观察 [J] . 医学研究通讯，2002，31（11）：53-54.

[7] BONDI M，MENOZZI R，BERTOLINI M，et al. Metabolic effects of fluoxetine in obese

menopausal women［J］，J Endocrinol Invest，2002，23（5）：280-286.

［8］ FARTHING K，JONES B，FERRILL M J，et al. Drug Facts and Comparisons［M］. Pocket Version，14th ed. United States of America：Wolters Kluwer Health，2011.

［9］ Micromedex（147）［DB/OL］. Thomson Reuters（Healthcare）Inc.，2011.

［10］ MINER C，BROWN E，MCCRAY S，et al. Weekly luteal-phase dosing with enteric-coated fluoxetine 90mg in premenstrual dysphoric disorder：a randomized，double-blind，placebo-controlled clinical trial［J］. Clin Ther，2002，24（3）：417-433.

［11］ COHEN L S，MINER C，BROWN E W，et al. Premenstrual daily fluoxetine for premenstrual dysphoric disorder：a placebo-controlled，clinical trail using computerized diaries［J］. Obstet Gyneco，2002，100（3）：435-444.

辅酶 Q_{10}（Coenzyme Q_{10}）

【其他名称】泛癸利酮、Ubidecarenone

辅酶 Q_{10} 片说明书【适应证】本品用于下列疾病的辅助治疗：①心血管疾病，如病毒性心肌炎、慢性心功能不全。②肝炎，如病毒性肝炎、亚急性肝坏死、慢性活动性肝炎。③癌症的综合治疗：能减轻放疗、化疗等引起的某些不良反应。

辅酶 Q_{10} 片超药品说明书【适应证】用法：

辅助治疗男性少弱精症。辅酶 Q_{10} 也称为泛醌，是经体内合成的类维生素物质，作为生物体内细胞产生能量的重要酶以及重要代谢反应的底物，是生物体细胞能量生成要素，具抗氧化、可控制细胞内氧的流动等性能。心脏、肝脏和肾脏等高耗能器官的组织细胞中具有高浓度的辅酶 Q_{10}。国外研究报道，在人的精液中检测出辅酶 Q_{10}，并根据这一结果提出，辅酶 Q_{10} 可能参与了精子细胞对氧化损伤的应激反应过程，从而对精子功能起保护作用[1-3]。研究显示，脂质过氧化作用对精子及生殖系统的损伤可导致男性不育[4,5]。辅酶 Q_{10} 存在于线粒体内膜上，在氧化条件下可以醌的形式存在，在无氧条件下又可变成对苯二酚。通过这种氧化还原性结构的变换，辅酶 Q_{10} 能阻止脂质和蛋白质的氧化，清除自由基，抵抗外界氧化因子对生物体组织的氧化性破坏，保护生物膜结构的完整性，是体内自发生成的抗氧剂。李克等[6]的研究表明：精浆辅酶 Q_{10} 水平可作为男性不育研究时一项有用的生化参考指标，其升高或降低能反映氧化应激反应情况。

林爱弟等[7]发明的专利提供了一种能提高生殖能力的药物组合物及其制备方法和应用，所述药物组合物包括维生素 E、辅酶 Q_{10} 和（或）硒。此发明联合应用传统治疗不孕不育药物维生素 E 和新型治疗药物辅酶 Q_{10} 和（或）硒，应用不同的治疗不孕不育的机理，提高精子的运动和活力，增加性激素的分泌，保护卵巢功能，提高免疫力，以提高受孕的概率和保证胎儿的营养，治疗不孕不育症更有效。与单独使用此发明药物组合物中的任何一种成分相比，此发明的药物组合物不仅能有效地提高疗效，而且能克服单独使用引起的缺陷。

研究[8,9]显示，过氧化损伤也是导致男性不育的重要原因。血浆和精子中辅酶 Q_{10} 水平对精子功能的发挥具有重要影响。补充辅酶 Q_{10} 可增强精子抗氧化损伤的能力，提高因氧化损伤导致精子质量下降所致不育。Balercia 等[10]研究辅酶 Q_{10} 对特发性弱精子症患者的治疗作用。发现补充辅酶 Q_{10} 治疗后，精浆和精子中辅酶 Q_{10} 水平明显升高，精子活力也显著增强。显示了辅酶 Q_{10} 治疗弱精子症是由于提高了精子的抗氧化损伤能力。

Lewin 等[11]研究低受精率的患者，每日口服辅酶 Q_{10} 60 mg，103 d 以后，尽管多数精子参数变化不大，但受精率有明显改善。但 Ducci 等[12]研究精浆和精子中辅酶 Q_{10} 水平时，发现精浆中辅酶 Q_{10} 水平与精子活力呈正相关，而精子内辅酶 Q_{10} 水平与精子活率呈负相关。这可能是精浆中高浓度辅酶 Q_{10} 可有效抑制活性氧簇（ROS）对精子膜的损伤，提高了精子活率，而精子内辅酶 Q_{10} 水平与精子活力呈负相关。精子内辅酶 Q_{10} 是一种对精子内超氧化环境产生保护的物质。当精子内氧化应激水平低时，精子细胞受损较轻，活率较高，精子内辅酶 Q_{10} 水平下降；而当精子内氧化应激水平高时，精子细胞受损较重，活率降低，由于此时机体在氧化应激的刺激下，精子内辅酶 Q_{10} 水平相应升高，以防止精子细胞受损。一些研究探讨利用检测精浆中辅酶 Q_{10} 水平差异与氧化应激的关系来作为评估男性生育功能的一项指标[13]。

参考文献

[1] HUDA A Q, HAIDAR M J, USAMA A N. Coenzyme Q_{10} effect on varicocele associated asthenozoospermia［J］. IOSR Journal of Pharmacy and Biological Sciences，2016，11（2）：69-73.

[2] MANCINI A, MILARDI D, CONTE G, et al. Seminal antioxidats in humans：preoperative

and postoperative evaluation of coenzyme Q_{10} in varicocele patients ［J］. Horm M etab Res, 2005, 37（07）：428-432.

［3］ BALERCIA G, MOSCA F, MANTERO F, et al. Coenzyme Q_{10} supplementation in infertile men with idiopathic as thenozoos permia：an open, uncontrolled pilot sudy ［J］. Fertil Steril, 2004, 81（1）：93-98.

［4］ FRCZEK M, SZKUTNIK D, SANOCKA D, et al. Peroxidation components of sperm lipid membranes in male infertility ［J］. G inekol Pol, 2001, 72（2）：73-79.

［5］ ALAHMAR A T. The effects of oral antioxidants on the semen of men with idiopathic oligoas-thenoteratozoospermia ［J］. Clin Exp Reprod Med, 2018, 45（2）：57-66.

［6］ 李克, 商学军, 陈爽, 等. 高效液相色谱法检测精浆辅酶 Q_{10} 水平及氧化应激研究 ［J］. 中华检验医学杂志, 2006, 29（3）：218-221.

［7］ 林爱弟, 田治科, 易德平, 等. 用于提高生殖能力的药物组合物及其制备方法和应用：CN200910143992. 2 ［P］. 2010-11-10.

［8］ 李伟. 辅酶 Q_{10} 的生物学功能及其对精子质量的影响 ［J］. 中华男科学杂志, 2006, 12（12）：1119-1122.

［9］ HAMADA, ALAA, ESTEVES, et al. Unexplained male infertility：potential causes and management ［J］. Human Andrology, 2011, 1（1）：2-16.

［10］ BALERCIA G, ARNALDI G, FAZIOLI F, et al. Coenzyme Q_{10} levels in idiopathic and varicocele-associated asthenozoospermia ［J］. Andrologia, 2002, 34（2）：107-111.

［11］ LEWIN A, LAVON H. The effect of coenzyme Q_{10} on sperm motility and function ［J］. Molecular Aspects of Medicine, 1997, 18 Suppl：S213-S219.

［12］ DUCCI M, GAZZANO A, TEDESCHI D, et al. Coenzyme Q_{10} levels in pigeon（Columba livia）spermatozoa ［J］. Asian Journal of Andrology, 2002, 4（1）：73.

［13］ 董华平, 罗勇军. 辅酶 Q_{10} 在特发性男性不育中作用的研究进展 ［J］. 重庆医学, 2016, 45（25）：3563-3565.

肝素 Heparin/低分子肝素
Low Molecular Weight Heparin

【其他名称】肝磷脂、钙保明、海普利、吉哌啉、硫类肝素钠、美得喜、自抗栓

肝素钠注射液说明书【适应证】①用于防治血栓形成或栓塞性疾病（如心肌梗死、血栓性静脉炎、肺栓塞等）；②用于各种原因引起的弥散性血管内凝血（DIC）；③用于血液透析、体外循环、导管术、微血管手术等操作中及某些血液标本或器械的抗凝处理。

低分子肝素钙注射液说明书【适应证】①治疗急、慢性静脉血栓或无明显血流动力学改变的肺栓塞（PE）；②防治心房颤动伴栓塞；③治疗早期弥散性血管内凝血；④防治外周动脉血栓形成或心肌梗死；⑤用于其他体外抗凝治疗（如心血管手术、体外循环、血液透析、心导管检查），也可用于输血或血液标本的制备。

肝素/低分子肝素超药品说明书【适应证】用法：

1. 肝素和阿司匹林联合应用用于抗磷脂抗体或狼疮抗凝物阳性的复发性流产患者。4 100 IU每日或隔日 1 次，皮下注射。因为母体血液中带有抗磷脂抗体或狼疮抗凝物，可能会伴随着流产，这些抗体会随着血液凝固的现象一起出现，所以有人认为抗凝血的药物或许会有功效。Empson 等[1]回顾发现，在抗磷脂抗体或狼疮抗凝物阳性的复发性流产患者中联合应用肝素和阿司匹林，可显著降低流产率，但是却可能会对母体产生副作用，还需要更多的研究；Hoppe 等[2]用阿司匹林和肝素治疗抗磷脂抗体或狼疮抗凝物阳性的复发性流产患者能降低流产的风险；Naru 等[3]的回顾性研究也得出相似的结论，阿司匹林单独或结合肝素用于伴抗磷脂综合征的女性也同样有效降低复发性流产的发生率；Ziakas 等[4]的 Meta 分析指出，肝素和阿司匹林联合用于抗磷脂抗体或狼疮抗凝物阳性的复发性流产患者能降低流产率。

2. 治疗妊娠高血压综合征。张菲菲等[5]将 68 例妊娠期高血压综合征患者随机分组，单一干预组采用硫酸镁治疗（25%硫酸镁 20 mL 和 10%葡萄糖注射液 100 mL 混合，静脉滴注，半小时滴注完毕。后改为 25% 硫酸镁 60 mL 和 10%葡萄糖注射液 500 mL 混合，静

脉滴注，6~8 h 滴注完，1 次/d，治疗 7 d）；联合用药组用低分子肝素钠联合硫酸镁治疗（硫酸镁的使用同上；低分子肝素钠 5 000 IU 皮下注射，1 次/d，连续治疗 3 d）。结果显示，联合用药组患者妊娠期高血压综合征干预效果比单一干预组高；两组治疗前舒张压、收缩压水平和血浆 D-二聚体水平相似，联合用药组治疗后舒张压、收缩压水平和血浆 D-二聚体水平比单一干预组低。联合用药组产妇和胎儿不良结局发生率比单一干预组低。表明低分子肝素钠联合硫酸镁治疗妊娠期高血压综合征效果确切，可有效降低舒张压、收缩压水平和血浆 D-二聚体水平，改善母婴结局。

3. 治疗胎儿宫内发育受限。梁敏[6]将产检时明确诊断为胎儿生长受限的产妇 123 例随机分为两组，分别接受丹参注射液治疗（对照组 61 例）及低分子肝素治疗（观察组 62 例）。对照组患者在常规治疗基础上同时接受复方丹参注射液静脉滴注，用药剂量为 30 mL/d；观察组患者则在常规措施基础上接受低分子肝素皮下注射，用药剂量为 0.4 mL/d。两组产妇均以 7 d 为一个疗程，治疗 1~2 个疗程，直至产妇分娩。治疗结果显示：观察组患儿双顶径、头围、腹围、股骨长度等生长指标的增长值与对照组患儿相比明显升高（$P<0.05$），观察组产妇新生儿娩出体重和 Apgar 评分与对照组产妇娩出患儿相比明显升高（$P<0.05$）。结果表明与丹参注射液相比，低分子肝素治疗胎儿生长受限的效果更好，能提升胎儿各项生长指标及娩出体重，提升新生儿健康状况。有关研究[7]认为，胎盘血液灌注量不足是导致胎儿生长受限的根本性原因。低分子肝素能有效对人体内凝血酶及凝血活性因子 Xa 产生较强的抑制作用，从而有效改善孕产妇体内血液高度凝聚的状态，达到改善胎儿血液循环、提升胎盘血液灌注的效果[8,9]。另有临床研究[10]显示，低分子肝素能有效改善胎儿生长受限的新生儿结局，同时具有极高的安全性。

参考文献

[1] EMPSON M，LASSERE M，CRAIG J，et al. Prevention of recurret miscrarriage for women with antiphospholipid antibody or lupus anticoagulant［J］. Cochrane Database Syst Rev，2005，2（2）：CD002859-CD002859.

[2] HOPPE B，BURMESTER G R，DOMER T. Heparin or aspirin or both in the treatment of recurrent abortions in women with antiphospholipid antibody（syndrome）［J］. Curr Opin Rheumatol，2011，23（3）：299-304.

[3] NARU T，KHAN R S，ALI R. Pregnacy outcome in women with antiphospholipid syndrome on low-dose aspirin and heparin：a retrospective study［J］. East Mediterr Health J，

2010, 16 (3): 308-312.

[4] ZIAKAS P D, PAVLOU M, VOULGARELIS M. Heparin treatment in antiphospholipid syndrome with recurrent pregnancy loss: a systematic review and meta-analysis [J]. Obstet Gynecol, 2010, 115 (6): 1256-1262.

[5] 张菲菲, 何英琳, 吴映静, 等. 低分子肝素钠联合硫酸镁治疗妊娠期高血压综合征 68 例 [J]. 黑龙江医药, 2018, 31 (1): 44-46.

[6] 梁敏. 丹参注射液与低分子肝素治疗胎儿生长受限的临床疗效对比 [J]. 中外女性健康研究, 2018 (3): 127.

[7] 乔文俊. 低分子肝素钠在胎儿生长受限治疗中的应用研究 [J]. 中国综合临床, 2014, 30 (3): 332-333.

[8] 朱薏, 路妍妍, 田耕. 丹参注射液与低分子肝素治疗胎儿生长受限的临床疗效比较 [J]. 现代医院, 2016, 16 (04): 483-485.

[9] 董海玲. 低分子肝素钙注射液联合丹参注射液治疗早发型重度子痫前期的临床效果观察 [J]. 社区医学杂志, 2015, 13 (11): 44-46.

[10] 邓小梅, 欧璐, 向冬梅, 等. 低分子肝素治疗胎儿生长受限的临床效果及对新生儿结局的影响 [J]. 中国现代医生, 2015, 53 (17): 43-45.

戈舍瑞林 Goserelin

【其他名称】果丝瑞宁、诺雷得、性瑞林、Zoladex

醋酸戈舍瑞林缓释植入剂说明书【适应证】①前列腺癌：适用于可用激素治疗的前列腺癌。②乳腺癌：适用于可用激素治疗的绝经前期及围绝经期妇女的乳腺癌。③子宫内膜异位症：缓解症状包括减轻疼痛并减少子宫内膜损伤的大小和数目。

戈舍瑞林超药品说明书【适应证】用法：

用于子宫肌瘤。1 支，皮下注射，用于子宫肌瘤术前缩小瘤体。1983 年 Filicori 等[1]首次应用 GnRHa（促性腺激素释放激素类似物，戈舍瑞林是 GnRHa 的一种）治疗子宫肌瘤；加拿大妇产科学会（SOGC）发布的《子宫肌瘤管理指南》中认为 GnRHa 可用于手术前，以缩小肌瘤和减轻月经过多性贫血[2]。该指南采用加拿大定期体检特别工作组制定的证据与建议平等分级的标准分析、介绍、标示证据，并拟定、标示建议。基于随机对照试验的良好证据显示：对大子宫肌瘤患者行腹腔镜手术术前应用戈舍瑞林可以降低子宫肌瘤体积、改善贫血症状，从而降低手术难度、缩短手术时间、提高手术安全性，而术后较高的闭经率对于预防肿瘤复发亦具有积极意义[3,4]。

参考文献

[1] FILICORI M, HALL D A, LOUGHLIN J S, et al. A conservative approach to the management of uterine leiomyoma: pituitary desensitization by a luteinizing releasing hormone analogue [J]. Am J Obstet Gynecol, 1983, 147 (7): 726-727.

[2] LEFEBVRE G, VILOS G, ALLAIRE C, et al. The management of uterine leiomyomas [J]. Journal of Obstetrics&Gynaecology Canada, 2015, 37 (2): 157-158.

[3] 刘星, 刘静, 张丛敏. 术前应用戈舍瑞林治疗对大子宫肌瘤腹腔镜手术的影响[J]. 现代仪器与医疗, 2017, 23 (4): 110-112.

[4] 张春妮, 莫锐婷. GnRHa 用于大黏膜下子宫肌瘤宫腔镜手术前临床观察 [J]. 深圳中西医结合杂志, 2017, 27 (17): 174-175.

黄体酮 Progesterone

【其他名称】 安胎针、保孕素、孕酮、孕烯二酮、助孕酮、Progestin、Utrogestan

黄体酮注射液说明书【适应证】用于月经失调如闭经和功能性子宫出血、黄体功能不足、先兆流产和习惯性流产（因黄体不足引起者）、经前期紧张综合征的治疗。

黄体酮软胶囊说明书【适应证】用于治疗由黄体酮缺乏引起的机能障碍：①排卵机能障碍引起的月经失调；②痛经及经前期综合征；③出血（由纤维瘤等所致）；④绝经前紊乱；⑤绝经（用于补充雌激素治疗）。本品也助于妊娠。在使用黄体酮进行治疗的所有适应证时，因黄体酮能引起诸如嗜睡、头晕目眩等不良反应时，可以用阴道给药代替口服给药。

黄体酮超药品说明书【适应证】用药：

1. 用于辅助生殖技术（ART）黄体支持。200～600 mg/d，口服；注射用 40 mg，每日 1 次，肌内注射（下午），用于辅助生殖技术黄体支持，尤其是体外受精-胚胎移植及冻融胚胎移植后黄体支持。黄荷凤[1]在《现代辅助生育技术》中指出由于口服黄体酮有肝脏的"首过效应"，其最大血液浓度也只有口服剂量的 10%，必须大量服用才能达到所需的有效血浓度。目前单用口服黄体酮不作为黄体支持用药。口服剂量为 200 mg，每日 4 次。陈红等[2]采用随机分组的方法，将监测排卵指导受孕和宫腔内人工授精（IUI）的 120 例患者随机分为 4 组，按黄体支持的不同方法设研究 A、B、C 三组：A 组给予肌内注射 HCG，B 组给予肌内注射黄体酮，C 组给予口服黄体酮胶丸，设空白对照 D 组不予任何黄体支持。所有患者均在经阴道超声（TVS）监测排卵后开始黄体支持，在排卵后 1 周测定血 E_2 和 P（孕酮）水平。研究发现，给予黄体支持的 A、B、C 三组患者血 P 水平与对照 D 组比较差异均有显著性（$P<0.05$），而 A、B、C 三组组间血 P 水平比较差异无显著性（$P>0.05$）；四组 E_2 水平比较差异无显著性（$P>0.05$）。结论：口服黄体酮用于黄体支持的效果与肌内注射 HCG 和黄体酮相似，可以作为一种常规的黄体支持方式；口服黄体酮 200 mg/d 与肌内注射黄体酮 20 mg/d 生物效应相当。体外受精-胚胎移植（IVF-ET）中常用的有黄体酮针，20～60 mg/d 肌内注射，从取卵日开始持续 17 d[3]。在美国，黄体酮针常规用于 IVF 周期，常用剂量 25～100 mg/d，可分次肌内注射，黄体支持时间从采卵日起持续至妊娠 10～12 周[4]。

2. 治疗月经性哮喘。郑义珊等[5]观察 38 例符合月经性哮喘诊断标准的患者，其中 18 例（对照组）给常规抗哮喘药物，即氨茶碱缓释片 0.2 g，每日 2 次，泼尼松 5 mg，每日 1 次，沙丁胺醇气雾剂每次 2 揿，发作时才用；20 例（治疗组）在给予常规抗哮喘药物的基础上，经前一周给黄体酮 20 mg，隔日 1 次，肌内注射，连续注射 3 次。结果：治疗组使用沙丁胺醇气雾剂的数量均为对照组的一半以下，治疗组由于在月经前期给黄体酮替代疗法，人为地提高患者血清孕酮水平，在月经前期及月经期血清孕酮分别为 13.8 nmol/L 和 12.33 nmol/L，在正常范围内（正常值为 7.5～98 nmol/L）。而对照组血清孕酮分别为 2.62 nmol/L 和 2.31 nmol/L，伴随孕酮水平下降，患者的呼气峰值流速（PEF）明显下降、气道阻力增高、气道传导率下降、PEF 波动率增多，患者的哮喘发作频繁，说明月经性哮喘妇女月经前及月经期血中孕酮水平下降，可能是月经性哮喘发病的一个重要因素。而在月经前给予黄体酮替代补充，可有效地防止该型哮喘的发生，或减轻其症状。

3. 治疗绝经期前子宫内膜癌。Kim 等[6]收集了加利福尼亚大学洛杉矶保健中心及 Cedera-Sinai 医学中心 1985—1995 年就诊的 7 例、Medline 1966—1995 年收录的 14 例单用黄体酮治疗的绝经期前子宫内膜癌。患者均属于内膜癌 I 期，前 7 例给予甲地孕酮 160 mg/d，治疗 3 个月，其中 4 例病情得到缓解。随访 7~46 个月发现 2 例复发，再用甲地孕酮治疗后又得到缓解。后 14 例患者经不同剂量和疗程的黄体酮治疗后 9 例病情得到缓解，随访 3~108 个月，仅 1 例复发，8 例均无瘤生存，其中 3 例成功分娩 6 个活产儿。此研究表明对迫切要求保持生存能力的子宫内膜癌患者单用黄体酮治疗是可行的，大多数可完全缓解病情，并有可能生育，但仍有复发的可能。建议此疗法适用于组织学 I 级及预后较好的子宫内膜癌患者。

4. 预防先兆子痫及其并发症。为评价黄体酮预防先兆子痫及其并发症的作用，Meher 等[7]检索了 Cochrane 妊娠和分娩登记数据库、Central（截至 2006 年第 2 期）和 Enbase（1974 年至 2005 年 3 月）等数据库中关于妊娠期应用黄体酮或其他孕激素预防先兆子痫及其并发症的随机对照试验（RCT），并进行分析。2 项 RCT 符合纳入标准，其中 1 项纳入 128 名妊娠妇女，另一项纳入 168 名妊娠妇女。这两项都对注射黄体酮与不使用黄体酮进行比较。结果显示，注射黄体酮对先兆子痫、胎儿死亡、早产、小于胎龄儿和重要先天缺陷等发病危险都没有影响，也未报告有致女性胎儿雄性化危险。因此，黄体酮预防先兆子痫及其并发症的效果有待进一步研究和探讨。

5. 治疗药物流产后宫腔残留。现代医学认为药物流产后宫腔残留患者机体雌孕激素水平及子宫内膜生长均异常，剥脱不完全易引发阴道持续出血。黄体酮对子宫内膜腺体有一定抑制作用，可促内膜腺体分泌。外源性给予黄体酮胶囊干预不仅可让子宫内膜从增殖期进入分泌期，而且对残留组织有一定的软化作用，增厚子宫内膜且提高子宫平滑肌敏感度，在宫腔残留治疗中发挥"药物性刮宫"作用[8,9]。聂东云等[10]将米非司酮与黄体酮胶囊联合治疗药物流产后宫腔残留，结果显示比米非司酮单一治疗总有效率显著提高，能有效缩短月经恢复时间，降低血清 β-HCG 水平。

参考文献

[1] 黄荷凤. 现代辅助生育技术 [M]. 北京：人民军医出版社，2013.

[2] 陈红，宋学茹，赵晓徽，等. 口服黄体酮在黄体支持中的作用 [J]. 中国妇幼保健，2009，24（11）：1526-1528.

[3] 中华医学会. 临床诊疗指南·辅助生殖技术与精子库分册 [M]. 北京：人民卫生出

版社，2009.

［4］DAVID K G，ARIEL W，COLIN M H，et al（eds）. Textbook of assisted reproductive techniques：laboratory and clinical perspectives. ［M］. 2ed. London and New York：Taylor & Francis，2004.

［5］郑义珊，翁俊良，洪少玲，等. 黄体酮治疗月经性哮喘［J］. 海南医学，2004，15（8）：105-106.

［6］KIM Y B，HOLSCHNEIDER C H，GHOSH K，et al. Progestin Alone as Primary Treatment of Endometrial Carcinoma in Premenopausal Women［J］. Acog Clinical Review，1997，2（4）：9-12.

［7］MEHER S，DULEY L. Progesterone for preventing pre－eclampsia and its complications ［J］. Cochrane Database of Systematic Reviews，2006，6（4）：CD006175-CD006175.

［8］吴佳，付旭峰，石丘，等. 裸花紫珠胶囊联合安宫黄体酮对流产术后宫腔少量蜕膜残留的疗效［J］. 贵州医科大学学报，2017，42（10）：1207-1210.

［9］戴春秀，谢泳泳，袁拯忠，等. 黄体酮胶囊联合中药治疗药流残留的疗效观察［J］. 中国医院药学杂志，2013，33（17）：1457-1459.

［10］聂东云，陈素文. 米非司酮联合黄体酮胶囊治疗药物流产后宫腔残留的临床效果 ［J］. 中国计划生育学杂志，2018，26（10）：984-986.

环孢素 Cyclosporine

【其他名称】环孢多肽A、环孢灵、环孢霉素A、环孢素A、赛斯平、山地明、新山地明、Cyclosporin A、CsA、CY-A、Cyclosporin

环孢素软胶囊说明书**【适应证】**①适用于预防同种异体肾、肝、心、骨髓等器官或组织移植所发生的排斥反应，也适用于预防及治疗骨髓移植时发生的移植物抗宿主反应；②用于经其他免疫抑制剂治疗无效的狼疮肾炎、难治性肾病综合征等自身免疫性疾病。

环孢素软胶囊超药品说明书【适应证】用法：

用于复发性流产。近年来有文献[1,2]报道，环孢素对不明原因的复发性流产具有良好的治疗效果。张涛等[3]研究发现环孢素有可能通过抑制 IFN-γ（干扰素 γ）、TNF-α（肿瘤坏死因子 α）的产生诱导母胎免疫耐受，以及促进滋养层细胞生长、改善细胞形态、增加滋养层细胞侵袭力等机制改善妊娠结局。茹改珍[4]报道环孢素（CsA）不仅能从多方面诱导母胎免疫耐受，还能促进滋养细胞增殖，抑制其凋亡，增强其运动、迁移和侵袭能力，从而对妊娠起到双重调节作用，有望成为原因不明型复发性流产的治疗药物。随着对其药效学机制的深入了解，CsA 可能在辅助生殖技术中也具有应用价值。付锦华等[5]将 168 例难治性免疫性复发性流产（RSA）患者随机分为环孢素组和安慰剂组。从月经结束开始，CsA 组（$n=85$）使用基本治疗（叶酸、黄体酮、静脉注射免疫球蛋白制品、丈夫淋巴细胞免疫治疗）＋ CsA 2~4 mg/kg，2 次/d，服药期间查 CsA 最低浓度，使药物剂量维持在 80~150 mg/L；安慰剂组（$n=83$）使用基本治疗+安慰剂。结果显示：CsA 组中 73 例（85.88%）成功分娩健康婴儿，安慰剂组中这一数值为 57 例（68.68%），表明 CsA 治疗难治性免疫性 RSA 效果明显，妊娠成功率显著增加，流产率显著降低；而且妊娠 4~8 周，环孢素组 β-HCG 水平高于安慰剂组，表明 CsA 对滋养层细胞生长和代谢具有积极作用。

参考文献

[1] ABDOLMOHAMMADI-VAHID S，DANAIIC S，HAMDID K，et al. Novel immunotherapeutic approaches for treatment of infertility［J］. Biomed Pharmacother，2016（84）：1449-1459.

[2] USADI R S，MERRIAM K S. On-label and off-label drug use in the treatment of female infertility［J］. Fertility and Sterility，2015，103（3）：583-594.

[3] 张涛，连若纯，林嘉音，等. 环孢素 A 对不明原因复发性流产患者外周血 IFN-γ、TNF-α 的调控［J］. 生殖医学杂志，2017，26（3）：244-248.

[4] 茹改珍. 环孢素 A 及其在产科和生殖领域应用的研究［J］. 国际生殖健康/计划生育杂志，2011，30（3）：230-233.

[5] 付锦华，朱霄鹤，孙红，等. 环孢素 A 治疗难治性免疫性复发性流产随机对照研究［J］. 中国实用妇科与产科杂志，2016，32（5）：441-444.

甲氨蝶呤 Methotrexate

【其他名称】氨克生、氨甲蝶呤、氨甲蝶啶、氨甲叶酸、Amethopterin、Methotrexate、MTX

注射用甲氨蝶呤说明书【适应证】①各型急性白血病，特别是急性淋巴细胞白血病；恶性淋巴瘤，非霍奇金淋巴瘤和蕈样肉芽肿，多发性骨髓病；②恶性葡萄胎、绒毛膜上皮癌、乳腺癌、卵巢癌、宫颈癌、睾丸癌；③头颈部癌、支气管肺癌、各种软组织肉瘤；④高剂量用于骨肉瘤，鞘内注射可用于预防和治疗脑膜白血病以及恶性淋巴瘤的神经侵犯，本品对银屑病也有一定疗效。

注射用甲氨蝶呤超药品说明书【适应证】用法：

1. 用于瘢痕妊娠。瘢痕妊娠是一种特殊部位的异位妊娠，可用甲氨蝶呤治疗后行清宫术。甲氨蝶呤适合一般情况良好，孕龄<8 周，B 超提示胚囊与膀胱壁间的子宫肌层厚度<2 mm，血清 β-HCG<5 000 IU/L 患者。经甲氨蝶呤保守治疗后，在血清 β-HCG 下降至正常水平，在 B 超监护下行清宫术，以缩短治疗时间，减少大出血风险。

甲氨蝶呤给药方式：①全身给药：1 mg/kg，或 50 mg/m²，单次或多次肌内注射。每周重复 1 次，血 β-HCG 下降>50%，停药观察。②局部应用：5~50 mg 不等，以 16~20 号穿刺针行囊内或包块内注射。

甲氨蝶呤治疗的注意事项：①甲氨蝶呤治疗有效，但疗程长，并且有治疗失败的可能。治疗期间随时可能发生严重的子宫出血，必须在有条件进一步处理的医院进行。②在药物治疗中必须采用阴道彩超监测胚囊或包块周围血流信号的变化，定期测定血 β-HCG 水平，以了解治疗效果。如治疗效果满意，则包块明显缩小，血流明显减少甚至消失。血 β-HCG 下降不满意或高速低阻血流信号持续存在，提示患者对治疗反应差，应增加药物治疗次数或剂量，或改变治疗方法，同时应注意随时有大出血的可能。③甲氨蝶呤有致畸作用，治疗后需数月后方可再次妊娠[1]。

Wang 等[2]报道 MTX 组和 MTX 联合抽吸刮除术用于瘢痕妊娠的治疗。对比显示二者在成功率和子宫切除方面没有明显区别。肖欢等[3]研究了子宫动脉栓塞术联合甲氨蝶呤介入在终止合并高危因素瘢痕妊娠中的应用价值，对照组行子宫动脉栓塞+清宫术，观察组在对照组基础上联合甲氨蝶呤介入。结果显示：观察组术中出血量明显少于对照组，且术后住院时间、月经复潮时间、术后血 β-HCG 恢复正常时间均明显比对照组短，未出现大出血及子宫切除，且术后并发症发生率较对照组低。提示在高危人工流产中应用子宫动脉栓塞术联合甲氨蝶呤介入，可减少术中出血量，缩短术后恢复时间，改善子宫血流动力学，降低并发症发生风险，利于远期预后，具有较好的临床价值。

2. 治疗异位妊娠。美国妇产科医师协会（ACOG）2008 年发布的《异位妊娠治疗指南》[4] 指出，异位妊娠目前药物治疗的主要方法是采用甲氨蝶呤（MTX），一般采取全身用药，也可采取局部用药。主要适用于以下情况：①患者知情同意；②患者无药物治疗禁忌证；③患者无输卵管破裂及明显内出血的证据；④输卵管妊娠包块直径小于 2 cm；⑤患者血 β-HCG 小于 2 000 IU/L，并且继续下降。绝对禁忌证包括：哺乳期，显著的或者实验室水平的免疫功能缺陷，酒精中毒、酒精肝或者其他慢性肝病，血液系统疾病如骨髓造血功能低下、白细胞减少症、血小板减少症、显著贫血，已知对 MTX 过敏，活动性肺部疾病，胃溃疡，肝肾及血液系统功能不全。相对禁忌证是妊娠囊直径大于 3.5 cm、有胎心搏动。ACOG 指南提供了如下给药方案，包括单次法、两次法、多剂量法。

甲氨蝶呤治疗异位妊娠方案（ACOG 指南）

方案名称	用法	观察方法
单次法	疗程第 1 天 MTX 50 mg/m², 肌内注射	疗程第 4 天、第 7 天监测血 HCG； 若疗程第 4~7 天血 HCG 下降≥15%，则每周监测血 HCG 直至正常； 若疗程第 4~7 天血 HCG 下降<15%，则重复 MTX 50 mg/m²，肌内注射，然后在第二个疗程第 4 天、第 7 天监测血 HCG，判断标准同前，必要时可重复疗程，以后每周监测血 HCG 直至正常； 若监测过程中血 HCG 不下降或者升高，可重复使用 MTX
两次法	疗程第 1 天 MTX 50 mg/m²，肌内注射； 第 5 天 MTX，50 mg/m²，肌内注射	疗程第 5 天、第 8 天监测血 HCG； 若该疗程第 5~8 天血 HCG 下降≥15%，则每周监测血 HCG 直至正常； 若疗程第 5~8 天血 HCG 下降<15%，则在疗程第 12 天监测血 HCG； 若该疗程第 8~12 天血 HCG 下降≥15%，则每周继续监测血 HCG 直至正常； 若疗程第 8~12 天血 HCG 下降<15%，则考虑手术治疗

多剂量法	疗程第 1、3、5、7 天用 MTX 1 mg/kg，肌内注射；疗程第 2、4、6、8 天用四氢叶酸钙 0.1 mg/kg，肌内注射	在使用 MTX 时监测血 HCG 直至下降达到 15%，以后每周监测血 HCG 直至正常；若血 HCG 不下降或者升高，可考虑重复疗程

英国《异位妊娠和流产：NICE 指南总结》[5]：异位妊娠的手术或药物治疗，对于能够随访或具有下面所有的情况的妇女，可采用全身甲氨蝶呤（MTX）作为一线治疗：没有明显的疼痛、未破裂的异位妊娠、包块直径<35 mm、无胎心、血 HCG 浓度<1 500 IU/L、未发现宫腔内妊娠（通过超声确定）。如果患者不同意用甲氨蝶呤治疗，则采用手术治疗。对于无法随访或 MTX 治疗后的妇女或有下面任一一项者，将手术作为一线治疗方案：明显疼痛、附件包块直径≥35 mm、超声下可见胎心、血 HCG 水平≥5 000 IU/L。对于血 HCG≥1 500 IU/L 和<5 000 IU/L 的异位妊娠妇女，若能进行随访，且达到下面所有的指标时，则给予 MTX 或手术治疗：没有明显的疼痛、包块未破裂、包块直径<35 mm，没有明显胎心、没有宫内妊娠（经过超声证实）。对于选择 MTX 治疗的妇女，应告知其可能需要进一步的治疗，如果症状恶化，则要紧急入院。

中华医学会《临床诊疗指南·妇产科学分册》[6]：药物治疗主要适用于早期异位妊娠，要求保存生育能力的患者。目前常用的药物是甲氨蝶呤（MTX），全身用药的常用剂量为 0.4 mg/（kg·d），肌内注射，5 d 为 1 个疗程；若单次剂量肌内注射，常用 1 mg/kg或 50 mg/m²。局部用药可采用 B 超引导下或腹腔镜直视下穿刺输卵管妊娠囊，吸出部分囊液后注入 MTX 20 mg；若 β-HCG 一周后无下降，可再注射或改行手术治疗。

《妇产科学》[7]指出，异位妊娠的药物治疗主要适用于早期输卵管妊娠、要求保存生育能力的年轻患者。符合下列条件可采用此法：①无药物治疗的禁忌证；②输卵管妊娠未发生破裂；③妊娠囊直径≥4 cm；④血 HCG<2 000 IU/L；⑤无明显内出血。主要的禁忌证为：①生命体征不稳定；②异位妊娠破裂；③妊娠囊直径≥4 cm 或≥3.5 cm 伴胎心搏动。化疗一般采用全身用药，亦可采用局部用药。全身用药常用 MTX，治疗机制是抑制滋养细胞增生，破坏绒毛，使胚胎组织坏死、脱落、吸收。治疗方案很多，常用剂量为 0.4 mg/（kg·d），肌内注射，5 d 为 1 个疗程；若单次剂量肌内注射常用 50 mg/m²，在治疗第 4 日和第 7 日测血清 HCG，若治疗后 4~7 d 血 HCG 下降<15%，应重复剂量治疗，然后每周重

复测血清 HCG，直至 HCG 降至 5 IU/L，一般需 3~4 周。应用化学药物治疗，未必每例均获成功，故应在 MTX 治疗期间，应用 B 超和血 HCG 进行严密监护，并注意患者的病情变化及药物毒副作用。

《产科临床诊疗流程》[8] 对甲氨蝶呤用于异位妊娠的阐述同美国妇产科医师协会的《异位妊娠治疗指南》。

《中华妇产科学（临床版）》[9]：腹腔镜微创手术和以 MTX 为主的药物治疗已成为异位妊娠治疗的主流。药物治疗是目前最常用的保守治疗方法，最常用且疗效肯定的药物首选 MTX，由于给药途径及剂量的不同，以及血 β-HCG 水平的不同，文献报道的成功率为 76%~93%。MTX 治疗可分为全身给药和局部用药两种。全身给药：给药途径有静脉注射和肌内注射。目前静脉注射基本不用。给药方案有以下几种。①MTX-CF（四氢叶酸）方案：MTX 1 mg/kg 肌内注射，隔日 1 次，第 1、3、5、7 天；CF 0.1 mg/kg 肌内注射，隔日一次，第 2、4、6、8 天。疗程结束后如果 β-HCG 下降>15%，可以停药观察，否则继续用药。Stovall 总结了 100 例接受 MTX-CF 方案的患者，成功率为 96%。②小剂量 MTX 多次给药：0.4 mg/（kg·d），肌内注射，连续用 5 d，1 个疗程后 β-HCG 无明显下降，间隔 1 周后再次给第 2 个疗程。③MTX 单次给药：MTX 50 mg/m²，肌内注射，给药 4~7 d，血 β-HCG 下降<15%，可重复给药 1 次。Stovall 报道单次肌内注射 MTX 治疗的成功率达 94.2%，疗效与 MTX-CF 方案成功率相似，并且不用 CF 解毒，以后类似的报道逐渐增多。最近又有 600 例报道，成功率 93%。主要优点在于没有 MTX 相关的副作用，副作用的发生率低于 1%，而且价格便宜，患者依从性好。目前全身用药倾向于 MTX 单次给药。局部给药：局部给药途径如下。①直接注射在异位妊娠局部。在腹腔镜或 B 超指引下将 MTX 直接注射到异位妊娠包块处，一次注射的剂量为 50~100 mg，成功率一般为 80%~90%。②经宫颈导管通过宫腔将药物注入输卵管妊娠的胚胎内，或在宫腔镜下经输卵管开口注射药物，成功率 81%。另有报道，分析结果显示局部用药效果好，成功率可达 92.5%，但局部给药操作稍显烦琐。

黄展[10] 将异位妊娠患者 98 例，按体重指数不同（BMI = 25 kg/m² 为界）分为两组，治疗 7 d 后，较低 BMI 组治疗有效率高于较高 BMI 组，说明甲氨蝶呤对 BMI 较小的患者效果更佳。在较高 BMI 组患者中，采用多次小剂量治疗有效率高于单次大剂量，说明应用甲氨蝶呤治疗异位妊娠时，对于肥胖体型（BMI≥25 kg/m²）患者采用多次小剂量治疗效果更佳，而 BMI<25 kg/m² 的患者两种给药方式疗效相当。治疗过程中，两组患者均未出现严重不良反应，采用多次小剂量给药组不良反应发生率高于单次大剂量给药组，说明单次

大剂量给药安全性高于多次小剂量给药。

用于早期的异位妊娠。0.05 g/m²，肌内注射。中华医学会《临床诊疗指南·妇产科学分册》[6]将甲氨蝶呤作为要求保存生育能力的早期异位妊娠的非手术治疗的可选药物。关于甲氨蝶呤用于异位妊娠详见上表。

3. 治疗输卵管妊娠。用法：本品15~20 mg，肌内注射，1次/d，5 d为一个疗程，隔5 d再用1个疗程。此疗法对于未破裂的宫外孕患者要求再生育及有手术禁忌证者，可试用。也有用本品介入注射加口服中药者，即用本品30 mg加注射用水2 mL缓慢注入妊娠输卵管。加用消癥止妊汤：丹参、黄芪各15 g，赤芍12 g，桃仁、玄参、川芎各10 g，每日1剂，水煎服，用10 d。流产成功且内出血用本方加三棱、莪术各6 g，用3~7 d[11]。还有人用本品配甲酰四氢叶酸钙联合中药治疗者，用法：本品20~30 mg，用5~7 d，总量≤150 mg；甲酰四氢叶酸钙100 mg，用3~5 d，1次/d，肌内注射，并输液1.5 L/d。1周后，血HCG下降不明显（或上升）加用本品2次，并用当归10 g，赤芍、桃仁、三棱、莪术、川芎、丹参各15 g，天花粉30 g，每日1剂，水煎后分2次或3次服用[12]。

《超药品说明书用药目录》（2020年版）[13]：异位妊娠，可采用全身和局部用药。全身用药的常用剂量为按体重一次0.4 mg/kg，每日1次，肌内注射，5 d为一个疗程，若单次剂量肌内注射常用1 mg/kg或50 mg/m²。

参考文献

[1] 中华医学会计划生育分会. 剖宫产瘢痕妊娠诊断与治疗共识 [J]. 中华医学杂志, 2012, 92（25）：1731-1733.

[2] WANG J H, XU K H, LIN J, et al. Methotrexate therapy for cesarean section scar pregnancy with and without suction curettage [J]. Fertility and Sterility, 2009, 92（4）：1208-1213.

[3] 肖欢, 吴义军. 子宫动脉栓塞术联合甲氨蝶呤介入在终止合并高危因素瘢痕妊娠中的应用价值 [J]. 中国计划生育学杂志, 2018, 26（11）：1033-1036.

[4] The American College of Obstetricians and Gynecologists. ACOG practice bulletin NO.94：Medical management of ectopic pregnancy [J]. Obstetrics & gynecology, 2008, 111（6）：1479-1485.

[5] NEWBATT E, BECKLES Z, ULLMAN R, et al. Guideline Development Group. Ectopic pregnancy and miscarriage：summary of NICE guidance [J]. BMJ, 2012, 345（Dec

12）：e8136-e8136.

[6] 中华医学会. 临床诊疗指南·妇产科学分册 [M]. 北京：人民卫生出版社，2007.

[7] 谢幸，苟文丽. 妇产科学 [M]. 8版. 北京：人民卫生出版社，2013.

[8] 刘兴会，王晓东，邢爱耘. 产科临床诊疗流程 [M]. 北京：人民军医出版社，2010.

[9] 曹泽毅. 中华妇产科学（临床版）[M]. 北京：人民卫生出版社，2010.

[10] 黄展. 甲氨蝶呤治疗不同体重指数异位妊娠的临床效果分析 [J]. 中国计划生育学杂志，2018，26（8）：695-697.

[11] 王美玲，纳猛，杨红俊. 介入注射甲氨喋呤加口服中药治疗输卵管妊娠25例 [J]. 中国中西医结合杂志，2002，22（2）：154.

[12] 李峰，杨晓珍，陈小平. 甲氨喋呤配对甲酰四氢叶酸钙联合中药治疗输卵管妊娠 [J]. 中国基层医药，2004，11（2）：181-182.

[13] 广东省药学会. 超药品说明书用药目录（2020年版）. [J/OL]. 今日药学 [2019-06-17]. http：//kns. cnki. net/kcms/detail/44. 1650R20190617. 1523. 044. html.

甲硝唑 Metronidazole

【其他名称】弗来格、夫纳捷、甲硝哒唑、甲硝羟乙唑、灭滴灵、灭滴唑、硝基羟乙唑

甲硝唑片说明书【适应证】用于治疗肠道和肠外阿米巴病（如阿米巴肝脓肿、胸膜阿米巴病等）。还可用于治疗阴道滴虫病、小袋虫病和皮肤利什曼病、麦地那龙线虫感染等。目前还广泛用于厌氧菌感染的治疗。

甲硝唑片超药品说明书【适应人群】用法：

1. 用于妊娠期女性阴道炎。用法：甲硝唑片400 mg，每日2次，共7 d；或甲硝唑阴道栓（片）200 mg，每日1次，共5~7 d。《细菌性阴道病诊治指南（草案）》[1]中明确规定用于无症状孕妇，指南中规定的用法用量同"用法"，但大剂量顿服并未有指南支持。经查阅文献，有证据表明大剂量每日顿服效果较好，且不良反应少见[2-15]。文献显示，一般大剂量顿服的给药量为2 g，每日1次。

2. 治疗宫颈糜烂。用法：先用 1∶5 000 高锰酸钾溶液冲洗阴道后，用本品 0.2 g，血竭胶囊 1 粒，加香油调糊，蘸棉球，置于患处，24 h 取出，隔日 1 次换药，5 次为一个疗程，月经期停用。结果：86 例中，痊愈 27 例，显效 23 例，有效 19 例，无效 17 例，总有效率 80%[15]。

参考文献

[1] 中华医学会妇产科学分会感染性疾病协作组．细菌性阴道病诊治指南（草案）[J]．中华妇产科杂志，2011，46（4）：317．

[2] 汤海霞．甲硝唑顿服治疗妊娠期滴虫性阴道炎的疗效观察 [J]．求医问药（下半月刊），2012，10（1）：278．

[3] 黄醒华．妊娠期滴虫性阴道炎及念珠菌性外阴阴道炎的诊断与治疗 [J]．中国实用妇科与产科杂志，2001，17（12）：705-707．

[4] 孙凤．妊娠合并细菌性阴道病治疗方法的 Meta 分析 [D]．重庆：重庆医科大学，2013．

[5] 梁云萍．甲硝唑治疗妊娠期细菌性阴道病 180 例 [J]．医药导报，2012，31（8）：1037-1039．

[6] 孙燕．妊娠期滴虫性阴道炎及念珠菌性外阴阴道炎的诊治 [J]．现代中西医结合杂志，2007，16（36）：5415-5416．

[7] CAREY J C, KLEBANOFF M A, HAUTH J C, et al. Metronidazole to prevent preterm deliveryin pregnant women with asymptomaticbacterial vaginosis [J]. N Engl J Med, 2000, 342（8）：534-540.

[8] MCDONLD H M, O' LOUGHLIN J A, VIGNESWARAN R, et al. Impact of metronidazole therapy on preterm birth in women with acterialvaginosis flora（Gardnerella vaginalis）: a randomised, placebo controlled trial [J]. Br J bstet Gynaecol, 1997, 104（12）：1397.

[9] 杨玲．妊娠合并细菌性阴道病的临床研究分析 [J]．中国医药指南，2011，9（9）：227-228．

[10] 王秀莹．妊娠不同时期细菌性阴道病与早产的研究 [J]．中国社区医师（医学专业），2010，15（12）：71．

[11] 蔡平生，王宁霏，赵小迎．妊娠中期合并细菌性阴道病对不良妊娠结局的影响[J]．临床医学，2008，28（6）：77-78．

[12] 王艳波，张晶秋．大剂量甲硝唑顿服治疗滴虫性阴道炎 ［J］．黑龙江医学，2002，26（3）：233.

[13] 刘桂香．甲硝唑片两种用药方案治疗滴虫性阴道炎的临床疗效观察 ［J］．医学信息，2010，5（7）：1726.

[14] 吕齐秀，岳芳．甲硝唑片 3 种给药方式治疗滴虫性阴道炎的疗效比较 ［J］．中国药房，2010，21（4）：369-370.

[15] 薛晓馥，姜学东．甲硝唑与血竭联合治疗宫颈糜烂 86 例临床分析 ［J］．实用乡村医生杂志，2002，9（5）：27.

附 1　甲硝唑阴道泡腾片

【其他名称】 阴康宁

甲硝唑阴道泡腾片说明书【适应证】用于厌氧菌性阴道病、滴虫性阴道炎及混合感染。【禁忌】孕妇及哺乳期妇女禁用。

甲硝唑阴道泡腾片超药品说明书【禁忌】（适应人群）用法：

治疗妊娠期阴道炎。田志红等[1]随机对不同孕周的 826 例孕妇进行了妊娠期细菌性阴道病（BV）筛查。取 BV 患者 102 例，随机分为两组，乳酸菌活菌胶囊制剂治疗 52 例，甲硝唑泡腾片治疗 50 例，用药 10 d，停药一周后复查，发现乳酸菌活菌胶囊制剂治疗 BV 有效率 86.5%，甲硝唑泡腾片治疗 BV 有效率 88%，两者无显著性差异（$P=0.825$）。白茹[2]将 600 例妊娠期细菌性阴道炎患者随机分成两组，A 组 300 例为观察组，给予硝呋太尔阴道片，阴道给药，每日早晚各 1 次，每次 250 mg，连用 14 d；B 组 300 例为对照组，给予甲硝唑阴道泡腾片，阴道给药，每晚 1 次，每次 0.2 g，连用 14 d。结果显示，硝呋太尔阴道片组总有效率为 94.7%，甲硝唑阴道泡腾片组总有效率为 91%，提示通过 14 d 的治疗，硝呋太尔阴道片的疗效略胜于甲硝唑阴道泡腾片。

参考文献

[1] 田志红，黄醒华．妊娠期细菌性阴道病的研究 ［J］．中国妇幼保健，2007，21（22）：437-440.

[2] 白茹. 硝呋太尔与甲硝唑治疗妊娠期细菌性阴道炎 600 例临床对照分析 [J]. 北京医学, 2011, 33 (1): 8, 11.

附 2　复方甲硝唑栓 Compound Metrnidazole Suppositories

【其他名称】孚舒达

复方甲硝唑栓说明书和【禁忌】孕妇及哺乳期妇女禁用（复方甲硝唑栓为复方制剂，每粒含甲硝唑 0.5 g、人参茎叶皂苷 0.025 g、维生素 E 0.04 g）。

复方甲硝唑栓超药品说明书【禁忌】（适应人群）用法：

治疗妊娠期女性阴道炎。赵腾飞等[1]比较乳酸杆菌活菌制剂与甲硝唑类制剂治疗妊娠合并细菌性阴道病（BV）的疗效及对妊娠结局影响的随机对照试验进行 Meta 分析，最终纳入 8 篇文章 [其中 2 篇关于复方甲硝唑栓（孚舒达），用法：每日阴道内放置 1 枚，共 10 d]。共计 1 687 例受试者。Meta 分析结果显示：①乳酸杆菌活菌制剂与甲硝唑类制剂治疗妊娠合并 BV 的疗效相似；②乳酸杆菌活菌制剂治疗妊娠合并 BV 的复发率低于甲硝唑类制剂；③乳酸杆菌活菌制剂治疗妊娠合并 BV 后早产的发生率低于甲硝唑类制剂，但对于治疗后胎膜早破、产褥感染、低体重儿、新生儿感染、新生儿黄疸等妊娠结局发生率两者无明显差异。

参考文献

[1] 赵腾飞, 钟玲, 罗丹. 乳酸杆菌活菌制剂与甲硝唑类制剂治疗妊娠合并细菌性阴道病的系统评价 [J]. 中国循证医学杂志, 2010. 10 (11): 1338-1344.

甲氧氯普胺 Metoclopramidum

【其他名称】氯普胺、灭吐宁、灭吐灵、胃复安

盐酸甲氧氯普胺注射液说明书【适应证】镇吐药。①用于化疗、放疗、手术、颅脑损

伤、脑外伤后遗症、海空作业以及药物引起的呕吐；②用于急性胃肠炎、胆道胰腺、尿毒症等各种疾患之恶心、呕吐症状的对症治疗；③诊断性十二指肠插管前用，有助于顺利插管；胃肠钡剂 X 线检查，可减轻恶心、呕吐反应，促进钡剂通过。

甲氧氯普胺片说明书【适应证】镇吐药。主要用于：①各种病因所致恶心、呕吐、嗳气、消化不良、胃部胀满、胃酸过多等症状的对症治疗；②反流性食管炎、胆汁反流性胃炎、功能性胃潴留、胃下垂等；③残胃排空延迟症、迷走神经切除后胃排空延缓；④糖尿病性胃轻瘫、尿毒症、硬皮病等胶原疾患所致胃排空障碍。

盐酸甲氧氯普胺注射液超药品说明书【适应证】用法：

1. 治疗剖宫产并发症。李玉珍等[1]将 60 例剖宫术后患者随机分为两组，均用 1.73% 利多卡因+0.5% 布比卡因混合液行硬膜外麻醉。术后镇痛：Ⅰ组（30 例）吗啡 1.5 mg 加注射用水至 5 mL；Ⅱ组（30 例）甲氧氯普胺 10 mg 加注射用水至 5 mL，两组均在皮下埋缝前 5 min 将药物注入硬膜外腔。两组镇痛时间和镇痛效果无差异。但是甲氧氯普胺组仅 1 例恶心，而吗啡组有 10 例恶心呕吐、5 例瘙痒。甲氧氯普胺剖宫术患者硬膜外术后镇痛，镇痛效果确切而且安全，几乎无不良反应，是硬膜外剖宫术患者值得推广的术后镇痛方法。

剖宫产产妇术中及术后出现呕吐、腹胀、少乳及新生儿溢乳等剖宫产并发症，甲氧氯普胺治疗剖宫产并发症是其各种药理作用（中枢镇吐、促进小肠蠕动、促进泌乳）的综合体现。鄢水旺等[2]将 539 例待行剖宫产术的产妇随机分为治疗组 338 例，术前 30 min 肌内注射甲氧氯普胺 10 mg 和苯巴比妥钠 0.1 g，手术结束再肌内注射甲氧氯普胺 10 mg；对照组 201 例术前 30 min 肌内注射阿托品 0.5~1 mg 和苯巴比妥钠 0.1 g。结果：治疗组显效 255 例（75.4%），有效 57 例（16.9%），一般 21 例（6.2%），无效 5 例（1.5%），总有效率 92.3%；对照组显效 10 例（5.0%），有效 22 例（10.9%），一般 76 例（37.8%），无效 93 例（46.3%），总有效率 15.9%（$P<0.01$）。治疗组呕吐、腹胀、尿潴留、泌乳与对照组相比皆有极显著性差异（$P<0.01$）。术后肠鸣恢复时间治疗组为（8±11）h，对照组为（40±19）h（$P<0.05$）。治疗组有 3 例患者出现轻微的锥体外系反应，用地西泮后改善。说明甲氧氯普胺对防止和减少剖宫产产妇术中及术后的并发症有效。

2. 治疗产后缺乳，促进泌乳。甲氧氯普胺每次 10~15 mg，口服，3 次/d，用药后每日乳汁增加 200~300 mL，总有效率 89%。本药用量过小，疗效不显著[3]。甲氧氯普胺配合维生素 E 促进产后乳汁分泌有很好的疗效。实验组 50 例术后 6 h 口服甲氧氯普胺 20 mg，3 次/d，同时口服维生素 E 100 mg，3 次/d，连用 6 d。结果显示，产后第 1、2 日无奶或奶量少者，对照组占74%，实验组占54%；产后第3、4日无奶或奶量少者对照组占46%，实验组占20%；产后第5、6日无奶或奶量少者对照组占26%，实验组占4%。两组比较有显著性差异[4]。

参考文献

[1] 李玉珍，郑丽萍，赵岩，等．硬膜外应用胃复胺做剖宫术术后镇痛的临床观察[J]．吉林医学，2002，23（4）：228.

[2] 鄢水旺，万梅兰，许琴．甲氧氯普胺对剖宫产并发症的疗效［J］．新药与临床，1997，16（4）：245-246.

[3] 李世文，康满珍．老药新用途［M］．6版．郑州：河南科学技术出版社，2017.

[4] 沈建超．甲氧氯普胺的临床新用途［J］．实用药物与临床，2008，11（1）：40-42.

甲状腺素 Thyroxin（e）

甲状腺素片说明书【适应证】本品用于各种原因引起的甲状腺功能减退症。

甲状腺素片超药品说明书【适应证】用法：

用于治疗乳腺囊性增生病。应用甲状腺素片治疗乳腺囊性增生病患者92例，效果满意。用法：甲状腺素片每次40 mg，口服，3次/d，疗程2个月。临床疗效：总有效率为90%，其中显效（乳痛缓解3个月以上，乳块或结节消退）28例，占30%；好转（乳痛缓解3个月以上，乳块或结节消退50%以上，或乳痛缓解后又复发）55例，占60%；无效者9例，占10%。用药期间未发现任何不良反应[1]。

参考文献

[1] 李世文，康满珍．老药新用途［M］．6版．郑州：河南科学技术出版社，2017.

间苯三酚 Phloroglucinol

【其他名称】嘉文

间苯三酚注射液说明书【适应证】消化系统和胆道功能障碍引起的急性痉挛性疼痛；急性痉挛性尿道、膀胱、肾绞痛；妇科痉挛性疼痛。

间苯三酚注射液超药品说明书【适应证】用法：

用于先兆流产。一次 80～200 mg，加入 5% 葡萄糖注射液 250～500 mL 静脉滴注，1 次/d。刘梅兰[1]、陈小宁等[2]将符合研究条件的孕 20 周前先兆流产孕妇，分为 4 组，其中孕 5～12 周孕妇为 A 组（间苯三酚+常规药物组）和 B 组（常规药物组），孕 12～20 周孕妇为 C 组（间苯三酚+常规药物组）和 D 组（常规药物组），比较各组住院天数、先兆流产症状缓解天数、药物治疗有效性及妊娠结局转归。结果发现应用间苯三酚组与对照组比较，平均住院时间缩短，治疗有效性显著提高，发生难免流产的概率显著降低。

王兴红[3]选择 60 例晚期先兆流产的患者，分为观察组 30 例和对照组 30 例。观察组静脉滴注间苯三酚，对照组静脉滴注硫酸镁进行治疗。观察两组的用药天数、住院天数、治疗效果以及药物副反应。结果显示间苯三酚用于治疗晚期先兆流产具有一定的疗效，但两组在用药天数、住院天数、治疗效果方面差异无统计学意义（$P>0.05$），而药物副反应发生率观察组低于对照组（$P<0.05$）。

李艳卿等[4]将 2010、2011 年收治的先兆流产患者 96 例随机分成两组，观察组使用间苯三酚联合地屈孕酮治疗，对照组单纯使用地屈孕酮治疗，比较两组保胎成功率、临床症状缓解及消失时间、药物不良反应。结果发现，观察组与对照组相比，临床症状缓解及消失时间短、保胎成功率高、药物不良反应少（$P<0.05$）。

参考文献

[1] 刘梅兰，陈慧，范涛，等. 间苯三酚用于孕 20 周前先兆流产治疗的多中心临床研究 [J]. 热带医学杂志，2013，13（8）：961-963.

[2] 陈小宁，简艳红，黄淑瑜. 间苯三酚治疗孕 20 周前先兆流产的临床分析 [J]. 中国

医药科学，2012，2（2）：79-80，106.

[3] 王兴红.间苯三酚治疗晚期先兆流产30例临床观察［J］.中国临床新医学，2009，
    2（12）：1303-1304.

[4] 李艳卿，陈维宪，李小莉.间苯三酚联合地屈孕酮治疗先兆流产的疗效观察［J］.临
    床和实验医学杂志，2012，11（6）：434-435.

己酮可可碱 Pentoxifylline

【其他名称】奥酮、丹可（氯化钠输液）、点可舒（葡萄糖输液）、潘通、
普生迈通、奇铭、双可（氯化钠输液）、舒安灵、天存（葡萄糖输液）

己酮可可碱注射液说明书【适应证】①脑部血循环障碍，如暂时性脑缺血发作、中风
后遗症、脑缺血引起的脑功能障碍。②外周血循环障碍性疾病，如慢性栓塞性脉管炎等。

己酮可可碱注射液超药品说明书【适应证】用法：

1. 治疗男子不育症[1]。PTX 具有对活力差精子的兴奋效应或对休眠状态精子代谢的
刺激作用，其效应与剂量相关。Micic 给特发性少精症患者 PTX 1 200 mg/d，治疗 3 个月，
结果精子各参数均得到改善。在人工授精前用 PTX 治疗，可以提高精子活力，增加受孕
率。台湾医师采用口服 PTX 的方法，治疗 8 名精子无力症患者，每日口服 800 ～
1 200 mg/d，治疗 3 个月后，再测试他们的精子活力，结果平均提高了一倍，其中有 1 例
使其妻子怀孕。

英国 Sikka 等对 6 例神经损伤男子电刺激取得的精液用 PTX 提高精子活力取得成功。
6 例患者中 3 例为脊髓损伤，2 例为非精原细胞睾丸癌腹膜后淋巴结清除术后，1 例为神经
性阳痿，平均年龄 36.5 岁，神经损伤引起不射精平均已 15 年。每一患者的顺行和逆行射
精标本用 Ham's F - 10 液混合、洗涤和再悬浮（5.0×10^7/mL），加入不同量（0、
0.1 mmol/L、1.0 mmol/L 和 3 mmol/L）的 PTX 或咖啡因在 25 ℃孵育，于 0 h、1.5 h、
3.4 h、5 h 用电视显微照相观察记录。结果显示，加 PTX 孵育后，精子活动率增加与剂量
相关，加 3 mmol/L PTX 者在 3 h 的峰值为空白对照组的 3 倍，加 0.1 mmol/L 咖啡因者在
3 h 时精子活动率也明显增加（$P<0.05$）。曲线速度［精子总行程/秒］和直线速度表明，
加 PTX 及咖啡因者均在 3 mmol/L、1.5 h 时效应增加最高。与对照组比较，加 PTX 和咖啡

因者在任何时点，精子头的两侧移位均无显著改变。配子输卵管内移植（GIFT）用于两对夫妇，宫内人工授精用于两对夫妇，其中 1 例 GIFT 获得正常妊娠。研究结果还表明，与相同摩尔浓度的咖啡因相比，PTX 在 25 ℃时对精子活力具有更强的兴奋效应。

PTX 治疗男子不育症的另一重要机制就是能有效地抑制人精子所产生的超氧化物阴离子的释放。Aitken 等指出，人精子可产生活性氧自由基，并证实精子功能低下的男性不育与活性氧自由基水平过高有关。生物学和医学研究认为，氧自由基增多可造成细胞损伤。Okada 等[2]的研究表明，口服 PTX 1 200 mg/d，可减少活性氧自由基的产生。因此提示 PTX 对由超氧化物阴离子增高引起不育的患者提供了有效的治疗途径。虽然很多药物包括黄嘌呤类已用于治疗特发性少精和精子无力症，但它们的致突变性引起人们的关注，特别是咖啡因和甲基黄嘌呤等。动物实验表明，当剂量 PTX 增至 450 mg/（kg·d）时，仍无明显致畸作用，用 PTX 处理的精子所生育的婴儿均无先天畸形。研究者们经过比较认为，PTX 对人类精液作用强，安全性高，可以用于临床治疗男性不育症。

2. 治疗勃起功能障碍。张孝禹等[3]应用 PTX 治疗 50 例勃起功能障碍，实验组 30 例口服 PTX 400 mg，每日 3 次，对照组口服维生素 E 100 mg，每日 3 次，连用 2 个月。以 IIEF-5 问卷调查的问题 3、4 作为标准，比较用药前后勃起功能的变化。实验组治疗前 IIEF 问题 3、4 的平均得分分别为 1.95±1.13、1.68±0.54，治疗后分别提高为 3.10±0.98、2.79±0.82，具有显著性差异（$P<0.01$）。在 30 例服用 PTX 的患者中，6 例患者阴茎获得满意勃起，能成功性交，总评分达到 21 分以上（显效）；13 例患者阴茎勃起较治疗前改善，性生活质量有所提高，总评分达到 15 分以上（有效）；11 例患者对药物治疗无反应（无效），总有效率为 63.33%。而对照组总有效率为 25.00%（$P<0.01$）。结果显示 PTX 能有效地改善 ED 患者的勃起功能，提高性生活质量，但不良反应发生率较高，可能与剂量较高有关，剂量与疗效的关系还需继续观察。PTX 治疗 ED 的机制可能和西地那非相似，同样以 NO 作为媒介，选择性地抑制 PDE5（5 型磷酸二酯酶），提高阴茎海绵体血管及海绵窦内的 cAMP 含量，松弛海绵体平滑肌而致勃起。PTX 的非特异性作用可能是不良反应发生率较高的另一个原因。鉴于 PTX 能够治疗其他外周血管疾病，而且价格便宜，较易获得，临床上不妨作为中老年 ED 患者的一种治疗选择。

3. 治疗子宫内膜异位合并不孕症。子宫内膜异位症（EM）是导致妇女不孕的重要原因之一。研究表明 EM 患者腹腔内巨噬细胞的数量及活性增强。体内和体外研究均发现 PTX 可抑制巨噬细胞的吞噬功能和颗粒细胞毒性氧、蛋白水解酶的产生；在体外可抑制肿瘤坏死因子，降低肿瘤坏死因子和白细胞介素 1 对粒细胞的炎性作用。因此，它影响炎症介质的产物和免疫活性细胞对炎症刺激的反应[4]。

　　国外临床试验也表明 PTX 对子宫内膜异位合并不孕症有一定的治疗作用。患者在进行腹腔镜手术后立即进入一项前瞻性的随机、双盲、对照试验，并被随机分为安慰剂组 51 人（口服安慰剂 400 mg，每日 2 次）和药物组 53 人（口服 PTX 400 mg，每日 2 次）。然后对患者的怀孕情况观察 6 个月。有 98 人参与了最后的试验结果评估，6 个月来 PTX 组的怀孕率为 28%，安慰剂组为 14%。患者腹腔镜手术后接受 PTX 与安慰剂相比累积怀孕率的绝对差别为 14%（χ^2 检验，$P = 0.1$）。此项试验为子宫内膜异位的临床治疗提供了一个新途径，但此试验的样本量很小，有待进一步进行多中心试验来进行验证[5]。

参考文献

[1] 赵世明. 己酮可可碱新治疗用途的研究 [J]. 国外医药（植物药分册），1997，12（1）：3-9.

[2] OKADA H, TATSUMI N, KANZAKI M, et al. Formation of reactive oxygen species by spermatozoa form asthenospermic patients: response to treatment with pentoxifyline [J]. The Journal of Urology, 1997, 157 (6): 2140-2146.

[3] 张孝禹，董洪海. 己酮可可碱治疗勃起功能障碍的临床研究 [J]. 中国男科学杂志，2002，16（2）：103-104.

[4] 谭琼，丁颖. 己酮可可碱治疗子宫内膜异位症合并不孕研究进展 [J]. 中国临床医生，2009，37（6）：33-35.

[5] MONTSERRAT C, FRANCISCO F, FRANCISCO C, et al. Combined laparoscopic surgery and pentoxifylline therapy for treatment of endometriosis-associated infertility: a preliminary trial [J]. Human Reproduction, 2008, 23 (8): 1910-1916.

吉西他滨 Gemcitabine

【其他名称】健择、泽菲

　　注射用盐酸吉西他滨说明书【适应证】本品可用于治疗以下疾病：局部晚期或已转移

的非小细胞肺癌；局部晚期或已转移的胰腺癌；吉西他滨与紫杉醇联合，适用于治疗经辅助/新辅助化疗后复发，不能切除的、局部复发或转移性乳腺癌。除非临床上有禁忌，否则既往化疗中应使用过蒽环类抗生素。

注射用盐酸吉西他滨超药品说明书【适应证】用法：

静脉滴注用于卵巢癌。吉西他滨作为一种前药在细胞内是脱氧胸苷激酶磷酸化的良好底物，在酶的作用下转化成下列代谢物：吉西他滨一磷酸盐（dFdCMP）、吉西他滨二磷酸盐（dFdCDP）和吉西他滨三磷酸盐（dFdCTP），其中 dFdCDP 和 dFdCTP 为活性产物。2013 版 NCCN 卵巢癌治疗指南中推荐吉西他滨联合卡铂，同时联用或者不联用贝伐珠单抗作为复发卵巢癌的可选方案，也推荐吉西他滨单药作为铂类耐药的卵巢癌患者的可选方案。

《超药品说明书用药目录》（2020 年版）[1]：子宫颈癌，$1~g/m^2$，滴注 30 min，分别在第 1 天和第 8 天给药，3 周为一个疗程；晚期卵巢癌，联合卡铂，治疗在以铂类药物为基础治疗后至少 6 个月复发的患者，$1~000~mg/m^2$ 静脉滴注 30 min，每周 1 次，连续 2 周，随后休息 1 周，每 3 周重复一次。

参考文献

[1] 广东省药学会. 超药品说明书用药目录（2020 年版）. [J/OL]. 今日药学 [2019-06-17]. http：//kns. cnki. net/kcms/detail/44. 1650R20190617. 1523. 044. html.

精氨酸 Arginine

盐酸精氨酸片说明书【适应证】用于肝性脑病，适用于忌钠患者，也可用于其他原因引起的血氨增高所致的精神症状治疗。

盐酸精氨酸片超药品说明书【适应证】用法：

治疗勃起功能障碍和男性不育。介导阴茎勃起的主要神经递质是一氧化氮（NO）。在阴茎海绵体中，NO 由非肾上腺能非胆碱能神经元释放，小部分由内皮细胞中一氧化氮合成酶激活而生成。由 NO 介导的细胞内环鸟苷酸（cGMP）水平升高，可引起阴茎海绵体小梁和血管平滑肌舒张，阴茎勃起。左旋精氨酸系 NO 供体，因此可用于治疗勃起功能障碍[1,2]。Thundathil 等[3]认为精氨酸能促进蛋白质的合成和细胞的复制，能提高精子的数量和活动能力。

苏迎春等[4]对精氨酸治疗男性少弱精症疗效进行了观察，将 68 例患者随机分为两组，治疗组（33 例）给予复方精氨酸胶囊（含精氨酸和硫酸锌），对照组（35 例）服用安慰剂。两组患者入院前和用药后 30 d、60 d 和 70 d 分别进行精液常规分析（精子密度、精子活力、精子存活率及精子质量）。结果：两组用药后第 70 天进行疗效比较，治疗组有效率为 63.64%（21/33），对照组有效率为 31.43%（11/35），$P<0.05$。治疗组治疗后精液分析参数与治疗前比较有显著性差异（$P<0.01$）；对照组治疗后精液参数与治疗前比较无显著差异（$P>0.05$）。显示复方精氨酸胶囊口服治疗少（弱）精子症安全、有效。

参考文献

[1] 李又空，周杰，张先觉，等. L-精氨酸对不同月龄大鼠阴茎勃起功能的影响[J]. 海南医学，2014，25（14）：2032-2035.

[2] 张蜀武. 勃起功能障碍的研究进展 [P]. 全国中西医结合男科学术会议，2001.

[3] THUNDATHIL J, DE LAMIRANDE E, GAGNON C. Nitric oxide regulates the phosphorylatio of the threone-glutamine-tyrosine motif in protein of human spermatozoa during capacition [J]. Biol Reprod, 2003, 68 (4): 1291-1298.

[4] 苏迎春，孙莹璞，郭艺红，等. 复方精氨酸胶囊治疗男性少弱精症疗效观察[J]. 郑州大学学报（医学版），2006，41（4）：730-733.

卡铂 Carboplatin

【其他名称】铂尔定、卡波铂、顺二氨环丁铂、顺二氨环丁羧酸铂、碳铂、Carboplat、CBP、JM-8、CBDCA、Ercar、Paraplatin

注射用卡铂说明书【适应证】主要用于卵巢癌、小细胞肺癌、非小细胞肺癌、头颈部鳞癌、食管癌、精原细胞瘤、膀胱癌、间皮瘤等。

注射用卡铂超药品说明书【适应证】用法：

用于转移性乳腺癌。用于转移性乳腺癌，卡铂按 AUC 6（第一天），每 21~28 d 重复[1]。杜芹等[2]报道：培美曲塞联合卡铂作为一线方案应用于转移性乳腺癌显示出较好的效果，总有效率为 50%，且毒性反应可以耐受，两者的联合方案比培美曲塞与其他化疗药物联合疗效更好。凌琼颖等[3]报道：长春瑞滨联合铂类（卡铂或顺铂）方案在蒽环类药物和紫杉类药物一线方案治疗失败后的转移性乳腺癌患者中具有较好的疗效，且患者耐受性好，是可选的方案。庞丹梅等[4]基于三阴性乳腺癌（triple-negative breast cancer, TN-BC）对破坏 DNA 交联的药物（如铂类）更为敏感，推断紫杉醇、曲妥珠单抗和铂类药物联合治疗 HER2 阳性乳腺癌时可能有强大的协同作用。因此，通过 Ⅱ 期随机临床试验探究在标准新辅助化疗方案中增加卡铂是否能够提高 TNBC 和 HER2 阳性乳腺癌患者的病理完全缓解率。结果表明在紫杉醇、蒽环类药物和靶向治疗的基础上联合卡铂治疗能显著提高早期三阴性乳腺癌患者的病理完全缓解率。

参考文献

[1] 广东省药学会. 超药品说明书用药目录（2020 年版）. [J/OL]. 今日药学 [2019-06-17]. http://kns. cnki. net/kcms/detail/44. 1650R20190617. 1523. 044. html.

[2] 杜芹，张艳芳. 培美曲塞联合卡铂治疗局部晚期或转移性乳腺癌的疗效和安全性探讨 [J]. 世界临床医学，2017，11（1）：18.

[3] 凌琼颖，赵爱峡，谢晓楠，等. 长春瑞滨联合铂类治疗蒽环和紫杉类耐药的转移性乳腺癌的临床研究 [J]. 广西医科大学学报，2017，34（12）：1717-1720.

[4] 庞丹梅，温灵珠. 卡铂新辅助治疗可提高早期三阴性乳腺癌患者的病理完全缓解率 [J]. 循证医学，2017，17（3）：150-152.

卡麦角林 Cabergoline

【其他名称】诺果宁、过乳降锭、DOSTINEX

卡麦角林片说明书【适应证】用于早期和晚期帕金森病及高催乳素血症，抑制生理性泌乳，以及治疗高催乳素血症相关性疾病。

卡麦角林超药品说明书【适应证】用法：

用于预防早发型卵巢过度刺激综合征（OHSS）。OHSS 是促排卵治疗引起的严重并发症，与患者的敏感度、药物的种类及用量有关，以卵巢增大、血管通透性增加、第三体腔积液及相关的病理生理过程为主要特征，严重时可危及患者生命。由于 OHSS 为医源性自限性疾病，目前只能对症处理，暂无特效治疗方法，因此预防十分重要。通过对 OHSS 的预测，采取有效的预防手段，可降低患者发生中重度 OHSS 的风险[1]。早发型 OHSS 的发生多与促排卵方案及 HCG 触发有关，发生在 HCG 注射后 9 d 内。卡麦角林是多巴胺受体激动剂，为一种抗血管生成因子，可以抑制血管内皮生长因子（VEGF）的表达，抑制 VEGF 受体 2 结合 HCG 后的磷酸化作用[2,3]。一项 Meta 分析发现使用卡麦角林可显著降低 IVF/ICSI 周期发生早发型 OHSS 的概率，同时临床妊娠率、继续妊娠率、流产率及活产率并无显著差异[3,4]。

参考文献

［1］乔杰. 辅助生育技术促排卵药物治疗共识专家解读［M］. 北京：人民卫生出版社，2015.

［2］GOMEZ R，SOARES S R. Physiology and pathology of ovarian hyperstimulation syndrome［J］. Semin Reprod Med，2010，28（6）：448-457.

［3］YOUSSEF M A F M，VAN WE M，HASSAN M A，et al. Can dopamine agonists reduce the incidence and severity of OHSS in IVF/ICSI treatment cycles? A systematic review and meta-analysis［J］. Hum Reprod Update，2010，16（5）：459-466.

［4］ALVAREZ C，ALONSO-MURIEL I，GARCIA G，et al. Implantation is apparently unaffected by the dopamine agonist Cabergoline when administered to prevent ovarian hyperstimulation syndrome in women undergoing assisted reproduction treatment：a pilot study［J］. Human Reproduction，2007，22（12）：3210-3214.

卡培他滨 Capecitabine

【其他名称】 希罗达、卓仑

卡培他滨片说明书【适应证】结肠癌辅助化疗：卡培他滨适用于 Dukes C 期、原发肿瘤根治术后、适于接受氟嘧啶类药物单独治疗的结肠癌患者的单药辅助治疗。其治疗的无病生存期（DFS）不亚于 5-氟尿嘧啶和甲酰四氢叶酸联合方案（5-FU/LV）。卡培他滨单药或其他药物联合化疗均不能延长总生存期（OS），但已有试验数据表明在联合化疗方案中卡培他滨较 5-FU/LV 更能改善生存期。医师在开具处方使用卡培他滨单药对 Dukes C 期结肠癌进行辅助治疗时，可参考以上研究结果。用于支持该适应证的数据来自国外临床研究。

结直肠癌：卡培他滨单药或与奥沙利铂联合（XELOX）适用于转移性结直肠癌的一线治疗。

乳腺癌联合化疗：卡培他滨可与多西他赛联合用于治疗含蒽环类药物方案化疗失败的转移性乳腺癌。

乳腺癌单药化疗：卡培他滨亦可用于治疗对紫杉醇及含蒽环类药物化疗方案均耐药或对紫杉醇耐药和不能再使用蒽环类药物治疗（如已经接受了累积剂量 400 mg/m² 阿霉素或阿霉素同类药）的转移性乳腺癌患者。耐药的定义为治疗期间疾病继续进展（有或无初始缓解），或完成含有蒽环类药物的辅助化疗后 6 个月内复发。

胃癌：卡培他滨适用于不能手术的晚期或者转移性胃癌的一线治疗。

卡培他滨片超药品说明书【适应证】用法：

口服治疗卵巢癌。卡培他滨是一种可以在体内转变成 5-FU 的氟嘧啶脱氧核苷氨基甲酸酯类抗代谢药物，易于从胃肠道吸收。能够抑制细胞分裂、干扰 RNA 和蛋白质合成。适用于紫杉醇和含蒽环类抗生素化疗方案治疗无效的晚期原发性或转移性乳腺癌的进一步治疗，也用于直肠癌、结肠癌和胃癌的治疗。2013 版 NCCN 卵巢癌治疗指南中指出，卡培他滨可单药用于紫杉烷类联合铂类治疗后复发的卵巢癌，口服 1 g/m²，一日 2 次，连用 2 周，停药 1 周，3 周为一个周期。指南中推荐方案的依据来自于临床试验文献报道。卡培他滨口服治疗中，限制剂量的毒性包括腹泻、腹痛、恶心、胃炎及手足综合征。近半数接受治疗者会诱发腹泻，对发生脱水的严重腹泻者应严密监测并给予补液治疗。

卡前列甲酯栓　Carboprost Methylate Suppositories

【其他名称】卡孕栓

卡前列甲酯栓说明书【适应证】①终止妊娠药。本品不宜单独使用，须与米非司酮等序贯用，应用于终止早期妊娠。特别适合高危妊娠者，如多次人流史、子宫畸形，剖宫产后以及哺乳期妊娠者。②预防和治疗宫缩弛缓所引起的产后出血。【用法用量】①终止妊娠药。停经≤49 d 的健康早孕妇女，空腹或进食 2 h 后，首剂口服 200 mg 米非司酮片 1 片后禁食 2 h，第三天晨于阴道后穹隆放置卡前列甲酯栓 2 枚（1 mg）；或首剂口服25 mg 米非司酮片 2 片，当晚再服 1 片，以后每隔 12 h 服 1 片，第三天晨服一片 25 mg 米非司酮片后 1 h 于阴道后穹隆放置卡前列甲酯栓 2 枚（1 mg）。卧床休息 2 h，门诊观察 6 h，注意用药后出血情况，有无妊娠物排出和副反应。②预防和治疗宫缩弛缓所引起的产后出血。于胎儿娩出后，立即戴无菌手套将卡前列甲酯栓 2 枚（1 mg）放入阴道，贴附于阴道前壁下 1/3 处，约 2 min。

卡前列甲酯栓超药品说明书【适应证】【给药途径】【用法用量】用法：

直肠给药：将卡前列甲酯栓 1 mg，经肛门置入直肠内 3~4 cm 处，缓缓退出手指，避免将药栓带出。此法尤其适用于阴道出血量大时。

舌下含服：舌下含服 1 mg。给药方便，适合阴道出血量大和情况紧急时使用。但意识不清者禁用此法，以防误吸。

1. 超药品说明书【适应证】用法：

1.1 用于防治产后和腹腔镜手术后尿潴留、腹胀气。产后尿潴留、腹部胀气是产科和妇科手术常见的并发症。过度充盈的膀胱可影响子宫收缩，导致阴道出血量增多，是造成产后、术后泌尿系感染的重要因素。腹部胀气主要是由于手术创伤加之麻醉作用，肠腔内积气不能及时排出，严重者可使膈肌升高，影响呼吸功能，也可使下腔静脉受压，影响血液回流。诸多证据表明，卡前列甲酯栓可促进肠蠕动，促肛门排气并引起排便和排尿反射。《卡前列甲酯临床应用专家共识（2013 年版）》[1]中推荐：卡前列甲酯栓对胃肠道、膀胱平滑肌有促进收缩作用，同时具有预防和治疗尿潴留和促进肠排气的作用。何川等[2]研究发现：与不用药物相比，直肠置入卡前列甲酯栓后可显著缩短产后排气时间，卡前列甲酯栓对尿潴留的治疗效果优于新斯的明。周婵等[3]研究证实：产后 2 h 排尿时间，卡前列甲酯栓组平均为 1 h，明显优于对照组，差异有统计学意义（$P<0.05$）。孙莲莲等[4]研究发现：卡前列甲酯栓在治疗效果上与新斯的明无明显差异，治疗起效时间明显快于新斯的明，同时避免了肌内注射新斯的明引起的臀部疼痛。

1.2 阴道或直肠给药用于宫腔镜检查、手术前软化宫颈。①诊断性刮宫：于施术前1~2 h 直肠给药，或视患者情况酌情选择其他给药途径（阴道后穹隆置药），剂量 0.5~1 mg。对施术中宫颈仍不能有效扩张者，酌情联合应用其他降低宫颈张力的方法。②宫腔镜诊断：对门诊施术的宫腔镜诊断可参考诊断性刮宫术前给药方法。对于极度子宫倾、屈位置，绝经后子宫萎缩明显或估计宫腔镜置入困难者，可于施术前 12 h 阴道后穹隆置药，或视患者情况酌情选择其他给药途径（直肠给药），剂量 1 mg。对施术中宫颈仍不能有效扩张者，酌情联合其他降低宫颈张力的方法。③宫腔镜手术：施术前 12 h 阴道后穹隆置药，或视患者情况酌情选择其他给药途径（直肠给药），剂量 1 mg。根据宫腔内病变情况以及对宫颈松弛度的要求，再于施术前 30 min 重复阴道和（或）直肠给药，剂量 1 mg。对施术中宫颈仍不能有效扩张者，酌情联合其他降低宫颈张力的方法。

卡前列甲酯栓为前列腺素 F_{2a} 的衍生物，能减少宫颈羟脯氨酸的含量，激活胶原溶解酶及弹性蛋白酶，使胶原纤维分解，胶原蛋白减少，结构松弛，伸展性增强，降低宫颈的张力，具有扩张宫颈作用。《卡前列甲酯临床应用专家共识（2013 年版）》推荐：卡前列甲酯栓能够软化宫颈，同时增加子宫平滑肌张力，有利于宫腔操作，是进行子宫腔手术时宫颈处理的有效方法。尹智华等[5]的 Meta 分析显示：全面、定量、系统地评价卡前列甲酯栓在妇科手术、药物流产和终止妊娠手术及绝经后取宫内节育器中宫颈的软化、扩张情况，提示其可有效扩张宫颈，使扩张宫颈变得容易或不需要机械扩张，减轻了由于扩张宫颈引起的疼痛等刺激，缩短了手术时间，减少了术中及术后出血量，提高了医疗安全性。汪沙等[6]研究证实：术前 30 min 阴道放置卡前列甲酯栓即可使 88.7% 的患者宫颈软化良好，使外鞘为 5.5 mm 的检查镜顺利通过，患者的疼痛程度和手术并发症明显降低。

2. 超药品说明书【给药途径】【用法用量】用法：

2.1 舌下含化止血等。卡前列甲酯栓为前列腺素 F_{2a} 的衍生物，使用后 3~5 min 内可通过增加子宫平滑肌细胞质中钙离子的浓度，对子宫平滑肌有明显的兴奋作用，可促进子宫收缩；具有促宫颈成熟、扩张宫颈作用；具有抗早孕的作用；具有促进胃肠道、膀胱平滑肌收缩作用。目前卡前列甲酯栓使用方法主要包括舌下含服、阴道及直肠给药，诸多证据表明舌下含服是一种有效、迅速的方法，疗效可靠，副反应小，且明显减少了感染和污染的机会。

《卡前列甲酯临床应用专家共识（2013年版）》中推荐，舌下含化卡前列甲酯栓1 mg，适合阴道出血量大和情况紧急时使用，给药方便。卡前列甲酯栓是妇科各类保留子宫手术可供选择的有效止血方法。何川等[2]的Meta分析结果显示：舌下含服卡前列甲酯栓显著减少术后2 h、24 h出血量，缩短了第三产程时间，提示它是预防治疗产后出血的理想药物。同时，卡前列甲酯栓所具有的对膀胱和肠道平滑肌的兴奋作用，提示其可能用于治疗尿潴留和促进肠排气。陈燕等[7]研究证实：卡前列甲酯栓舌下含服对于减少产后出血的发生，降低孕产妇死亡率，减少输血量具有重要意义。张凤芝等[8]研究证实：宫腔镜检查术前不同时间应用简便安全的舌下含服给药方式给予卡前列甲酯栓可在最短时间内有效软化、扩张宫颈，减轻患者痛苦，减少人工流产综合征的发生。

2.2 直肠给药用于产后出血的预防和治疗。中华医学会妇产科学分会产科学组在《产后出血预防与处理指南（2014）》[9]中提到：卡前列甲酯栓作为宫缩剂可经直肠或阴道给药用于治疗产后出血。《卡前列甲酯临床应用专家共识（2013年版）》推荐卡前列甲酯栓经直肠给药，尤其适合阴道出血量大时，具体方法是将1 mg卡前列甲酯栓经肛门置入直肠内3~4 cm处，缓慢退出手指，避免将药栓带出。但该共识亦注明此给药途径在药品说明书中并未列出，而是基于黏膜吸收原理的临床应用方法。

参考文献

[1] 林其德，杨孜，古航，等. 卡前列甲酯临床应用专家共识（2013年版）[J]. 中国实用妇科与产科杂志，2013，29（6）：431-433.

[2] 何川，尹智华，杨孜，等. 卡前列甲酯防治产后出血系统评价[J]. 中国实用妇科与产科杂志，2013，29（6）：486-492.

[3] 周婵，邬俏璇，秦瑛. 卡前列甲酯预防产后尿潴留的疗效观察[J]. 中国实用医药，2011，6（12）：130-131.

[4] 孙莲莲，郭碧辉，林小兵. 卡孕栓用于妇科腹腔镜术后腹胀320例临床分析[J]. 中国医药指南，2012，10（18）：167-168.

[5] 尹智华，段华，金力，等. 卡前列甲酯在子宫肌瘤剔除术及计划生育相关手术中的应用价值[J]. 中国实用妇科与产科杂志，2013，29（6）：493-499.

［6］汪沙，段华，付凤仙，等．卡前列甲酯用于子宫腔疾病诊断术前宫颈预处理的疗效观察［J］．中国计划生育和妇产科，2013，5（5）：33-35.

［7］陈燕，石中华．缩宫素联合不同时间应用卡孕栓对预防剖宫产产后出血的疗效评估［J］．中国妇幼保健，2014，29（25）：4174-4177.

［8］张凤芝，王宝金，白桦，等．卡前列甲酯栓在宫腔镜检查中给药时间探讨［J］．中国妇幼保健，2013，28（35）：5895-5896.

［9］中华医学会妇产科学分会产科学组．产后出血预防与处理指南（2014）［J］．中华妇产科杂志，2014，49（9）：641-646.

利多卡因 Lidocaine

【其他名称】达洛、精氨乐（碳酸盐）、利度卡因、赛罗卡因、昔罗卡因

利多卡因注射液说明书【适应证】本品为局麻药及抗心律失常药。主要用于浸润麻醉、硬膜外麻醉、表面麻醉（包括在胸腔镜检查或腹腔手术时作黏膜麻醉用）及神经传导阻滞。本品可用于急性心肌梗死后室性期前收缩（早搏）和室性心动过速，亦可用于洋地黄类中毒、心脏外科手术及心导管引起的室性心律失常。本品对室上性心律失常通常无效。

利多卡因注射液超药品说明书【适应证】用法：

治疗盆腔淤血综合征。骆志炎等[1]报道中药加利多卡因灌肠治疗盆腔淤血综合征78例。用法：治疗组78例，用活血化瘀消炎汤（三棱、莪术、蒲黄、苦参、炒黄芩、制香附、炒赤芍各10 g，丹参、蒲公英各15 g，皂角刺、牡丹皮各12 g，败酱草20 g，水煎取液）100 mL，加2%利多卡因5 mL，药温38 ℃，保留灌肠。7 d为一个疗程，用2个疗程。对照组69例，用青霉素G钠针320万U，0.5%甲硝唑针10 mL，静脉滴注，2次/d，10 d为一个疗程。结果：在盆腔痛、白带异常、自主神经功能紊乱、经量少方面，两组分别显效43例、19例；38例、15例；41例、12例；10例、20例。前3项指标治疗后治疗组均优于对照组（$P<0.05$）。提示：利多卡因可使盆腔痛、白带异常、自主神经功能紊乱、经量少明显好转。

参考文献

[1] 骆志炎, 陈香雅, 林永华. 中药加利多卡因灌肠治疗盆腔静脉瘀血综合征 78 例[J].
浙江中西医结合杂志, 2000, 10 (10): 608-609.

利福平 Rifampicin

【其他名称】 力复平、利米定、甲哌利福霉素、甲哌力复霉素、RFP

利福平胶囊说明书**【适应证】** ①本品与其他抗结核药联合用于各种结核病的初治与复治, 包括结核性脑膜炎的治疗。②本品与其他药物联合用于麻风、非结核分枝杆菌感染的治疗。③本品与万古霉素 (静脉) 可联合用于甲氧西林耐药葡萄球菌所致的严重感染。利福平与红霉素联合方案用于军团菌属严重感染。④用于无症状脑膜炎奈瑟菌带菌者, 以消除鼻咽部脑膜炎奈瑟菌; 但不适用于脑膜炎奈瑟菌感染的治疗。

利福平胶囊超药品说明书**【适应证】**用法:

1. 治疗阴道炎。高玉莲等[1]选择病程在半年以上, 用其他疗法治疗 3 个月以上无效的非特异性阴道炎患者 20 例, 采用利福平胶囊 0.15 g、甲硝唑 0.2 g、红霉素0.125 g研粉后充分混合, 用新洁尔灭消毒外阴后, 把药粉均匀涂在阴道壁和宫颈上, 隔日一次, 3 次一个疗程。20 例患者用药一次后, 症状均明显减轻, 3 次达痊愈标准 (自觉症状完全消失, 阴道黏膜及宫颈正常), 治愈率 100%。

牛惠珍[2]将门诊 100 例老年性阴道炎患者, 先用 1 : 5 000 高锰酸钾溶液冲洗阴道, 用消毒棉球拭净后, 再将甲硝唑 0.2 g、利福平 75 mg、乙烯雌酚 (己烯雌酚) 0.2 mg 研末均匀混合涂布于宫颈和阴道壁, 每日上药一次, 连用 7 d 为一个疗程, 用药期间禁止性生活及盆浴。疗效判定标准: 治愈, 即自觉症状完全消失, 阴道分泌物未查到病原菌; 好转, 即自觉症状明显好转, 体征明显改善, 阴道分泌物查到病原菌; 无效, 即自觉症状及体征无明显改变或加重。100 例患者随诊 90 例, 于疗程结束后第 1、4、12 周进行复查, 询问自觉症状, 行外科检查及阴道分泌物涂片检查, 结果显示: 治愈率 96.7% (87/90), 好转为 3.3% (3/90), 有效率为 100%, 用药中及停药后未见不良反应。

杨慧兰等[3]把 62 例 (男性 38 例, 女性 14 例) 支原体尿道、阴道炎患者分为两组: 1

组为四环素组，采用四环素 0.5 g 口服，每天 3 次，治疗 10 d；2 组为利福平组，采用利福平 300 mg，早上口服一次，治疗 10 d。复查时用生理盐水清洁尿道口或宫颈口，用细棉签分别插入尿道内 2~3 cm、宫颈内 0.5~1 cm 处转动 15~30 s 即取出接种于 T 株支原体培养基，培养 3~7 d（治疗前检查方法同）。治疗 10 d 后复查，临床症状消失或基本减退，拭子培养阴性者为治愈；症状消失，拭子培养仍有支原体生长判为无效。结果四环素组治愈率为 61.9%，利福平组治愈率为 80.7%。经统计学处理 1 组与 2 组疗效比较相差显著（P <0.05）。1 组有少部分患者有胃肠道刺激症状，如轻度恶心、呕吐等，且服药剂量大，次数多。2 组患者每日服药一次，简单易行，无明显副作用，服药后有大部分（80%）小便呈橘红色，继续服药后消失，复查部分肝肾功能正常，血、尿常规正常。

阴道炎是妇科常发疾病，发病主要是由于阴道的弱酸环境被破坏，细菌侵入或药物刺激等原因。根据《2010 年美国疾病控制中心阴道炎治疗指南》[4]，与细菌性阴道病发生有关的微生物主要有阴道加德纳菌、厌氧革兰氏阴性菌（如拟杆菌）、革兰氏阳性菌、人型支原体和沙眼衣原体等。无论是细菌性阴道病还是阴道滴虫病，指南均推荐甲硝唑或替硝唑。利福平是一种广谱抗菌药物，对革兰氏阳性及革兰氏阴性杆菌均具有高度的抗菌活性，因此，在使用甲硝唑或替硝唑治疗效果不佳时，可以考虑加用利福平扩大抗菌谱，提高疗效。

2. 治疗宫颈糜烂。赵建英[5]观察了红霉素、甲硝唑和利福平联用治疗宫颈糜烂的疗效。方法：宫颈糜烂患者 100 例，按糜烂面积分为轻度 52 例、中度 36 例和重度 12 例，将红霉素 0.25 g×9 片、甲硝唑 0.2 g×6 片和利福平 0.15 g×3 片依次放置于阴道后穹隆，1 次/d，治疗 7 d 后观察疗效。结果：轻、中、重度宫颈糜烂组的治愈、显效、有效和无效例数分别为 45、6、1、0，27、8、1、0，0、3、7、2；轻度、中度组宫颈糜烂的疗效好，与重度组比较差异均有统计学意义（P<0.01）；整个治疗过程中无 1 例发生不良事件。结论：红霉素、甲硝唑和利福平联用治疗轻、中度宫颈糜烂疗效显著，具有疗程短，无明显不良反应，操作方法简单、易掌握等优点。

参考文献

[1] 高玉莲，周桂芬，张连香. 新法治疗顽固性非特异性阴道炎 20 例分析 [J]. 佳木斯医学院学报，1994，17（1）：63.

[2] 牛惠珍. 甲硝唑、利福平和乙烯雌酚联用治疗老年性阴道炎 100 例临床观察[J]. 实用医技杂志，2009，16（8）：640.

[3] 杨慧兰，廖元兴，王达富. 利福平和四环素治疗支原体尿道、阴道炎 64 例的对比观察 [J]. 广后医学，1992，6（1）：68-69.

[4] 樊尚荣，张慧萍. 2010 年美国疾病控制中心阴道炎治疗指南 [J]. 中国全科医学，2011，14（3B）：821-822.

[5] 赵建英. 红霉素、甲硝唑和利福平联用治疗宫颈糜烂 100 例的疗效观察 [J]. 广东医学院学报，2008，26（4）：463-464.

粒细胞集落刺激因子 Granulocyte colony stimulating factor，G-CSF

重组人粒细胞集落刺激因子注射液说明书【适应证】①癌症化疗等原因导致中性粒细胞减少症；癌症患者使用骨髓抑制性化疗药物，特别在强烈的骨髓剥夺性化学药物治疗后，注射本品有助于预防中性粒细胞减少症的发生，减轻中性粒细胞减少的程度，缩短粒细胞缺乏症的持续时间，加速粒细胞数的恢复，从而减少合并感染发热的危险性。②促进骨髓移植后中性粒细胞数升高。③骨髓发育不良综合征引起的中性粒细胞减少症，再生障碍性贫血引起的中性粒细胞减少症，先天性、特发性中性粒细胞减少症，骨髓增生异常综合征伴中性粒细胞减少症，周期性中性粒细胞减少症。【用法】皮下或静脉注射给药。

重组人粒细胞集落刺激因子注射液超药品说明书【适应证】【给药途径】用法：

1. 宫腔灌注治疗薄型子宫内膜。基础研究显示人子宫内膜分泌 G-CSF 并表达 G-CSF 受体，G-CSF 促进与胚胎种植有关标志物的表达，可能通过血管重塑、免疫调节和细胞黏附等机制作用于内膜[1]。雷福珍[2]采用宫腔内保留灌注粒细胞集落刺激因子治疗薄型子宫内膜，取得了较为明显的临床效果，表明宫腔注射 G-CSF 可作为薄型子宫内膜患者胚胎移植周期子宫内膜准备的一种新方案。潘萍等[3]报道了粒细胞集落刺激因子治疗薄型子宫内膜的研究进展，指出目前临床研究显示宫腔灌注 G-CSF 可能具有增加内膜厚度、提高胚胎种植率和临床妊娠率的作用，但多数研究为回顾性病例分析，异质性较大，样本量较小，故 G-CSF 的疗效和适宜方案尚有待进一步研究。

2. 治疗复发性流产。一项回顾性研究表明 G-CSF 有统计学意义的抗流产作用[4]。付锦华等[5]将 168 例不明原因复发性流产（RSA）患者随机分为两组：G-CSF 组（$n=85$）

使用基本治疗（黄体酮、免疫球蛋白、丈夫淋巴细胞免疫治疗）+隔日 G-CSF 皮下注射治疗；安慰剂组（$n=83$）使用基本治疗+安慰剂；另有一组正常孕妇（$n=45$）做对照。结果表明 G-CSF 对于不明原因 RSA 可能具有治疗作用。李丽斐等[6]应用人重组粒细胞集落刺激因子（rhG-CSF）宫腔灌注治疗 RSA 患者，结果显示 rhG-CSF 宫腔灌注可改善 RSA 患者的子宫内膜容受性，降低流产率。

参考文献

[1] TANAKA T，MIYAMA M，MASUDA M，et al. Production and physiological function of granulocyte colony-stimulating factor in non-pregnant human endometrial stromal cells [J]. Gynecol Endocrinol，2000，14（6）：399-404.

[2] 雷福珍. 宫腔内灌注粒细胞集落刺激因子治疗薄型子宫内膜的临床观察 [J]. 当代医学，2015，21（23）：28-29.

[3] 潘萍，李予，杨冬梓. 粒细胞集落刺激因子治疗薄型子宫内膜的研究进展 [J]. 实用妇产科杂志，2017，33（1）：20-23.

[4] SANTJOHANSER C，KNIEPER C，FRANZ C，et al. Granulocyte-colony stimulating factor as treatment option in patients with recurrent miscarriage [J]. Arch Immunol Ther Exp，2013，61（2）：159-164.

[5] 付锦华，朱霄鹤，孙红，等. 粒细胞集落刺激因子治疗不明原因复发性流产：一项随机对照试验 [J]. 中国新药与临床杂志，2015，34（8）：602-606.

[6] 李丽斐，赵翠，冯菲，等. 应用粒细胞集落刺激因子（G-CSF）宫腔灌注治疗复发性流产的临床研究 [J]. 生殖与避孕，2015，35（11）：791-794.

硫酸镁 Magnesium Sulfate

【其他名称】苦盐、硫苦、泻盐、泻利盐

硫酸镁注射液说明书【适应证】可作为抗惊厥药。常用于妊娠高血压，降低血压，治疗先兆子痫和子痫；也用于治疗早产。

硫酸镁注射液超药品说明书【适应证】用法：

1. 治疗早泄。运用硫酸镁治疗早泄患者，可明显减轻症状，使其基本恢复正常。用法：25%本品注射液5 mL，肌内注射，每日或隔日1次，15次为一个疗程，连续用药至症状消失止[1]。

刘西和等[2]将80例早泄患者随机分为两组：硫酸镁组40例，会阴前部注射250 g/L硫酸镁注射液2.5 mL，2 h后同房，一周2次，2周为一个疗程；氯化钠组40例，采用8.5 g/L氯化钠注射液，方法同上。结果：硫酸镁组和氯化钠组的治愈率分别是80%和25%（$P<0.01$），有效率分别是97.5%和35.0%（$P<0.01$）。硫酸镁组除注射部位有疼痛感外，未见不良反应。镁离子对中枢神经系统有镇静作用，可松弛会阴部的球海绵体、坐骨海绵体，从而建立正常的射精反射，使早泄得以改善。

2. 预防新生儿脑瘫。小孕周早产导致新生儿脑瘫，与血管不稳定性和低氧损伤早产儿大脑的功能及发育有关。早产孕妇产前使用硫酸镁后，可降低血管不稳定性和防止低氧，可能降低新生儿脑瘫的发生风险。Rouse等[3]针对硫酸镁对脑瘫的预防作用，进行了一项多中心随机对照双盲临床研究，将2 241例妊娠24~31周有近期分娩风险的孕妇随机分为硫酸镁组和安慰剂组，硫酸镁组首先静脉给予6 g硫酸镁冲击量，然后以每小时2 g维持。结果：硫酸镁组和安慰剂组脑瘫的发生率差异虽无统计学意义，但硫酸镁组的中度或重度脑瘫的发生率明显低于安慰剂组。

3. 治疗胎儿生长迟缓。硫酸镁参与对子宫血管平滑肌的钙通道调节，对子宫动脉有扩张作用，还能有效地扩张脐血管，加强血管的舒张，有利于改善子宫胎盘的血流动力学，改善胎盘的血流灌注，降低脑细胞耗氧量，提高孕妇及胎儿血红蛋白对氧的亲和力，改善胎儿-胎盘功能，对胎儿和新生儿是安全和有益的。

谭毅等[4]将39例胎儿生长迟缓孕妇随机分为三组：治疗1组14例，给予10%葡萄糖注射液500 mL+复方丹参注射液14 mL+低分子右旋糖酐注射液500 mL静脉滴注，每日1次，共10 d；治疗2组14例，与治疗1组相同的处理外，再加用10%葡萄糖注射液500 mL+25%硫酸镁注射液20 mL静脉滴注，4 h内匀速滴完，每日1次，共10 d；未治疗组11例；并以同期分娩的12例正常孕妇为对照组。结果：母血镁离子含量未治疗组（0.68±0.02）mmol/L与治疗1组（0.69±0.05）mmol/L相比无显著差异（$P>0.05$）；治疗1组和治疗2组差异显著（$P<0.01$）。新生儿脐血镁离子含量未治疗组（1.15±0.14）mmol/L、治疗1组（1.06±0.28）mmol/L与对照组（1.51±0.07）mmol/L、治疗2组（1.63±0.58）mmol/L差异显著（$P<0.01$）。新生儿出生时体重对照组（3 040±310）g、治疗2组（2 850±310）g和未治疗

组（2 040±120）g、治疗 1 组（2 380±410）g 差异显著（$P<0.01$）。胎盘重量对照组（507±49）g 明显重于各组，经用镁治疗后治疗 2 组（479±55）g 重于治疗组（342±19）g 和治疗 1 组（391±52）g（$P<0.01$）。对照组胎盘极少有大面积的钙化或梗死；胎儿生长迟缓各组不仅胎盘面积小、薄，而且钙化面积较大，还有部分梗死。说明镁缺乏是胎儿生长迟缓发生的原因之一，中、晚期孕妇适量补充镁有预防和治疗胎儿生长迟缓的作用。

4. 剖宫产术后镇痛。动物实验证实具有钙通道阻滞效应的物质和 N-甲基-D-天冬氨酸（NMDA）受体的拮抗剂在防治疼痛中起非常重要的作用。硫酸镁被称为天然生理性钙通道阻滞药，还是 NMDA 受体的拮抗药，鞘内注入硫酸镁可产生节段性麻醉作用，且完全可逆，也没有任何神经系统副作用[5]。术后静脉滴注硫酸镁可降低吗啡用量的 30%，并可减少术后不适和改善睡眠[6]。

马武华等[7]将 75 例行剖宫产术产妇随机分成 5 组，每组 15 例，于硬膜外麻醉术毕缝合皮肤前双盲法分别静脉滴注 10% 硫酸镁 10 mL（M1 组）、15 mL（M2 组）、20 mL（M3 组）、25 mL（M4 组），并与生理盐水 17 mL（M5 组）进行对照。结果：5 组患者均取得了良好的镇痛效果，VAS 评分大部分都在 2 分以下；M3、M4 两组术后 6 h VAS 评分最低，和 M5 组相比差异显著（$P<0.05$），和 6 h 以后相比差异显著（$P<0.05$）。术后 24 h 吗啡用量 M3、M4 两组明显少于 M5 组（$P<0.05$），镇痛泵按压次数和实际进药次数也均少于 M5 组（$P<0.05$）。5 组不良反应均无明显差异，恶心、呕吐的发生率均为 6%～13%，瘙痒的发生率均在 20% 以下。未发生 1 例呼吸抑制、血压下降及心动过缓。说明硫酸镁能增强吗啡的镇痛效果。

参考文献

[1] 李世文，康满珍，陈雪. 老药新用途 [M]. 4 版. 北京：人民军医出版社，2010.

[2] 刘西和，张丽. 会阴前部肌注硫酸镁治疗早泄临床观察 [J]. 中国医药杂志，2004，1（6）：260-261.

[3] ROUSE D J，HIRTZ D G，THOM E，et al. A randomized，controlled trial of magnesium sulfate for the prevention of cerebral palsy [J]. N Engl J Med，2008，359（9）：895-905.

[4] 谭毅，张文悫，鲁冰，等. 应用硫酸镁治疗胎儿生长迟缓 [J]. 中华妇产科杂志，2000，35（11）：664-666.

[5] CHANIMOR M，COBEN M L，GRINSPUM E，et al. Neurotoxicity after spinal anaesthesia induced by serial intrathecal injections of magnesium sulphate：an experimental study in a ral

model［J］. Anaesthesia, 1997, 52 (3): 223-228.

［6］ TRAMER M R, SCHNEIDER J, MARTI R A, et al. Role of magnesium sulfate in postoperative analgesia［J］. Anesthesiology, 1996, 84: 340-347.

［7］ 马武华，罗刚健，王春晓，等. 硫酸镁用于术后镇痛的临床观察［J］. 中华麻醉学杂志，1999, 19 (7): 439.

来曲唑片 Letrozole

【其他名称】 弗隆、芙瑞、凯利维佳

来曲唑片说明书【适应证】用于治疗抗雌激素治疗无效的晚期乳腺癌绝经后患者。

来曲唑片超药品说明书【适应证】用法：

1. 用于诱导排卵和不孕症诱导排卵。在月经结束 3~5 d 开始使用，口服，剂量为 2.5~5 mg/d，连用 5 d，亦可联用促性腺激素。①中华医学会《临床诊疗指南·辅助生殖技术与精子库分册》[1]将来曲唑作为诱导排卵的选择药物之一。②《癌症患者生育能力保留指南》[2]中指出患有激素敏感性癌症的妇女可能更适合选择来曲唑诱导排卵，之后通过卵母细胞或胚胎冷冻技术保存生育能力。③陈甦[3]的临床研究结果显示，对于排卵障碍不孕患者，相比于传统治疗药物克罗米芬对照组，来曲唑治疗研究组的排卵率和妊娠率均明显高于对照组（$P<0.05$），说明来曲唑用于不孕症中排卵障碍患者具有良好的促排卵效果，可以提高患者的成功妊娠率。

来曲唑诱导排卵的机制：作为一种高选择性的芳香化酶非甾体抑制剂，通过抑制雄激素向雌激素转化，减少雌激素生成，减弱雌二醇对中枢的负反馈效应，增加促性腺激素释放，促进促卵泡激素分泌，从而诱导卵巢卵泡生长和发育；此外，使用来曲唑后卵巢局部雄激素增加，从而使窦状卵泡对促性腺激素作用更为敏感[4,5]。

2. 用于多囊卵巢综合征（PCOS）的治疗。2003 年颁布的《多囊卵巢综合征（PCOS）鹿特丹标准》将稀发排卵或无排卵作为诊断 PCOS 主要标准之一。诱导排卵为治疗 PCOS 重要措施，口服来曲唑，可诱导卵巢卵泡生长和发育，从而达到治疗 PCOS 的目的[6,7]。

3. 用于月经失调的治疗。在月经结束 3~5 d 开始使用，剂量为 2.5~5 mg，连用 5 d，

亦可联用促性腺激素。口服，用于诱导排卵以治疗月经失调。国际妇产科联盟（FIGO）归纳的异常子宫出血（AUB，即月经失调）病因中包括子宫内膜恶变和不典型增生所致AUB（简称AUB-M）以及排卵障碍相关的AUB（简称AUB-O），这两种AUB亦常见于多囊卵巢综合征（PCOS）[8]。来曲唑不与内源性雌激素竞争下丘脑部位的雌激素受体，而是通过抑制芳香酶活性，减少雌激素生成，增加促性腺激素释放，促进卵泡刺激素分泌，诱导卵巢卵泡生长和发育。研究表明来曲唑对内膜增生具有良好的转化作用，其对月经及贫血程度的改善也优于醋酸甲羟孕酮；另一方面，来曲唑可通过诱导排卵重新建立月经周期，达到治疗月经失调的目的[9]。

4. 用于不孕症的治疗。来曲唑作为芳香化酶抑制剂，可通过减少雌激素生成、增加促性腺激素释放、促进促卵泡激素分泌，从而促进卵巢卵泡生长和发育。小型临床研究表明来曲唑与克罗米芬相比具有更高种植率和较低多胎妊娠率，由于需进一步扩大研究和评估胎儿远期影响，FDA未批准其用于促排卵[10]。加拿大妇产科学会在2010年《PCOS排卵诱导指南》[11]中特别强调了来曲唑使用的安全性，建议充分考虑其可能具有的生殖毒性、胚胎毒性和致畸性。欧洲内分泌学会对来曲唑应用同样持谨慎态度，认为在大型随机对照临床研究结果出来前不宜推荐芳香化酶抑制剂用于促排卵治疗[12]。而中华医学会《临床诊疗指南·辅助生殖技术与精子库分册》[1]将来曲唑作为诱导排卵的可选药物。美国肿瘤学会指出患有激素敏感性癌症的妇女可能更适合选择来曲唑诱导排卵，之后通过卵母细胞或胚胎冷冻技术保存生育能力[13]。此外，当与其他标准生殖药物联用时，来曲唑可增强卵巢刺激同时维持雌激素接近生理水平。虽然目前累积证据显示不确定的风险/效益比，但美国内分泌学会推荐克罗米芬或来曲唑为治疗PCOS患者无排卵性不孕症的一线药物（证据等级：论证强度高，证据质量中等）[10]。

《超药品说明书用药目录》（2020年版）[14]推荐来曲唑用于子宫内膜异位症及多囊卵巢综合征的促排卵治疗，在月经结束3~5 d开始使用，剂量为2.5~5 mg，连用5 d。

参考文献

[1] 中华医学会. 临床诊疗指南·辅助生殖技术与精子库分册 [M]. 北京：人民卫生出版社，2009.

[2] LOREN A W, MANGU P B, BECK L N, et al. Fertility preservation for patients with cancer：Amercian society of clinical practice guideline update [J]. J Clin Oncol, 2013, 31 (19)：2500-2510.

［3］ 陈甄. 来曲唑用于不孕症中排卵障碍者的促排卵效果观察 ［J］. 中外女性健康研究，2016（9）：25，19.

［4］ ATAOLLAH G，NEDA M，MAHBOOBEH M. Letrozole as the first-line treatment of infertile women with poly cystic ovarian syndrome（PCOS）compared with clomiphene citrate：A clinical trial ［J］. Advanced Biomedical Resesrch，2016，5（1）：6.

［5］ MORAD A W A，FARAG M A E. Impact of letrozole on ultrasonographic markers of endometrial receptivity in polycystic ovary syndrome women with poor endometrial response to clomiphene citrate despite adequate ovulation ［J］. Middle East Fertility Society Journal，2015，20（3）：182-187.

［6］ 常飞，马晓艳，田飒，等. 单纯口服来曲唑在多囊卵巢综合征患者中的个体化应用 ［J］. 西北国防医学杂志，2015，36（11）：726-728.

［7］ 李春红. 来曲唑与克罗米芬对多囊卵巢综合征患者促排卵效果观察 ［J］. 医药论坛杂志，2014，35（11）：153-154.

［8］ 中华医学会妇产科学分会妇科内分泌学组. 异常子宫出血诊断与治疗指南 ［J］. 中华妇产科杂志，2014，49（11）：801-806.

［9］ 吴忠新，王冲，唐世玉，等. 来曲唑治疗子宫内膜增生症的疗效观察 ［J］. 东南大学学报（医学版），2012，31（6）：693-695.

［10］ The American Congress of Obstetricians and Gynecologists. Polycystic ovary syndrome ［J］. OBSTETRICS & GYNECOLOGY，2009，114（4）：936-949.

［11］ Society of Obstetricans and Gynaecologists of Canada. Ovulation induction in polycystic ovary syndrome：No. 242，May 2010 ［J］. Int J Gynaecol Obstet，2010，111（1）：95-100.

［12］ CONWAY G S，DEWAILLY D，DIAMANTI-KANDARAKIS E，et al. The polycystic ovary syndrome：a position statement from the European Society of Endocrnology ［J］. European Journal of Endocrinology，2014，171（4）：1-29.

［13］ LOREN A W，MANGU P B，BECK L N，et al. Fertility Preservation for Patients With Cancer：American society of clinical oncology clinical practice guideline update ［J］. Journal of Clinical Oncology，2013，31（19）：2500-2511.

［14］ 广东省药学会. 超药品说明书用药目录（2020 年版）. ［J/OL］. 今日药学 ［2019-06-17］. http：//kns. cnki. net/kcms/detail/44. 1650R20190617. 1523. 044. html.

螺内酯 Spironolactone

【其他名称】 阿尔达克通、安体舒通、螺旋内酯固醇、螺旋内酯甾酮、Antisterone、Aldactone、Aldonar、Spirolang、Verospiron

螺内酯片说明书**【适应证】** ①水肿性疾病：与其他利尿药合用，治疗充血性水肿、肝硬化腹水、肾性水肿等水肿性疾病，其目的在于纠正上述疾病时伴发的继发性醛固酮分泌增多，并对抗其他利尿药的排钾作用。也用于特发性水肿的治疗。②高血压：作为治疗高血压的辅助药物。③原发性醛固酮增多症：螺内酯可用于此病的诊断和治疗。④低钾血症的预防：与噻嗪类利尿药合用，增强利尿效应和预防低钾血症。

螺内酯片超药品说明书【适应证】用法：

1. 用于多囊卵巢综合征所致多毛症的治疗。多囊卵巢综合征（PCOS）主要临床症状包括月经异常、不孕、高雄激素征、卵巢多囊样表现等。其中，高雄激素征表现为痤疮及多毛。螺内酯为雄激素受体拮抗剂，具有抑制雄激素合成和竞争雄激素受体的作用，可降低体内雄激素水平，用于治疗 PCOS 所致多毛症。①美国内分泌学会建议大多数妇女选择口服避孕药治疗多毛症，除非使用适当避孕措施，否则不宜进行螺内酯等雄激素受体拮抗剂单药治疗；但对于无生育要求的妇女，使用口服避孕药还是螺内酯取决于患者偏好、副作用及成本[1]。欧洲人类生殖及胚胎学会/美国生殖医学会推荐螺内酯单药或联合口服避孕药用于 PCOS 所致多毛症的治疗[2]。②中华医学会《临床诊疗指南·妇产科学分册》[3]推荐螺内酯剂量为 50~100 mg，顿服；美国内分泌学会推荐剂量为 100~200 mg/d，分 2 次给予[1]；美国妇产科学会推荐剂量为 25~100 mg，2 次/d，疗程大约为 6 个月或更长，并提示注意直立性低血压等不良反应，肾功能损伤的妇女慎用[4]；欧洲内分泌学会推荐剂量为 50~200 mg，首选 100 mg/d，高剂量情况下可能会导致一些副作用，如乳房胀痛、月经紊乱、头痛或多尿症等[5]。

《超药品说明书用药目录》（2020 年版）[6]推荐螺内酯用于多囊卵巢综合征所致多毛症，剂量为 50~100 mg。

应注意用药期的避孕，以免引起胎儿畸形；应检测血电解质，防止低钠、高钾血症。肾功能不全者禁用。可能引起不规则出血，可与短效避孕药同用。由于体毛的生长周期较长，一般在用药6个月后临床上才逐渐显效，停药后短期内又会复原[1]。

2. 用于月经失调的治疗。高雄激素可影响卵巢微环境，引发卵巢多囊性改变，抑制卵泡发育和排卵，还可造成下丘脑-垂体-促性腺激素轴功能紊乱，雌、孕激素水平异常，影响正常排卵周期，导致异常子宫出血（即月经失调）。研究表明，部分患者可在雄激素水平恢复后自发排卵，重新建立月经周期。作为雄激素受体拮抗剂，螺内酯可通过抑制雄激素合成和竞争雄激素受体降低体内雄激素水平，纠正高雄激素血症，从而起到治疗月经失调的作用。用法用量、副作用及注意同治疗多毛症。

参考文献

［1］MARTIN K A, CHANG R J, EHRMANN D A, et al. Evaluation and treatment of hirsutism in premenopausal women：an endocrine society clinical practice guideline ［J］. J Clin Endocrinol Metab, 2008, 93 （4）：1105-1120.

［2］BART C J M F, BASIL C T, R BAR R W, et al. Consensus on women's health aspects of polycystic ovary syndrome （PCOS）：the Amsterdam ESHRE/ASRM-Sponsored 3rd PCOS Consensus Workshop Group ［J］. Fertility & Sterility, 2012, 97 （1）：28-38.

［3］中华医学会. 临床诊疗指南·妇产科学分册 ［M］. 北京：人民卫生出版社，2007.

［4］The American Congress of Obstetricians and Gynecologists. Polycystic ovary syndrome ［J］. Obstetrics Gynecology, 2009, 114 （4）：936-949.

［5］CONWAY G S, DEWAILLY D, DIAMANTI-KANDARAKIS E, et al. The polycystic ovary syndrome：a position statement from the European Society of Endocrinology ［J］. European Journal of Endocrinology, 2014, 171 （4）：1-29.

［6］广东省药学会. 超药品说明书用药目录 （2020年版）. ［J/OL］. 今日药学 ［2019-06-17］. http：//kns. cnki. net/kcms/detail/44. 1650R20190617. 1523. 044. html.

酪酸梭菌活菌散 Clostridium butyricum Powder

【其他名称】 宝乐安、Live

酪酸梭菌活菌散说明书 **【适应证】** 因肠道菌群紊乱引起的各种消化道症状及相关的急、慢性腹泻和消化不良等。

酪酸梭菌活菌散超药品说明书【适应证】用法：

用于母乳性黄疸的治疗。《微生态制剂儿科应用专家共识》[1]中指出，益生菌可以通过参与胆汁代谢、降低肠道中葡萄糖醛酸苷酶活性、减少胆红素的肝肠循环、酸化肠道、促进肠蠕动等机制促进胆红素转化和排泄。对新生儿高胆红素血症和母乳性黄疸，推荐使用益生菌类药物作为辅助治疗。

李娅等[2]对酪酸梭菌活菌散治疗母乳性黄疸进行了研究。方法：将母乳性黄疸患儿随机分为治疗组和对照组，对照组采用常规治疗，治疗组在常规治疗基础上加服酪酸梭菌活菌散，两组均不停止母乳喂养。结果：治疗组日均胆红素下降值显著高于对照组，黄疸消退时间治疗组显著短于对照组。据此认为在常规治疗的基础上加用酪酸梭菌活菌散治疗母乳性黄疸可迅速降低胆红素水平，缩短治疗时间。冯霞等[3]对酪酸梭菌活菌散在迟发型母乳性黄疸中的应用进行了研究。方法：将迟发型母乳性黄疸患儿随机分为对照组和观察组，对照组采用常规治疗，观察组在常规治疗基础上加服酪酸梭菌活菌散，500 mg/次，3 次/d，两组均不停止母乳喂养。结果发现，在常规治疗基础上加服酪酸梭菌活菌散治疗迟发型母乳性黄疸，不仅可加速胆红素水平降低，缩短黄疸持续时间，而且能显著缓解茵栀黄颗粒引起的腹泻，并减少停喂母乳及对乳儿的不利影响。

参考文献

[1] 中华预防医学会微生态学分会儿科学组. 微生态制剂儿科应用专家共识 [J] . 中国实用儿科杂志，2011，26（1）：20-23.

[2] 李娅，崔云龙. 酪酸梭菌活菌散在治疗母乳性黄疸中的应用 [J] . 中国微生态学杂

志，2009，21（5）：447-448.

［3］冯霞，薛继红，冯孝强，等．酪酸梭菌活菌散在迟发型母乳性黄疸中的应用［J］．中国微生态学杂志，2013，25（10）：1161-1163.

附 1　蒙脱石散 Montmorillonite Powder

【其他名称】思密达、Smecta

蒙脱石散说明书【适应证】用于成人及儿童急、慢性腹泻。

蒙脱石散超药品说明书【适应证】用法：

用于母乳性黄疸的治疗。贾玉辉[1]对蒙脱石散辅助治疗新生儿母乳性黄疸进行了研究，方法：母乳性黄疸患儿随机分为两组，治疗组给予常规对症治疗加蒙脱石散口服（蒙脱石散粉剂 1 g，用 10 mL 温水调匀喂服，3 次/d），对照组给予常规治疗，疗程均为 7 d。结果发现治疗组临床症状改善明显优于对照组，且未出现明显的毒副作用及不良反应。

临床上应用光疗或口服茵栀黄颗粒治疗新生儿母乳性黄疸时，可能会引起腹泻、呕吐等不良反应，需应用止泻药物进行辅助治疗。在儿童腹泻病诊断治疗原则的专家共识中，推荐可应用肠黏膜保护剂蒙脱石散进行治疗。

参考文献

［1］贾玉辉．蒙脱石散辅助治疗新生儿母乳性黄疸的探讨［J］．中国医学创新，2009，6（27）：28.

附 2　双歧杆菌三联活菌肠溶胶囊
Bifid Triple Viable Capsules Dissolving at Intestines

【其他名称】贝飞达

双歧杆菌三联活菌肠溶胶囊说明书【适应证】本品主治因肠道菌群失调引起的急慢性

腹泻、便秘，也可用于治疗中型急性腹泻、慢性腹泻及消化不良、腹胀。

双歧杆菌三联活菌肠溶胶囊超药品说明书【适应证】用法：

用于新生儿黄疸的治疗。《微生态制剂儿科应用专家共识》[1]中指出，益生菌可以通过参与胆汁代谢，降低肠道中 β-葡糖醛酸糖苷酶活性，减少胆红素血症和母乳性黄疸，推荐使用益生菌类药物作为辅助治疗。

陈艳等[2]对茵栀黄及双歧杆菌三联活菌辅助光照治疗新生儿黄疸进行了研究。方法：观察单纯蓝光、蓝光联合茵栀黄、蓝光联合茵栀黄及双歧杆菌三联活菌治疗新生儿黄疸的疗效（双歧杆菌三联活菌肠溶胶囊 105 mg/次，温开水或奶调服，2 次/d，连续服用 7 d）。结果发现茵栀黄和双歧杆菌三联活菌可加强蓝光的退黄疗效。

刘继红等[3]将母乳性黄疸患儿随机分为两组，治疗组在常规治疗基础上口服双歧杆菌三联活菌肠溶胶囊（每次 1 粒，2 次/d，5 d 为一个疗程），结果发现口服双歧杆菌三联活菌肠溶胶囊治疗新生儿母乳性黄疸可迅速降低血清胆红素水平，明显缩短治疗时间，且能减少光疗时间和白蛋白用量，未发现不良反应，可以作为新生儿母乳性黄疸的辅助治疗药物。

参考文献

[1] 中华预防医学会微生态学分会儿科学组. 微生态制剂儿科应用专家共识 [J]. 中国实用儿科杂志，2011，26（1）：20-23.

[2] 陈艳，郑意楠. 茵栀黄及双歧杆菌三联活菌辅助光照治疗新生儿黄疸疗效分析 [J]. 中国全科医学，2012，15（21）：2480-2481，2483.

[3] 刘继红，黄丽红. 贝飞达辅助治疗新生儿母乳性黄疸 64 例疗效观察 [J]. 中国社区医师（医学专业），2010，12（27）：68.

麻黄碱 Ephedrine

【其他名称】 麻黄素

盐酸麻黄碱片说明书【适应证】可用于慢性低血压症；缓解荨麻疹和血管神经性水肿

等过敏反应。也可缓解支气管哮喘的发作，现倾向少用。

盐酸麻黄碱片超药品说明书【适应证】用法：

用于治疗性交不射精。盐酸麻黄碱是肾上腺素能受体激动药，可使交感神经节后纤维释放儿茶酚胺，增强精道平滑肌的收缩，促进射精。有人据此对 5 例性交不射精伴性欲低下者睡前给予盐酸麻黄碱片，每次 50 mg，口服，有 4 例有效[1]。

<h2 style="text-align:center">参考文献</h2>

[1] 李世文，康满珍. 老药新用途［M］. 郑州：河南科学技术出版社，2017.

<h1 style="text-align:center">米非司酮　　Mifepristone</h1>

【其他名称】 碧韵、含珠停、抗孕酮、米那司酮、司米安、息百虑、息隐、RU486、RU38486

米非司酮片说明书【适应证】与前列腺素药物序贯合并使用，可用于终止停经 49 d 内的妊娠。【用法用量】口服给药：停经≤49 d 之健康早孕妇女，空腹或进食 2 h 后，口服 25~50 mg，一日 2 次，连服 2~3 d，总量 150 mg，每次服药后禁食 2 h，第 3~4 天清晨于阴道后穹隆放置卡前列甲酯栓 1 枚（1 mg），或使用其他同类前列腺素药物。卧床休息 1~2 h，门诊观察 6 h。注意用药后出血情况，有无妊娠产物和副反应。

米非司酮片超药品说明书【适应证】用法：

1. 用于妊娠 7~14 周引产。刘维[1]通过临床研究探讨了米非司酮配伍米索前列醇终止初孕 10~14 周妊娠的临床疗效，结果显示米非司酮配伍米索前列醇终止 10~14 周妊娠的有效流产率较高，避免了钳刮术等宫腔操作对机体可能造成的并发症的发生，尤其对初孕者安全性较大，具有临床应用价值；范红梅[2]报道，米非司酮联合米索前列醇用于终止 10~14 周剖宫产后瘢痕妊娠效果同样确切，完全流产成功率高，产后出血量少，不良反应低。卢彬[3]对 120 例过期流产妇女采用米非司酮配伍米索前列醇口服治疗，其 12 例过期流产的患者均没有进行刮宫，全部病例均是一次手术且达到了临床治愈效果。王艳萍[4]报道，米非司酮配伍米索前列醇适用于中期妊娠引产。米非司酮 100 mg，空腹口服，每天 1 次，连续用 2 d，第 3 天口服米索前列醇 600 μg，如果临产，每隔 4 h 服用同样剂量药物 1

次，3 次为一个疗程。引产成功率在 90% 以上。王晨虹[5]研究了米非司酮配伍米索前列醇引产可能的机制，对于 10~16 周引产的用法为：每晚睡前空腹用冷开水送服米非司酮 75~100 mg，连用 2 d（总量 150~200 mg），第 3 日晨口服米索前列醇 400~600 μg，每 3~4 h 重复 1 次，最多 3 次。

《超药品说明书用药目录》（2020 年版）[6]：8~12 周流产，200 mg 一次性口服。分次服法：米非司酮 100 mg，每天 1 次口服，连续 2 d，总量 200 mg。

2. 用于子宫肌瘤治疗。米非司酮是被最广泛研究的调节孕激素化合物。研究表明它对控制子宫肌瘤症状有作用。几项研究表明，使用高剂量米非司酮可减小子宫瘤体积 26%~74%。与其类似药物比较，中断米非司酮治疗后子宫肌瘤的复发速度较慢。米非司酮的潜在副作用包括不伴非典型增生的子宫内膜过度增生（14%~28%）和短暂的转氨酶水平升高（4%），需要对肝功能进行监测。值得注意的是低剂量的米非司酮似乎也有效且不增加非典型增生的风险，但需更多的研究[7]。

米非司酮为人工合成的 19-去甲基睾酮衍生物，为孕酮的拮抗剂，具有强抗孕酮、抗糖皮质激素的作用，亦可用于子宫肌瘤治疗。开始研究应用米非司酮 50 mg/d 治疗了 10 例有规律月经的子宫肌瘤患者，结果发现在 12 周时肌瘤体积缩小了 49%，所有患者均闭经。此后又应用米非司酮 25 mg/d 和 5 mg/d 分别治疗了 11 例和 9 例患者，结果发现 25 mg/d 和 5 mg/d 作用相似，5 mg/d 对肌瘤缩小小于 30%。一般从月经周期第 2 天开始，10~25 mg/d，连续口服 6 个月，作为术前用药或提前绝经使用[8]。

凡肌瘤小于两个半月妊娠子宫大小、症状较轻、近绝经年龄及全身情况不能手术者，可选择米非司酮 12.5~25 mg，口服，每日 1 次，连服 3~6 个月。不宜长期服用，以防抗糖皮质激素的副作用[9]。

子宫肌瘤治疗应根据患者的症状、年龄和生育要求，以及肌瘤的类型、大小、数目全面考虑。米非司酮，每日 12.5 mg，口服，可作为术前用药或提前绝经使用。但不宜长期使用，因其拮抗孕激素后，子宫内膜长期受雌激素刺激，增加子宫内膜增生的风险[10]。

3. 用于子宫内膜异位症。欧洲人类生殖及胚胎学会指南[11]中 "子宫内膜异位症相关疼痛的治疗"：临床医师应详细询问患者可能因子宫内膜异位症而出现的症状，联合激素类避孕药或孕激素充分镇痛。可采用激素治疗（激素类避孕药/B 级、孕激素/A 级、抗孕激素/A 级、GnRH-a/A 级），任何一种都可缓解子宫内膜异位症相关的疼痛。

米非司酮具有强抗孕激素作用，它与子宫孕酮受体的亲和力比孕酮高 5 倍。此外，还有抗糖皮质激素和抗雄激素作用，与雌激素受体无亲和力，也不与血浆 SHBG（性激素结合球蛋白）结合。其治疗子宫内膜异位症的作用机制主要是其抗孕激素作用，用药后造成闭经，使病灶萎缩，疼痛缓解。副反应轻，疗效好，是一种颇有希望的治疗方法[12]。

米非司酮对下丘脑-垂体-卵巢-子宫内膜轴都有直接及间接的影响。子宫内膜对米非司酮很敏感，除诱导月经外，还可阻滞子宫内膜的发育，使腺体分泌活性显著降低，腺体缩小[13]。

目前临床采用米非司酮治疗子宫内膜异位症取得较好疗效，但关于其应用剂量尚无统一标准。刘伟明[14]对不同剂量米非司酮治疗子宫内膜异位症的临床疗效及安全性进行了回顾性分析比较：将 100 例子宫内膜异位症患者随机分为观察组与对照组，每组各 50 例。观察组采用低剂量米非司酮，月经周期第 1 天开始，口服 6.25 mg/次，1 次/d。对照组采用高剂量米非司酮，月经周期第 1 天开始，口服 12.5 mg/次，1 次/d。两组均连续用药 6 个月。观察组和对照组均取得良好疗效（$P > 0.05$）；观察组的药物不良反应发生率为 10.0%，明显比对照组的 20% 低，差异有统计学意义（$P < 0.05$）。结论：口服米非司酮 6.25 mg/d 与 12.5 mg/d 均能够迅速闭经，停药后月经迅速恢复，痛经减轻或消失，有较好的疗效，但小剂量米非司酮副作用更小、更安全，患者耐受性好，值得临床应用。赵菊美等[15]将 210 例子宫内膜异位症患者随机分为低剂量组（6.25 mg/d）、中剂量组（12.50 mg/d）和高剂量组（25.00 mg/d），每组 70 例，均治疗 3 个月。结果表明，12.50 mg/d 和 25.00 mg/d 米非司酮治疗子宫内膜异位症具有相同的疗效且复发率低，而 12.50 mg/d 米非司酮进行治疗的综合应用价值高。总之，米非司酮在子宫内膜症治疗中的确切机制、最佳剂量与疗程、疗效的评价及长期使用可能的不良反应有待更多的研究。

4. 用于子宫腺肌症治疗。近年来，国内有报道[16]使用小剂量米非司酮治疗子宫腺肌病，患者均于月经潮前 1~3 d 口服米非司酮 25 mg/d，连续口服 3 个月，113 例患者临床症状均明显减轻。也有报道[17]超小剂量（6 mg/d）和小剂量（12 mg/d）米非司酮治疗子宫腺肌病均安全有效，且超小剂量米非司酮对患者的内分泌功能影响较小，值得在临床中推荐使用。

药物治疗子宫腺肌疾病疗效只是暂时性的。保守性治疗包括病灶挖除术、子宫内膜去除术和介入治疗等。主要的治疗手段是子宫切除术，也是唯一循证医学证实有效的方法。近年来，国内报道用米非司酮治疗围绝经期子宫腺肌病，患者于月经第 1~3 天口服（10 mg/d），连服 3 个月，停经、痛经消失，子宫体积明显缩小，副作用少见。动物实验发现米非司酮不但能明显阻断小鼠子宫腺肌病的发病，而且可以缩小子宫和腺肌病病灶，减轻病变程度，与人类子宫腺肌病药物治疗的结果一致[12]。

米非司酮对于子宫腺肌病的治疗还在尝试阶段。根据临床疗效观察，口服米非司酮 12.5 mg，每日1次，连续服用后，患者迅速出现闭经，痛经消失。但停药后又很快恢复月经，痛经比以前更加剧烈。因此国外多采用小剂量（5 mg，每日1次），连续不断地服用。国内有报道，米非司酮 25 mg，每日1次，从月经的第20天开始服用，连续服用3个月，用于治疗子宫腺肌病，可使患者痛经消失，随后出现闭经，还可使月经过多与紊乱得到改善，并使子宫缩小。米非司酮具有拮抗孕激素对平滑肌的直接刺激和子宫平滑肌的过度收缩作用，使痛经缓解[13]。

5. 治疗异位妊娠、宫外孕。在药物非手术治疗中，甲氨蝶呤单次肌内注射是最常用的方法。近年来，米非司酮与甲氨蝶呤联合治疗异位妊娠的方法也逐渐应用。大多数异位妊娠为输卵管妊娠，而米非司酮在终止妊娠的同时，对输卵管有保护作用，可减少输卵管组织的破坏，保持输卵管的完整性，促使死胚胎组织经输卵管排出，再次妊娠率较高[18]。牛慧玉[19]将确诊为异位妊娠患者86例作为研究对象，按随机数字表法分为A组（单用甲氨蝶呤治疗）与B组（米非司酮+甲氨蝶呤治疗）。结果：B组总疗效为95.3%，与A组79.1%比较存在显著的统计学意义（$P<0.05$）；两组治疗后血 β-HCG 水平均有所降低，盆腔包块直径均减小，但B组优于A组（$P<0.05$）。表明米非司酮与甲氨蝶呤联合治疗异位妊娠的效果确切，可提高疗效，改善血 β-HCG 水平，消除盆腔包块。

6. 治疗更年期功能性子宫出血。王建华[20]对31例更年期功能性子宫出血患者，用米非司酮治疗，每次10 mg，1次/d，连用6个月，用药期间均出现闭经，其中26例停药后直接进入绝经期，3例月经稀发、量少，2例恢复正常月经，无一例行子宫切除。

王开花等[21]将89例更年期功能性子宫出血患者随机分成两组：试验组40例，于月经来潮第1天起，每晚睡前口服米非司酮 25 mg，若阴道流血多，则同时行其他止血治疗，如清宫术及其他非激素类止血药物治疗，阴道流血停止后继续服米非司酮每日 25 mg 至满90 d；对照组49例，采取一般的治疗方法，如清宫术、药物止血、激素止血治疗。结果：试验组服药期间无一例阴道流血，停药后随诊半年，40例中有11例月经来潮，最早停药后3个月又出现阴道流血，但较前明显减少；29例无月经来潮，占72.5%。对照组49例有13例闭经，占26.5%；5例阴道流血量及（或）次数较前减少；31例无明显改善。闭经率两者比较有显著性差异（$P<0.01$）。自治疗后9个月复查血红蛋白（Hb），实验组平均增高 8.6 g/L，对照组平均降低 11.4%（$P<0.05$）。

7. 常规避孕。应用较小剂量米非司酮只影响子宫内膜的发育，阻止植入窗形成，而不影响排卵和激素周期变化与月经类型，可起到选择性内膜避孕的作用[22]。国外有报道[23]，每周口服单剂量米非司酮 25 mg、5 mg 及 2.5 mg 对卵泡发育和排卵的抑制作用不一致，子宫内膜发育明显受到抑制，临床有一定避孕效果。程芃等[24]探讨了每周 1 次口服小剂量米非司酮 5 mg 或 10 mg 用于避孕的可行性，认为每周 1 次小剂量米非司酮对妇女的月经周期改变不大，血 LH 峰轻度延迟，E_2 均值低于正常；子宫内膜发育受到抑制，影响分泌期功能；但临床避孕效果不理想。其常规用于避孕的可行性有待研究。而且每天服用对子宫内膜是否会有不良影响也需要进一步观察。

8. 紧急避孕。紧急避孕是防止无保护性性交后妊娠，是阻止胚胎着床，不是流产或终止妊娠。世界卫生组织在多个国家的计划生育诊所进行了一项多中心临床研究[25]，用随机双盲法将 1 717 例无保护性交后 120 h 内需紧急避孕的妇女分为 3 个剂量组，分别给予米非司酮 600 mg、50 mg、10 mg，3 组的失败率分别为 1.3%、1.1% 和 1.2%，差异无显著性，但主要的副作用为与剂量相关的月经延迟、胃肠道反应。所以降低米非司酮的剂量为原来的 1/60 并不降低它的疗效，但副作用将会减轻。程利南等[26]对 693 例需紧急避孕的健康妇女进行了一项多中心临床研究，性交后 120 h 内单次口服 10 mg、25 mg 或 50 mg 米非司酮，避孕有效率分别为 93.4%、93.3% 和 93.8%（$P>0.05$）。10 mg 组月经延迟的平均天数（8 d）比 50 mg 组（11 d）明显减少（$P>0.05$），恶心、呕吐等副反应程度都较轻，无须特殊处理。

肖碧莲等[27]在中国各地 10 个计划生育研究中心和医院中进行了一项双盲、随机比较研究，将无保护性生活 120 h 内要求紧急避孕的 3 052 例妇女随机分配于米非司酮 10 mg、25 mg 两组。每组各有 17 例妊娠，妊娠率为 1.1%。副反应不常见，并且很轻。说明米非司酮 25 mg、10 mg 用于 5 d 内紧急避孕是一种安全有效的方法。根据以上结果，米非司酮降低非意愿妊娠和流产合作研究与开发项目临床研究组[28]在全国 18 个省、市的 31 个研究中心，在更广泛的人群中进行临床扩大研究，以进一步证实在无保护性生活 120 h 内 10 mg 米非司酮用于紧急避孕的效果，并分析了影响妊娠危险性的因素，评估了副反应及服药后对月经的影响。根据对随访的 4 917 例的资料分析，妊娠率为 1.4%，预防妊娠的有效率为 82.2%，在 120 h 内，随着时间延迟，妊娠率无增加趋势。如在服药后再有无保护性生活，妊娠危险系数可增加 11.1 倍。年龄、体重指数、无保护性生活时的月经时相及生育史等因素，对妊娠危险性有影响。不良反应发生率为 16.1%，但较轻。服药后月经延迟 7 d 以上的妇女占 6.5%。说明 10 mg 米非司酮用于紧急避孕是安全、有效的。

但实际生活中，不少妇女于性生活结束至到医院要求紧急避孕的时间，已超过 120 h 或已有多次性生活，可能已为排卵期或黄体期，此时单纯使用米非司酮并不能阻断受精卵着床，但加用米索前列醇引起子宫收缩，可以达到避孕的效果。米非司酮降低非意愿妊娠和流产合作研究与开发项目临床研究组[29]让因多次无保护性生活或无保护性生活结束超过 120 h 而要求紧急避孕的 699 例妇女，于预期月经来潮前 10 d 内服用米非司酮 100 mg，并于服用米非司酮 48 h 后加服米索前列醇 400 μg。结果妊娠率为 3.6%。妊娠危险性随性生活次数的增多而增加。673 例妇女月经来潮，其中 381 例（56.6%）在预期月经日±3 d 来潮，月经提前或延迟超过 7 d 者分别占 2.2% 和 8.5%。服药后 1 周的主要不良反应为腹泻、腹痛和恶心、呕吐。这表明在黄体期使用米非司酮配伍米索前列醇，是一种可选择的避孕补救方法。

9. 治疗皮埋后月经紊乱。左旋 18-甲基炔诺酮皮下埋植避孕，避孕效果好，避孕率 100%，但有月经紊乱的副作用，包括经期延长、点滴出血、闭经等，是终止使用的主要原因。蔡远桂等[30]报道，152 例因皮埋后阴道出血患者，每天口服米非司酮 10 mg，血止停药。结果：止血率达 96.05%，有不良反应如轻微头痛、头晕、乳房胀痛和胃肠道反应者 18 例，未做特殊处理，停药后消失。说明每天口服米非司酮 10 mg 治疗左旋 18-甲基炔诺酮皮下埋植后阴道出血疗效可靠，无明显不良反应，不影响月经周期及月经量，不影响皮埋剂的避孕效果，提高了皮埋剂的使用，值得临床推广。

10. 治疗宫颈癌、子宫内膜癌、卵巢癌、乳腺癌等妇科肿瘤。米非司酮是一种孕激素和糖皮质激素受体拮抗剂，在子宫肌瘤、乳腺癌、卵巢癌、宫颈癌等激素依赖性肿瘤的临床治疗中显示出良好的应用前景。米非司酮抗肿瘤活性的主要机制有：拮抗孕激素；诱导肿瘤细胞凋亡；逆转肿瘤多药耐药性；拮抗糖皮质激素；改变肿瘤细胞周期动力学；影响肿瘤血管的生成[31-33]。Rocereto 等[34]应用米非司酮治疗耐药性卵巢癌的 II 期临床试验结果显示米非司酮用于对顺铂和紫杉醇有耐药性的卵巢癌有治疗活性。米非司酮在治疗妇科肿瘤方面的应用尚有待于进一步揭示。

米非司酮片超药品说明书【用量】用法：

顿服（≤200 mg）用于流产。临床试验表明单次剂量和多次剂量米非司酮终止早期妊娠都有效。米非司酮 600 mg 顿服终止妊娠有效率达 71%~94%；米非司酮每日 50~400 mg 的 4 d 给药方案终止妊娠有效率为 10%~85%；每日 50~100 mg 的 7 d 给药方案也有效。米非司酮 25 mg，12 h 一次共使用 5 剂，随后给予吉美前列腺素 1 mg 方案与米非司酮 600 mg 顿服，再用吉美前列腺素 1 mg 方案，终止妊娠效果相同。在国内研究报道[35,36]中，米非司酮顿服用于终止妊娠采用剂量多为 150 mg；而国际妇产科联盟推荐的药物流产方案中，米非司酮的服用方法为 200 mg 顿服[37]；美国妇产科医师学会（ACOG）指出，米非司酮顿服终止妊娠，200 mg 与 600 mg 相比，疗效相当且更经济，推荐 200 mg[38]。

参考文献

[1] 刘维. 米非司酮配伍米索前列醇终止初孕 10～14 周妊娠的临床观察［J］. 医药，2016（1）：272.

[2] 范红梅. 米非司酮联合米索前列醇终止 10～14 周剖宫产后瘢痕妊娠的临床观察［J］. 中国医药科学，2017，7（8）：103-105.

[3] 卢彬. 米非司酮配伍米索前列醇在处理过期流产中的应用［J］. 中国实用医药，2012，7（11）：167-168.

[4] 王艳萍. 米非司酮的临床新用途［J］. 中国实用医药，2012，4（35）：114-115.

[5] 王晨虹. 米非司酮在引产中的应用［J］. 中国实用妇科与产科杂志，2002，18（5）：267-268.

[6] 广东省药学会. 超药品说明书用药目录（2020 年版）.［J/OL］. 今日药学［2019-06-17］. http：//kns. cnki. net/kcms/detail/44. 1650R20190617. 1523. 044. html.

[7] American College of Obstetricians and Gynecologists. ACOG practice bulletin NO. 96：Alternatives to hysterectomy in the management of leiomyomas［EB/OL］. Obstertries&Gynecolog，2008，112（2）：387-400.

[8] 华克勤，丰有吉. 实用妇产科学［M］. 3 版. 北京：人民卫生出版社，2013.

[9] 中华医学会. 临床诊疗指南·妇产科学分册［M］. 北京：人民卫生出版社，2007.

[10] 谢幸，苟文现. 妇产科学［M］. 8 版. 北京：人民卫生出版社，2013.

[11] DUNSELMAN G A，VERMEULEN N，BECKER C，et al. ESHRE guideline for the diagnosis and treatment of endometriosis［J］. Hum repord，2014，29（3）：400-412.

[12] 曹泽毅. 中华妇产科学［M］. 2 版. 北京：人民卫生出版社，2010.

[13] 石一复，郝敏. 子宫体疾病［M］. 北京：人民军医出版社，2011.

[14] 刘伟明. 不同剂量米非司酮治疗子宫内膜异位症的临床疗效及安全性比较［J］. 中国冶金工业医学杂志，2018，35（3）：329-330.

[15] 赵菊美，王琦，程静，等. 不同剂量米非司酮在子宫内膜异位症患者中的综合应用价值比较［J］. 实用临床医药杂志，2013，17（15）：144-146.

[16] 汪珊. 小剂量米非司酮治疗 113 例子宫腺肌症临床分析［J］. 当代医学，2014，20（21）：129-130.

[17] 孙长亮. 超小剂量米非司酮治疗子宫腺肌病患者的疗效观察 [J]. 实用妇科内分泌杂志, 2016, 3 (2): 116, 118.

[18] 邓霞飞, 黄东晖, 熊承良. 米非司酮临床应用最新进展 [J]. 生殖与避孕, 2007, 27 (11): 748-753.

[19] 牛慧玉. 分析异位妊娠选择米非司酮联合甲氨蝶呤进行治疗的效果 [J]. 中国医药指南, 2017, 15 (34): 109.

[20] 王建华. 米非司酮治疗更年期功能性子宫出血 31 例疗效观察 [J]. 实用妇产科杂志, 1998, 18 (2): 82-83.

[21] 王开花, 王爱玲. 米非司酮治疗更年期功能失调性子宫出血 40 例分析 [J]. 山东医药, 2001, 41 (14): 73-74.

[22] SARKAR N N. The potential of mifepristone (RU486) as a femakle contraceptive drug [J]. International Journal of Clinical Practice, 2002, 56 (2): 140-144.

[23] GEMZELL-DANIELSSON K, WESTLUND P, JOHANNISSON E, et al. Effect of low weekly dose of mifepriatone on ovarian function and endometrial development [J]. Human Reproduction, 1996, 11 (2): 256-264.

[24] 程芃, 翁梨驹, 韩学军, 等. 每周 1 次口服小剂量米非司酮用于常规避孕的临床研究 [J]. 中华妇产科杂志, 2001, 36 (7): 424-427.

[25] WHO task force on Postovulatory Methods of Fertility Regulation. Comparison of three single doses of mifepristone as emergency contraception: a randomised trial [J]. Lancet, 1999, 353 (9154): 697-702.

[26] 上海市紧急避孕协作组. 不同剂量米非司酮用于急性避孕的临床多中心研究 [J]. 中华妇产科杂志, 1999, 34 (6): 335-338.

[27] 肖碧莲, HERTZEN H V, 赵珩, 等. 两种单剂量米非司酮用于紧急避孕的随机双盲比较研究 [J]. 中华医学杂志, 2003, 83 (10): 813-818.

[28] 米非司酮降低非意愿妊娠和流产合作研究与开发项目临床研究组. 低剂量米非司酮用于紧急避孕的临床研究 [J]. 中华妇产科杂志, 2004, 39 (1): 35-38.

[29] 米非司酮降低非意愿妊娠和流产合作研究与开发项目临床研究组. 米非司酮配伍米索前列醇用于黄体期避孕的研究 [J]. 中华妇产科杂志, 2003, 38 (9): 563-566.

[30] 蔡远桂, 何洪. 米非司酮用于治疗皮埋后月经紊乱 152 例疗效观察 [J]. 实用妇产科杂志, 2001, 17 (5): 302.

[31] 赵淑敏. 米非司酮治疗子宫肿瘤的研究进展 [J]. 承德医学院学报, 2005, 22 (1): 55-57.

[32] 余娉, 王颉, 黄守国. 米非司酮辅助治疗滋养细胞肿瘤的作用机制及研究进展[J]. 现代妇产科进展, 2017, 26 (1): 76-78.

[33] 王刚, 李光仪, 王世阆. 米非司酮在女性生殖道恶性肿瘤治疗中的应用研究 [J]. 现代妇产科进展, 2003, 12 (1): 56-58.

[34] ROCERETO T F, SAUL H M, AIKINS J A JR, et al. Phase Ⅱ study of mifepristone (RU486) in refractory ovarian cancer [J]. Gynecol Oncol, 2000, 77 (3): 429-432.

[35] 陆少丽, 杨臻. 顿服米非司酮联合米索前列醇在引产中的应用效果观察 [J]. 广西医学, 2016, 38 (11): 1505-1506.

[36] 刘亚琴. 米非司酮顿服法配伍米索前列醇药物流产 255 例临床观察 [J]. 医药卫生, 2015 (2): 194.

[37] FIGO Working Group on Prevention of Unsafe Abortion and its Consequences. The Combination of Mifepristone and Misoprostol for the Termination of Pregnancy [J]. Int J Gynaecol Obstet, 2011, 115 (1): 1-4.

[38] American College of Obstetricians and Gynecologists. Practice bulletin no. 143: Medical management of first-trimester abortion [J]. Obstet Gynecol, 2014, 123 (3): 676-692.

米 索 前 列 醇 Misoprostol

【其他名称】米索、米索普鲁斯托尔、米索普特、喜克溃、Cytotec

米索前列醇片说明书【适应证】本品与米非司酮序贯合并使用, 可用于终止停经 49 d 内的早期妊娠。【用法用量】在服用米非司酮 40 ~ 48 h 后, 空腹口服米索前列醇 0.6 mg (3 片)。

米索前列醇片超药品说明书【给药途径】【适应证】用法:

1. 口服或阴道给药用于宫腔镜术前检查软化宫颈。200~400 μg, 口服或阴道给药, 术前一天给予。一项系统评价结果显示米索前列醇用于宫腔镜术前准备, 每治疗 4 个患者可以避免一例在术中需要进一步扩张宫颈, 每治疗 12 个患者可以避免一例宫颈撕裂[1]。同时, 系统评价或 RCT 发现，与口服给药对比，阴道给药和舌下给药均能有效扩张宫颈口，阴道和舌下给药疗效可能更好。最佳给药剂量需进一步研究，试验中多用 200~400 μg[2-7]。

《超药品说明书用药目录》（2020 年版）[8]：药物流产；妊娠晚期促宫颈成熟引产。阴道给药，25 μg/次，不可压碎，每日总剂量不超 50 μg。

2. 用于促宫缩、治疗产后出血。50 μg，阴道后穹隆放置。胡巧玲[9]研究发现，缩宫素用于足月妊娠引产时其成功率取决于宫颈成熟度，而米索前列醇具有快速促宫颈成熟及诱发宫缩的双重作用，与缩宫素相比，既提高了引产成功率，又缩短了初次用药至分娩的时间。刘红英[10]研究发现，米索前列醇治疗临床常见的产后出血，有着较好的治疗效果，且可以有效地控制出血量和防止产后大出血的发生，不良反应少，安全性高，适合在临床产后出血治疗和预防使用中加以推广。

3. 用于人工流产术后阴道给药。汤艳红等[11]研究发现，人工流产术后 1 d 阴道后穹隆放置米索前列醇 600 μg，可明显改善术后出血情况并降低并发症发生概率。Li 等[12]在流产失败的患者阴道放置 1 000 μg 米索前列醇，结果显示此方法为一种安全有效的外科手术替代方案。Pang 等[13]分别采用口服 800 μg 米索前列醇和阴道放置 800 μg 米索前列醇来处置不完全流产的妇女，结果发现两种方法的清除率相近，但阴道放置米索前列醇给患者带来的腹泻较少。

4. 阴道、舌下或直肠给药用于引产和促宫颈成熟。①阴道给药（引产或促进宫颈软化）：25 μg，重复给药间隔不得超过 3~6 h。②阴道给药（稽留引产）：800 μg，可每 3 h 重复 2 次剂量（必要时）。③阴道给药（终止妊娠）：口服 200 mg 米非司酮 24~48 h 后给予 800 μg 米索前列醇。④舌下给药（稽留引产）：600 μg，可每 3 h 重复 2 次剂量（必要时）。⑤口服给药（不完全流产）：600 μg，一次剂量。

Tang 等[14]提出，已有多个治疗指南提出米索前列醇在生殖健康治疗中的重要地位，主要用于引产、产后出血的预防与治疗、自发性与不完全流产的治疗以及终止妊娠等。并基于循证证据（系统评价和 RCT）总结了米索前列醇不同的用法、用量和给药途径，其中给药途径包括口服、阴道和舌下给药。

国际妇产科联盟（FIGO）对米索前列醇在妊娠全程均有阴道给药的使用推荐，推荐舌下给药用于早期和中期引产或术前促宫颈成熟[15]。与 uptodate 推荐的具体用法类似，美国妇产科医师学会（ACOG）推荐孕 28 周前米索前列醇阴道给药用于引产或促宫颈成熟证据级别为 A 级（质量良好且结果一致），推荐使用初始剂量为 25 μg，给药频率不得超过每 3~6 h 一次[16]。英国国家处方集也提到米索前列醇阴道给药用于引产。系统评价和 RCT

不同给药途径疗效比较结果较为一致，与口服给药相比，阴道给药或舌下给药疗效相当或更好[17-20]。直肠给药的证据相对较少，指南没有提及此给药途径。米索前列醇直肠给药用于引产的支持证据主要来源于 RCT。

4.1 用于妊娠 7~13 周引产和中期引产的治疗。ACOG 临床实践指南推荐米索前列醇用于 28 周之前的引产。指南中指出孕 28 周之前，米索前列醇阴道给药似乎是最有效的引产方法。该结论基于良好的一致的证据（A 级）。常用剂量是 200~400 μg，4~12 h 一次，阴道给药[16]。FIGO 对米索前列醇在整个孕期中使用的剂量推荐：其中第一孕期（13 周之前）用于引产的推荐剂量为 800 μg，3 h 一次，阴道或舌下给药，12 h 内最多不超过 3 次；第二孕期（14~26 周）用于引产的推荐剂量为 400 μg，3 h 一次，阴道或舌下给药，最多不超过 5 次[15]。Dickinson 等[21]研究比较了三种剂量（200 μg、400 μg、600 μg）的米索前列醇用于中期妊娠终止的临床疗效和副作用，结果显示阴道内给药米索前列醇 400 μg，间隔 6 h，似乎是妊娠中期妊娠终止的首选方案，与 200 μg 方案相比，其分娩间隔的开始时间更短，对母体产生的副作用比 600 μg 负荷剂量方案更少。

4.2 用于晚孕引产，扩张宫颈、软化宫颈。FIGO 对米索前列醇在整个孕期中使用的剂量推荐：其中第三孕期（26 周以后）用于引产或死胎娩出时，25 μg，6 h 一次，口服；或 25 μg，2 h 一次，口服[15]。WHO 对米索前列醇用于妇科与产科治疗的建议中推荐米索前列醇用于无剖宫产史的足月妊娠引产、晚期引产或终止妊娠，用法均为 25 μg，6 h 一次，口服，或 25 μg，2 h 一次，口服[14]。多项随机安慰剂对照试验[22-25]显示米索前列醇阴道给药用于晚期引产安全有效，增加 12 h 内的自然生产率；与其他前列腺素类药一样有效或更好。但试验中使用的米索前列醇剂量（25 μg、50 μg、100 μg、200 μg）、频率和给药途径不一。同时，米索前列醇使用可能增加有剖宫产史患者子宫破裂的风险，在这类患者中的使用证据有限。

参考文献

[1] CRANE J M G, HEALEY S. Use of misoprostol before hysteroscopy：a systematic review [J] . 2006, 28 (5)：373-379.

[2] BATUKAN C, OZGUN M T, OZCELIK B, et al. Cervical ripening before operative hysteroscopy in postmenopausal women：a randomized, double-blind, placebo-controlled comparison of vaginal and misoprostol [J] . Fertility & Sterility, 2008, 89 (4)：966-973.

[3] OPPEGAARD K S, LIENG M, BERG A, et al. A combination of misoprostol and estradiol

for preoperative cervical ripening in postmenopausal women: a randomised controlled trial [J]. BJOG, 2010, 107 (1): S554.

[4] SONG T, KIM M K, KIM M L, et al. Effectiveness of different routes of misoprostol adminis-tration before operative hysteroscopy: a randomized, controlled trial [J]. Fertil Steril, 2014, 102 (2): 519-524.

[5] HOU S P, CHEN O J, HUANG L H, et al. Medical methods for cervical ripening before the removal of intrauterine devices in postmenopausal women: a systematic review [J]. Eur J Obstet Gynecol Reprod Biol, 2013, 169 (2): 130-132.

[6] 李柱敏, 张柏东. 米索前列醇用于绝经期妇女取环前宫颈准备的临床观察 [J]. 中国实用医药, 2011, 6 (31): 163-164.

[7] 魏蓉, 罗俊华. 米索前列醇口服与阴道给药用于宫腔镜检查的对比观察 [J]. 实用医药杂志, 2010, 27 (8): 707.

[8] 广东省药学会. 超药品说明书用药目录 (2020 年版). [J/OL]. 今日药学 [2019-06-17]. http: //kns. cnki. net/kcms/detail/44. 1650R20190617. 1523. 044. html.

[9] 胡巧玲. 米索前列醇用于足月妊娠引产的临床观察 [J]. 临床医学, 2002, 10 (10): 33-34.

[10] 刘红英. 米索前列醇治疗产后出血效果观察 [J]. 吉林医学, 2011, 32 (22): 4602-4603.

[11] 汤艳红, 刘霞, 郭彩霞. 阴道放置米索前列醇在人工流产术后的应用 [J]. 辽宁医学院学报, 2012, 33 (3): 226-227.

[12] LI Y T, HOU G Q, CHEN T H, et al. High Dose Misoprostol as an Alternative Therapy after Failed Medical Abortion [J]. Tai-wan J Obstet Gynecol, 2008, 47 (4): 408-411.

[13] PANG M W, LEE T S, CHUNG T K. Incomplete Miscarriage: A Randomized Controlled Trial Comparing Oral with Vaginal Misoprostol for Medical Evacuation [J]. Hum Reprod, 2001, 16 (11): 2283-2287.

[14] TANG J, KAPP N, DRAGOMAN, et al. WHO recommnendations for misoprostol use for obstetric and gynecologic indications [J]. Int J Gynaecol Obstet, 2013, 121 (2): 186-189.

[15] FIGO Working Group on Prevention of Unsafe Abortion and its Consequences. The Combina-

tion of Mifepristone and Misoprostol for the Termination of Pregnancy ［J］. Int J Gynaecol Obstet, 2011, 115 (1): 1-4.

［16］ ACOG Committee on Practice Bulletins-Obstetrics. ACOG Practice bulletin no. 107: Induction of labor ［J］. Obstetrics & Gynecology, 2009, 114 (2): 386-397.

［17］ FOROZAN M, SEYEDE HAJAR S, SAEEDEH A. Comparison of sublingual and vaginal misoprostol for second-trimester pregnancy terminations ［J］. Journal of Famil and Reproductive Health, 2014, 8 (1): 41-44.

［18］ SOUZA A S R, AMORIM M M R, FEITOSA F E L. Comparison of sublingual versus vaginal misoprostol for the inductin of labour: a sytematic review ［J］. BJOG, 2008, 115 (11): 1340-1349.

［19］ HERTZEN H V, HUONG N T M, PIAGGIO G, et al. Misoprostol dose and route after mifepristone for early medical abortion: a randomised controlled noninferiority trial ［J］. BJOG, 2010, 117 (10): 1186-1196.

［20］ BAJWA S K, BAJWA S J, KAURH, et al. Management fo third stage of labor with misoprostol: A comparison of three routes of administration ［J］. Rspect Clin Res, 2012, 3 (3): 102-108.

［21］ DICKINSON J E, EVANS S F. The optimization of intravaginal misoprostol dosing schedules in second-trimester pregnancy termination ［J］. American Journal of Obstetrics & Gynecology, 2002, 186 (3): 470-474.

［22］ DODD J M, CROWTHER C A. Misoprostol for induction of labour to terminate pregnancy in the second or third trimester for women with a fetal anomaly or after intrauterine fretal death ［J］. Cochrane Database of Systematic Reviews, 2010, 4 (4): CD004901.

［23］ CLOUQEUR E, COULON C, VAAST P, et al. Use of misoprostol for induction of labor in case of fetal death or termination of pregnacy during second or third trimester of pregnancy: Efficiency, dosage, rout of administration, side effects, use in case of uterine scar ［J］. Gynecol Obstet Biol Reprod (Paris), 2014, 43 (2): 146-161.

［24］ WING D A, BROWN R, PLANTE L A, et al. Misoprostol vaginal insert and time to vaginal delivery: a randomized contrulled trial ［J］. Obstetrics & Gynecology, 2013, 122 (2): 201-209.

［25］ WANG H, LI L, PU I. The effect of 25 micrograms misoprostol on induction of labor in late

pregnancy. [J]. Chinese Journal of Obstetrics and Gynecology, 1998, 33 (8): 469-
471.

奈达铂 Nedaplatin

【其他名称】 奥先达、捷佰舒、鲁贝、Aqupla

注射用奈达铂说明书**【适应证】** 用于头颈部癌、小细胞肺癌、非小细胞肺癌、食管癌等实体瘤。

注射用奈达铂超药品说明书【适应证】用法：

用于宫颈癌。《超药品说明书用药目录》（2020 年版）[1]：宫颈癌，每次给药 100 mg/m^2，每疗程给药一次，至少停药 4 周后重复下一个疗程。

本品为广谱抗癌药，是一种疗效好、毒副作用少的新一代的铂类抗癌药。它水溶性高，对各种动物肿瘤在范围较宽的给药量下都显示了较好的效果，对动物的肾毒性、消化器官毒性也较低。

参考文献

[1] 广东省药学会. 超药品说明书用药目录（2020 年版）. [J/OL]. 今日药学 [2019-
06-17]. http://kns.cnki.net/kcms/detail/44.1650R20190617.1523.044.html.

尿促性素 Menotropins

【其他名称】 乐宝得

注射用尿促性素说明书**【适应证】** 本品与绒促性素合用，用于促性腺激素分泌不足所致的原发性或继发性闭经、无排卵所致的不孕症等。**【用法用量】** 肌内注射。溶于 1~2 mL

灭菌注射用水。起始（或周期第 5 天起）一次 75~150 IU，一日 1 次。7 d 后根据患者雌激素水平和卵泡发育情况调整剂量，增加至每日 150~225 IU。卵泡成熟后肌内注射绒促性素10 000 IU，诱导排卵。对注射 3 周后卵巢无反应者，则停止用药。

注射用尿促性素超药品说明书【适应证】【用量用法】用法：

1. 用于不孕症的治疗。300 IU，每日 1 次。陈新娜等[1]的研究显示本药最大剂量可增加至 450 IU/d，而侯同秀等[2]的研究中使用剂量一般为 450~600 IU；国外 Platterau 等[3]的研究中最大剂量是 225 IU，Seow 等[4]的研究和 Esteves 等[5]的研究中最大起始剂量为 375 IU。

2. 用于少精症的治疗。美国泌尿外科协会《男性不育药物治疗选择》[6]中提到尿促性素（HMG）75 IU，皮下注射 2~3 次/周，与 HCG 合用，用于少精症的治疗。但指出促性腺激素用于男性非梗阻性无精症患者诱导精子生成证据不足；多数支持证据来自于病例报告；随机对照试验显示，与安慰剂对照，HMG 联用 HCG 不能改善精液参数。Cochrane 系统评价结果显示本药可以提高妊娠率，但纳入试验中的病例多数采用人重组促卵泡激素，同时指出因受样本量和试验质量限制尚不能得出结论。欧洲泌尿外科协会男性不育症诊疗指南不推荐使用[7]。有随机对照试验显示曲张精索静脉切除后使用尿促性素，可以缩短精子生成的诱导时间；一多中心对照研究显示：尿促性素/绒促性素可增加非梗阻性少精症患者的精子浓度，增加微创手术睾丸取精的成功率；回顾性研究显示，尿促性素/绒促性素可以刺激精子生成[8-11]。

参考文献

［1］陈新娜，乔杰，何方方，等. 高纯度尿促性素和普通尿促性素促排卵效果［J］. 中国生育健康杂志，2005，16（4）：205-208.

［2］侯同秀，王自然. 尿促性素在治疗内分泌功能障碍性不孕中的作用［J］. 中国乡村医药，2004，11（9）：23-24.

［3］PLATTERAU P，ANDERSEN A N，BALEN A，et al. Similar ovulation rates，but different follicular development with highly purified menotrophin compared with recombinant FSH in WHO Group Ⅱ anovulatory infertility：a randomized controlled study［J］. Human Reproduction，2006，21（7）：1798-1804.

［4］SEOW K M，LIN Y H，HUANG L W，et al. Subtle progesterome rise in the single-dose gonadotropin-releasing hormone antagonist（retrorelix）stimulation protocol in patients undergoing in vitro fertilization or intracytoplasmic sperm injection cycles［J］. Gyneclogical

Endocrinology, 2007, 23 (6): 338-342.

[5] ESTEVES S C, SCHERTZ J C, VERZA JR S, et al. A comparison of menotropin, highly-purified menotropin and follitropin alfa in cycles of intracytoplasmic sperm injection [J]. Reproductive Biology & Endocrinology Rb & E, 2009, 7 (1): 111.

[6] DABAJA A A, WOSNITZER M, SCHLEGEL P N. Endogenous hormone correction as medical treatment of male infertility. AUA update series, 2014.

[7] JUNGWIRTH A, DIEMER T, DOHLE G R, et al. Guidelines on male infertility (European Association of Urology) [S]. Update, 2017.

[8] KNUTH U A, HONIG W, BALS-PRATSCH M, et al. Treatment of severe oligospermia with human chorionic gonadotropin/human menopausal gonadotropin: a placebo-controlled, double blind trial [J]. J Clin Endocrinol Metab, 1987, 65 (6): 1081-1087.

[9] AMIRZARGAR M A, YAVANGI M, BASIRI A, et al. Comparison of recombinant human follicle stimulatinghormone (rhFSH), human chorionic gonadotropin (HCG) and human menopausal gonadotropin (HMG) on semen paramers after varicocelectomy: a randomized clinical trial [J]. Iran J Reprod Med, 2012, 10 (5): 441-452.

[10] YANG L I, ZHANG S X, DONG Q, et al. Application of hormonal treatment in hypogonadotropic hypogonadism: more than ten years experience [J]. Int Urol Nephrol, 2012, 44 (2): 393-399.

[11] HUSSEIN A I, OZGOK Y, ROSS L, et al. Optimization of spermatogenesis-regulating hormones in patients with non-obstructive azoospermia and its impact on sperm retrieval: a multicentre study [J]. BJU Int, 2013, 190 (6): 2209-2210.

培美曲塞二钠 Pemetrexed Disodium

【其他名称】爱立汀、捷佰立、力比泰、普来乐、全持安、赛珍、怡罗泽、ALIMTA

注射用培美曲塞二钠说明书【适应证】适用于与顺铂联合治疗无法手术的恶性胸膜间皮瘤。

培美曲塞二钠超药品说明书【适应证】用法：

1. 治疗宫颈癌。900 mg/m²，静脉滴注 10 min 以上，3 周方案。美国国家综合癌症网络（NCCN）《宫颈癌临床实践指南》（2015.V2）推荐培美曲塞作为复发或晚期宫颈癌的二线治疗方案，证据等级为 B（基于低水平证据提出的建议，专家组基本同意，无明显分歧）。指南中指出，有证据证实，作为二线化疗方案，培美曲塞是可以使复发或远处转移的宫颈癌达到部分缓解或有效的药物之一；Ⅱ期临床试验结果显示[1]，对于复发性宫颈癌患者，培美曲塞单药有效率（CR+PR）可达 15%，中位无进展生存期（mPFS）达 3.1 个月，中位总生存期（mOS）达 7.4 个月。

2. 治疗卵巢癌。900 mg/m²，静脉滴注 10 min 以上，3 周方案。美国国家综合癌症网络（NCCN）：卵巢癌包括输卵管癌和原发性腹膜癌（2014.V3），推荐培美曲塞单药方案作为复发性卵巢癌的备选治疗方案，证据等级为 A（基于低水平证据提出的建议，专家组一致同意）。Ⅱ期临床试验结果显示[2]，对于铂类耐药的复发性卵巢癌患者，培美曲塞单药有效率（CR+PR）可达 21%，中位无进展生存期（mPFS）达 2.9 个月，中位总生存期（mOS）达 11.4 个月。

本品通过运载叶酸的载体和细胞膜上的叶酸结合蛋白运输系统进入细胞内。一旦进入细胞内，就在叶酰多谷氨酸合成酶的作用下转化为多谷氨酸的形式。多谷氨酸存留于细胞内成为胸苷酸合成酶和甘氨酰胺核苷酸甲酰转移酶的抑制剂。多谷氨酸化在肿瘤细胞内呈现时间 - 浓度依赖性过程，而在正常组织内浓度很低。多谷氨酸化代谢物在肿瘤细胞内的半衰期延长，也就延长了药物在肿瘤细胞内的作用时间。

滴注准备：①配制过程应无菌操作。②计算本品用药剂量及用药支数。每支药含有500 mg 培美曲塞。每支实际所含本品大于 500 mg 以保证静脉滴注时能达到标示量。③每支 500 mg 药品用 20 mL 0.9%氯化钠注射液（不含防腐剂）溶解成浓度为 25 mg/mL 的溶液，慢慢旋转直至粉末完全溶解。完全溶解后的溶液澄清，颜色从无色至黄色或黄绿色都是正常的。本品溶液的 pH 值为 6.6~7.8，且溶液需要进一步稀释。④静脉滴注前观察药液有无沉淀及颜色变化；如果有异样，不能滴注。本品溶液配好后应用 0.9% 氯化钠注射液（不含防腐剂）稀释至 100 mL，静脉滴注超过 10 min。配好的本品溶液置于冰箱冷藏或置于室温（15~30℃）下保存，无须避光，其物理及化学特性 24 h 内保持稳定。按照上述方法配制的本品溶液，不含抗菌防腐剂，不用部分丢弃。本品只建议用 0.9%氯化钠注射液（不含防腐剂）溶解稀释。本品不能溶于含钙稀释剂，包括美国药典乳酸盐林格注射液和美国药典林格注射液。其他稀释液和其他药物与本品能否混合尚未确定，因此不推荐使用。

参考文献

[1] MILLER D S, BLESSING J A, BODURLA D C, et al. Evaluation of pemetrexed（Alimta, LY231514）as second line chemotherapy in persistent or recurrent carcinoma of the cervix: a phase Ⅱ study of the Gynecologic Oncology Group [J]. Gynecol Oncol, 2008, 110（1）: 65-70.

[2] MILLER D S, BLESSING J A, BODURLA D C, et al. Phase Ⅱ evaluation of pemetrexed in the treatment of recurrent or persissistent platinum-resistant ovarian or primary peritoneal carcinoma: a study of the Gynecologic Oncology Group [J]. J Clin Oncol, 2009, 27（16）: 2686-2691.

帕罗西汀 Paroxetine

【其他名称】氟苯哌苯醚、乐友、帕罗克赛、哌罗西汀、赛乐特、舒坦罗、Seroxat

帕罗西汀片说明书【适应证】①治疗各种类型的抑郁症。包括伴有焦虑的抑郁症及反应性抑郁症。常见的抑郁症状：乏力，睡眠障碍，对日常活动缺乏兴趣和愉悦感，食欲减退。②治疗强迫性神经症。常见的强迫症状：感受反复和持续的可引起明显焦虑的思想、冲动或想象，从而导致重复的行为或心理活动。③治疗伴有或不伴有广场恐怖的惊恐障碍。常见的惊恐发作症状：心悸，出汗，气短，胸痛，恶心，麻刺感和濒死感。④治疗社交恐怖症/社交焦虑症。常见的社交焦虑的症状：心悸，出汗，气短等。通常表现为继发于显著或持续的对一个或多个社交情景或表演场合的畏惧，从而导致回避。⑤治疗疗效满意后，继续服用本品可防止抑郁症、惊恐障碍和强迫症的复发。

帕罗西汀超药品说明书【适应证】用法：

1. 治疗早泄。早泄是最常见的男性性功能障碍之一，早泄的发生与中枢 5-HT 系统功能异常有关。Waldinger 等[1]报道了 2 个随机双盲对照研究。第一部分研究选择 60 例在性交中早泄者为对象，经随机分组，分别给予氟西汀 20 mg/d、氟伏沙明 100 mg/d、帕罗西汀 20 mg/d、舍曲林 50 mg/d 或安慰剂 6 周，让服药者自行计时观察射精时间。结果显示，与服药前相比，帕罗西汀的延长射精作用最强。第二部分研究为以往无早泄史与有早泄史进行对照，随机予以帕罗西汀 20 mg/d 或安慰剂治疗。结果显示，帕罗西汀的延迟射精作用不仅存在于有早泄史者，对以往射精时间正常者同样有延迟作用。Alghbary 等[2]研究比较了帕罗西汀长期每日服用治疗早泄与曲马多按需服用治疗早泄的疗效。35 例患者被随机分为帕罗西汀组和曲马多组，进行为期 12 周的治疗后发现帕罗西汀可以明显延长早泄患者的射精时间，且疗效强于曲马多。

邵欣胤等[3]评价了低剂量帕罗西汀结合改进的行为疗法治疗早泄的可行性与疗效。方法：将 120 例早泄患者随机分为 3 组，每组 40 例。试验组：口服帕罗西汀 10 mg/次，每晚 1 次，连用 4 周，同时进行改进后的行为疗法，为期 8 周；对照组 I：帕罗西汀 20 mg/次，每晚 1 次，连用 8 周。对照组 II：行为疗法，为期 8 周。观察各组治疗后的 CIPE-5（中国早泄患者性功能评价表）积分变化、有效率、药物不良反应。结果 3 组治疗后，试验组有效率为 95%（38/40），对照组 I 为 70%（28/40），对照组 II 为 67.5%（27/40），3 组比较有显著性差异（$\chi^2 = 10.61$，$P < 0.01$）。试验组治疗后 CIPE-5 积分及有效率均优于两对照组，药物不良反应发生率明显低于对照组 I（$P < 0.01$）。

孙成亮等[4]比较了氟西汀、帕罗西汀、氯米帕明治疗早泄的疗效和副作用。分别以口服氟西汀 20 mg/d、帕罗西汀 20 mg/d 和氯米帕明 50 mg/d 治疗早泄，疗程 4 周，74 例患者完成疗程。3 种药物治疗早泄的有效率：氟西汀 70.4%、帕罗西汀 73%、氯米帕明 76.1%，差异无统计学意义（$P > 0.05$）。

2. 治疗原发性痛经。厉芳红等[5]让 85 例痛经患者在常规治疗同时加服帕罗西汀 20 mg/d，对照组给予维生素 B_6 和益母草冲剂治疗，连续服用 3 个月。结果：两组治疗后比治疗前均有明显的改善，治疗组的治疗效果明显优于对照组，且不影响月经周期变化，疗效确切。

参考文献

[1] WALDINGER M D, HENGEVELD M W, ZWINGERMAN A H, et al. Ejaculatiorr retarding properies of paroxetine in patients with primary premature ejaculation：a double blind, randomized, dose response study [J]. Br J Urol, 1997, 79 (4)：592-595.

[2] ALGHBARY M, EL-BAYOUMY Y, MOSTAFA Y, et al. Evaluation of tramadol on demand VS. Daily Paroxetine as a long-term treatment of liflong premature ejaculation [J]. J Sex

Med, 2010, 3 (30): 687-689.

[3] 邵欣胤, 李金彪. 口服帕罗西汀结合行为疗法治疗早泄的临床研究 [J]. 中国男科学杂志, 2008, 22 (1): 18-20.

[4] 孙成亮, 刘继红, 王少刚, 等. 氟西汀、帕罗西汀和氯丙米嗪治疗早泄的临床研究 [J]. 临床泌尿外科杂志, 2004, 19 (2): 91-92.

[5] 厉芳红, 戴王磊. 帕罗西汀治疗原发性痛经的疗效分析 [J]. 中国妇幼保健, 2005, 20 (19): 2467-2468.

泼尼松 Prednisone

【其他名称】 强的松、去氢可的松

醋酸泼尼松片说明书**【适应证】** 主要用于过敏性与自身免疫性炎症性疾病。适用于结缔组织病、系统性红斑狼疮、严重支气管哮喘、皮肌炎、血管炎等过敏性疾病，以及急性白血病、恶性淋巴瘤及适用其他肾上腺皮质激素类药物的病症等。

醋酸泼尼松片超药品说明书【适应证】用法：

1. 用于复发性自然流产。有研究[1]显示：泼尼松 5 mg/d，口服，联合阿司匹林与复合维生素片治疗不明原因的复发性自然流产患者，能显著提高妊娠成功率，获得一个良好的妊娠结局。另有报道[2]对于复发性流产患者，泼尼松联合阿司匹林观察组治疗有效率为 75%，显著优于使用常规保胎药物（固肾安胎丸、黄体酮等）对照组（治疗有效率 57.7%），临床成效显著。

Tempfer 等[3]研究中得出结论，对于特发性习惯性流产患者，泼尼松联合阿司匹林与叶酸治疗，能提高活产率；Fawzy 等[4]的 RCT 表明联合低剂量、短疗程的泼尼松、孕酮和阿司匹林，能获得一个良好的妊娠结局。

2. 用于抑制胚胎着床过程中的免疫排斥反应，辅助提高着床率。临床研究[5-11]结果显示，泼尼松或泼尼松龙（5~10 mg，每日 1 次，口服）联合静脉滴注免疫球蛋白或口服小剂量阿司匹林，可以提高自身免疫抗体（ACA）阳性患者在采用辅助生殖技术过程中的着床率、临床妊娠率和（或）活产率，从而提高辅助生殖的成功率。

参考文献

[1] 欧华，郁琦. 阿司匹林、泼尼松及爱乐维联合用药在治疗不明原因早期复发性自然流产中的效果观察 [J]. 中华医学杂志，2017，97（41）：3250-3254.

[2] 张艳丽. 阿司匹林联合泼尼松治疗复发性流产效果观察 [J]. 心理医生，2016（31）：135-136.

[3] TEMPFER C B, KURZ C, BENTZ E K, et al. A combination treatment of prednisone, aspirin, folate, and progerone in women with idiopathic recurrent miscarriage：a matched-pair study [J]. Fertil Steril, 2006, 86（1）：145-148.

[4] FAWZY M, SHOKEIR T, EL-TATONGY M, et al. Treatment options and pregnancy outcome in women with idiopathic recurrent miscarriage：a randomized placebo-controlled study [J]. Arch Gynecol Obstet, 2008, 278（1）：33-38.

[5] INOUE T, ONO Y, YONEZAWA Y, et al. Improvement of Live Birth Rate Following Frozen-Thawed Blastocyst Transfer by Combination of Prednisolone Administration and Stimulation of Endometrium Embryo Transfer [J]. Open Journal of Obstetrics & Gynecology, 2014, 4（13）：745-750.

[6] NYBORG K M, KOLTE A M, LARSEN E C, et al. Immunomodulatory treatment with intravenous immunoglobulin and prednisone in patients with rucurrent miscarriage and implantation failure after in vitro fertilization/intra-cytoplasmic sperm injection [J]. Fertil Steril, 2014, 102（6）：1650-1655.

[7] ZHU Q, WU L, XU B, et al. A retrospective study on IVF/ICSI outcome in patients with anti-nuclear antibodies：the effects of prednisone plus low-dose aspirin adjuvant treatment [J]. Reproductive Biology and Endocrinology, 2013, 11（1）：98-106.

[8] GEVA E, AMIT A, LERNER-GEVA L, et al. Prednisone and aspirin improve pregnancy rate in patients with reproductive failure and autommune antibodies：a prospective study [J]. Am J Reprod Immunol, 2015, 43（1）：36-40.

[9] TANIGUCHI F. Results of Prednisolone given to improve the outcome of in vitro fertilization-embryo transfer in women with antinuclear antibodies [J]. J Reprod Med, 2005, 50（6）：383-388.

[10] HASEGAWA I, YAMANOTO Y, SUZUKI M, et al. Prednisolone plus low-dose aspirin

improves the implantation rate in women with autoimmune conditions who are undergoing in vitro fertilization [J]. Fertil Steril, 1998, 70 (6): 1044-1048.

[11] ANDO T, SUGANUMA N, FURUHASHI M, et al. Successful glucocorticoid treatment for patients with abnormal autoimmunity on in vitro fertilization and embryo transfer [J]. J Assist Reprod Genet, 1996, 13 (10): 776-781.

普鲁卡因 Procaine

【其他名称】 奴佛卡因、Novocaine

盐酸普鲁卡因注射液说明书**【适应证】** 局部麻醉药。用于浸润麻醉、阻滞麻醉、腰椎麻醉、硬膜外麻醉及封闭疗法等。

盐酸普鲁卡因注射液超药品说明书【适应证】 用法：

1. *治疗产程进展缓慢*。有人用普鲁卡因治疗产程进展缓慢的患者，结果与对照组比较，可明显缩短总产程，有效率87.3%，两组间差异显著。其认为普鲁卡因能可逆性地阻断感觉神经冲动的发生与传导，阿托品可解除平滑肌痉挛，二药合用，可减轻痛感，松弛宫颈。用法：1%本品 10 mL 加硫酸阿托品 0.5~1 mg，常规清洁外阴及阴道并以窥阴器暴露宫颈后，用长穿刺针头将药液注入宫颈 3 点、6 点、9 点、12 点处，如宫颈水肿严重，暴露不清，可将药全部注入水肿部位[1]。

2. *治疗遗精*。郑海龙[2]采用普鲁卡因、山莨菪碱注射液会阴穴位封闭疗法治疗遗精者 28 例。方法：用 0.25%本品 15 mL 与山莨菪碱注射液 10 mg 穴位注射，深度<1.5 cm，10~15 mL/次，1 次/d。经治疗，28 例中痊愈 20 例、显效 5 例、好转 3 例。

参考文献

[1] 李世文，康满珍，陈雪. 老药新用途 [M]. 北京：人民军医出版社，2010.

[2] 郑海龙. 会阴穴位封闭疗法治疗遗精 28 例 [J]. 上海针灸杂志，2004，23（11）：30.

葡萄糖酸锌 Zinc Gluconate

葡萄糖酸锌片说明书【适应证】用于治疗缺锌引起的营养不良、厌食症、异食癖、口腔溃疡、痤疮、儿童生长发育迟缓等。

葡萄糖酸锌片超药品说明书【适应证】用法：

治疗男性不育。不育男性精浆锌含量明显低于生育组，并且精浆锌浓度与精子密度、精子活率及存活力之间呈显著正相关。缺锌会导致男性不育。通过补充葡萄糖酸锌治疗后，不仅精子的活动力得到了明显的提高，而且精子的密度也有明显的改变。张殿廷等[1]研究了锌对男性不育患者精液质量的影响。方法：以精液不良为主的男性不育症者 992 例，其中 876 例口服葡萄糖酸锌（A 组），116 例口服 10%葡萄糖酸钙作为对照组（B 组），548 例精液正常者作为正常对照（C 组）。对比用药前和用药后 4 周各组的精液参数、精浆和血清锌含量，并对其配偶妊娠情况进行随访观察。结果：A 组用药前后精液参数、精浆和血清锌含量相比差异有显著性意义（$P<0.01$），B 组各指标用药前后相比差异无显著性意义（$P>0.01$），A、B 两组间用药后各指标差异有显著性意义（$P<0.001$），C 组与 A、B 两组精浆和血清锌含量相比差异有显著性意义（$P<0.01$）。经 10 年随访，A 组妊娠率为 58.4%，B 组妊娠率为 1.68%，两组差异有显著性意义（$P<0.001$）。B 组 112 例在第一阶段治疗效果不佳后，改用 A 组方法治疗，各指标前后结果相比差异有显著性意义（$P<0.01$），全组治疗过程中未发生严重不良反应。结论：锌能改善精液质量和增加精浆、血清锌含量。应用葡萄糖酸锌及综合治疗可提高不育症的治愈率。

夏薇等[2]探讨葡萄糖酸锌配伍古汉养生精片治疗男性不育症的临床疗效。方法：特发性少弱精子症男性不育患者 162 例，随机分为 3 组。A 组 45 例，单纯给予葡萄糖酸锌片治疗；B 组 67 例，单纯给予古汉养生精片治疗；C 组 50 例，给予葡萄糖酸锌片配伍古汉养生精片同时治疗。三组患者均以 30 d 为一个治疗周期。观察各组患者治疗前后精液常规主要参数（精子密度、精子百分率、前向运动精子百分率等）的变化及三组患者经治疗后的临床疗效。结果：三组患者的精子密度、a 级精子比例及（a+b）级精子比例与服药前比较均有明显提高。三组中以 C 组疗效最佳。C 组疗效与 A、B 组疗效比较有显著性差异（$P<0.05$）。A 组疗效较 B 组疗效稍高，但两组间疗效比较无显著性差异。结论：葡萄糖

酸锌配伍古汉养生精片治疗特发性少弱精子症的效果优于单用葡萄糖酸锌片及单用古汉养生精片的疗效。

参考文献

[1] 张殿廷，刘珍，刘亚莉. 葡萄糖酸锌辅助药物治疗精液不良症临床研究 [J]. 中华泌尿外科杂志，2003，24（8）：564-567.

[2] 夏薇，康佳丽，苏宁，等. 葡萄糖酸锌配伍古汉养生精片治疗男性不育症临床疗效分析 [J]. 国际医药卫生导报，2009，15（16）：102-104.

羟乙基淀粉 Hydroxyethyl starch，HES

羟乙基淀粉40氯化钠注射液说明书【适应证】血容量补充药。有维持血液胶体渗透压作用，用于失血、创伤、烧伤及中毒性休克等。

羟乙基淀粉超药品说明书【适应证】用法：

用于治疗卵巢过度刺激综合征（OHSS）。羟乙基淀粉是胶体血浆扩容剂，或可替代白蛋白用于取卵时的静脉用药从而预防 OHSS 的发生，但 HES 没有白蛋白的体液转移作用[1]。有研究发现 HES 可降低 OHSS 的发生但不影响妊娠率[2]。李静[3]对患有重度卵巢过度刺激综合征的患者使用小剂量多巴胺联合羟乙基淀粉溶液进行治疗，临床效果明显，患者获得较快治愈，缩短了住院时间，降低了花费，具有较高的临床推广价值。

参考文献

[1] GOKMEN, UGUR, EKIN, et al. Intravenous albumin versus hydroxyethyl starch for the prevention of ovarian hyperstimulation in an in－vitro fertilization programme：A prospective randomized placebo controlled study [J]. Eur J Obstet Gynecol Reprod Biol，2001，96（2）：187-192.

[2] YOUSSEF M A, AINANY H G, EVERS J L, et al. Intra－venous fluids for the prevention of severe ovarian hyperstimulation syndrome [J]. Cochrane Database of Systematic Reviews，2011，66（2）：CD001302.

[3] 李静. 重度卵巢过度刺激综合征女性行低剂量多巴胺与羟乙基淀粉溶液联合治疗的临床疗效 [J]. 当代医学, 2017, 23 (16)：113-115.

屈螺酮炔雌醇 Drospirenone and Ethinylestradiol

【其他名称】优思明

屈螺酮炔雌醇片说明书【适应证】女性避孕。【用法用量】必须按照包装所标明的顺序，每天约在同一时间用少量液体送服。每日 1 片，连服 21 d。停药 7 d 后开始服用下一盒药，其间通常会出现撤退性出血。一般在该周期最后一片药服完后 2~3 d 开始出血，而且在开始下一盒药时出血可能还未结束。

屈螺酮炔雌醇片超药品说明书【适应证】【用法用量】用法：

1. 治疗功能性子宫出血（功血）及多囊卵巢综合征（PCOS）。口服，①功血：1 片，8~12 h 1 次，止血 3 d 后递减 1/3 用量；②PCOS：1 mg，每日 1 次。

中华医学会妇产科学分会妇科内分泌学组在《2014 异常子宫出血诊断与治疗指南》[1]中将我国妇产科学界存在的一些术语混淆进行了统一，如"异常子宫出血（AUB）、功能性子宫出血（功血）、月经过多等"，统称为异常子宫出血（AUB）。指南根据九类病因分类。如 AUB-P：此类病因引起的异常子宫出血中，对已完成生育或近期不愿生育者可考虑使用短效口服避孕药以减少复发风险；AUB-A：此类病因引起的异常子宫出血中，对症状较轻、不愿手术者可试用短效口服避孕药、促性腺激素释放激素激动剂（GnRH-a）治疗 3~6 个月。还有其他病因引起的异常子宫出血的诊断可参见该临床指南。

杨昱等[2]对 2013 年美国内分泌学会《多囊卵巢综合征诊疗指南》进行了解读指出，指南以循证医学为基础，用 GRADE 系统明确了证据质量和推荐强度。本指南对于月经紊乱及多毛痤疮的 PCOS 患者推荐首选激素避孕药（HCs）治疗，利用孕激素抑制促黄体生成素（LH）水平及卵巢分泌雄激素，同时雌激素可提高性激素结合球蛋白水平，可降低游离活性睾酮含量。对青少年 PCOS 治疗，本指南建议首选 HCs；对于尚未月经初潮，但有临床或生化高雄激素血症，且第二性征发育明显的女孩来说，推荐使用 HCs。

朱迎等[3]研究了屈螺酮炔雌醇的非避孕临床应用，使用优思明，每片含 0.03 mg 炔雌醇和 3 mg 屈螺酮。主要成分屈螺酮属于新一代孕激素，还具有拮抗雄激素受体的作用，可减少卵巢和肾上腺生成睾酮。可使 PCOS 患者总睾酮水平降低，性激素结合球蛋白水平升高，能够有效改善多毛等高雄激素血症，但对胰岛素抵抗无明显作用。一项多中心的随机试验研究表明，优思明具有极好的周期控制作用和良好的耐受性。

2. 用于人工流产术后子宫恢复。人工流产术对女性子宫内膜可造成损伤，流产术后人体内孕激素、抗雄激素以及抗盐皮质激素发生变化，进而诱发阴道出血，且手术操作也会引起生殖系统器质性和功能性病变，还会导致术后并发症的出现。因此，在做好人工流产手术的同时，采取积极有效的措施促进子宫内膜恢复，减少术中、术后及远期并发症是妇产科关注的问题。孙俊杰等[4]的研究表明，人工流产术后口服雌激素及避孕药对子宫内膜恢复有一定促进效果。屈螺酮炔雌醇片中的屈螺酮药理学特性最接近女性体内的孕酮，具有抗雄性激素的效果，其还能抑制宫颈细胞分泌，减少宫颈黏液中的水分，阻止细菌上行，避免子宫内膜长期处于炎性环境，为子宫内膜的修复提供有利环境；炔雌醇为人工合成的雌激素，有利于子宫血管生长以及修复子宫腺体，促进人工流产术后子宫内膜快速修复而达到止血目的；促进子宫收缩、蜕膜剥脱和排出，缩短阴道流血时间[5,6]。袁伟华等[7]观察了屈螺酮炔雌醇片对人工流产术后子宫的恢复效果，结果显示，屈螺酮炔雌醇片能够促进流产术后子宫内膜恢复和月经复潮，缩短阴道流血时间，减少并发症且不良反应较少，服用安全性高，值得临床应用。

3. 治疗经前期情绪障碍。经前期情绪障碍（PMDD）是指女性反复在黄体期（月经前 7~14 d）周期性出现以情绪低落和行为改变为特征并伴有躯体症状的疾病。其病因及发病机制尚未十分明确，研究者普遍认为该病的发生可能是激素内分泌、脑神经递质系统、环境等多因素之间相互作用的结果。云红叶[8]探讨了屈螺酮炔雌醇片治疗经前期情绪障碍的疗效以及对生存质量及依从性的影响，结果表明屈螺酮炔雌醇片可有效改善 PMDD 患者的临床症状，提高患者的生存质量，不良反应可耐受，服药依从性良好。另有研究[9]表明优思悦（屈螺酮炔雌醇片Ⅱ）改善经前期情绪障碍症状的效果明显优于优思明。

参考文献

[1] 中华医学会妇产科学分会妇科内分泌学组. 2014 异常子宫出血诊断与治疗指南 [J].
中华妇产科杂志. 2014，49（11）：801-806.

[2] 杨昱，刘超. 2013 年美国内分泌学会多囊卵巢综合征诊疗指南解读 [J]. 中华内分

泌代谢杂志，2014，30（2）：89-92.

[3] 朱迎，史惠蓉．屈螺酮炔雌醇的非避孕临床应用［J］．国际妇产科学杂志，2011，38（3）：231-233，240.

[4] 孙俊杰，刘小利．屈螺酮炔雌醇对人工流产术后患者子宫内膜的修复作用研究［J］．中国性科学，2016，25（12）：124-126.

[5] 马靖茹，徐国萍．人工流产后即日服用屈螺酮炔雌醇片对阴道出血子宫粘连的影响分析［J］．现代中西医结合杂志，2015，24（5）：518-520.

[6] 张玉荣．人工流产术后口服屈螺酮炔雌醇片临床观察［J］．中国实用医刊，2014，41（3）：120-121.

[7] 袁伟华，马俊勤，薛莉．屈螺酮炔雌醇片对人工流产术后子宫恢复效果观察［J］．中国计划生育学杂志，2018，26（8）：676-678.

[8] 云红叶．屈螺酮炔雌醇片治疗经前期情绪障碍的疗效及对生存质量及依从性的影响［J］．中国妇幼保健，2017，32（24）：6258-6260.

[9] 郭秀玲．优思明及优思悦治疗经前情绪障碍及痤疮疗效观察［J］．中国计划生育学杂志，2018，26（10）：951-953，957.

炔雌醇环丙孕酮 Ethylene Estradiol Cycloprogesterone

【其他名称】达英-35

炔雌醇环丙孕酮片说明书【适应证】本品用于女性口服避孕。

炔雌醇环丙孕酮片超药品说明书【适应证】用法：

用于多囊卵巢综合征及原发性不孕症。多囊卵巢综合征合并不孕是原发性不孕症的病因之一。2007年版中国《多囊卵巢综合征的诊断和治疗专家共识》[1]指出多囊卵巢综合征占无排卵性不孕症患者的30%~60%，治疗多囊卵巢综合征患者的高雄激素血症首选药物是炔雌醇环丙孕酮片；2013年版《美国内分泌学会多囊卵巢综合征诊疗指南》[2]对于月经紊乱及多毛痤疮的多囊卵巢综合征患者推荐首选激素避孕药（HCs）治疗，利用孕激素抑制 LH 水平及卵巢分泌雄激素，同时雌激素可提高性激素结合球蛋白水平，从而降低游离活性睾酮含量。

参考文献

[1] 中华医学会妇产科学分会内分泌学组. 多囊卵巢综合征的诊断和治疗专家共识[J]. 中华妇产科杂志，2008，43（7）：553-555.

[2] 杨昱，刘超. 2013 年美国内分泌学会多囊卵巢综合征诊疗指南解读 [J]. 中华内分泌代谢杂志，2014，30（2）：89-92.

去氧孕烯炔雌醇 Desogestrel and Ethinylestradiol

【其他名称】妈富隆

去氧孕烯炔雌醇片说明书【适应证】避孕。

去氧孕烯炔雌醇片超药品说明书【适应证】用法：

1. 用于功能性子宫出血的止血。《功能失调性子宫出血临床诊断治疗指南》（草案）[1] 指出：复方短效口服避孕药适用于长期而严重的无排卵出血。目前使用的是第三代短效口服避孕药，如去氧孕烯炔雌醇（妈富隆）、孕二烯酮炔雌醇（敏定偶）或复方醋酸环丙孕酮（达英-35），用法为每次 1~2 片，8~12 h 一次，止血 3 d 后递减 1/3 用量，直至维持量每天 1 片，维持至第 21 天本周期结束。李蓓洁[2]将 49 例功能失调性子宫出血患者按入院顺序分甲组、乙组，甲组 26 例，乙组 23 例。甲组患者用去氧孕烯炔雌醇进行治疗，乙组患者用补佳乐进行治疗。结果：甲组患者的完全止血时间、控制止血时间均少于乙组患者（$P<0.05$）。乙组患者治疗的总有效率（73.91%）低于甲组患者（96.15%）（$P<0.05$）。结果表明：在功能失调性子宫出血患者中，去氧孕烯炔雌醇可快速控制出血和完全止血，疗效较高。

2. 治疗多囊卵巢综合征。韩春梅等[3]将多囊卵巢综合征患者 80 例随机分为对照组和实验组各 40 例，对照组给予克罗米芬治疗，实验组给予去氧孕烯炔雌醇片进行治疗。结果两组患者治疗后病情均明显好转，实验组患者相对于对照组患者疗效更显著。表明去氧孕烯炔雌醇片治疗多囊卵巢综合征有显著疗效，值得临床推广与应用。费梦等[4]研究了观察妈富隆联合二甲双胍对多囊卵巢综合征患者降钙素原、免疫功能及氧化应激水平的影响，结果表明妈富隆联合二甲双胍治疗 PCOS 具有较好的临床疗效，可显著改善患者免疫功能，缓解炎症反应状态，降低机体氧化应激程度。

参考文献

[1] 中华医学会妇产科学分会内分泌学组，中华医学会妇产科学分会绝经学组．功能失调性子宫出血临床诊断治疗指南（草案）[J]．中华妇产科杂志，2009，44（3）：234-236.

[2] 李蓓洁．去氧孕烯炔雌醇治疗功能失调性子宫出血的临床分析 [J]．中外女性健康研究，2018（4）：109，118.

[3] 韩春梅，马占琼．去氧孕烯炔雌醇片治疗多囊卵巢综合征的疗效观察 [J]．实用妇科内分泌杂志，2015，2（6）：166-167.

[4] 费梦，陈哲．妈富隆联合二甲双胍对多囊卵巢综合征患者降钙素原、免疫功能及氧化应激水平的影响 [J]．中国计划生育学杂志，2018，26（10）：909-912.

曲唑酮 Trazodone

【其他名称】每素玉

盐酸曲唑酮片说明书【适应证】主要用于治疗各种类型的抑郁症和伴有抑郁症状的焦虑症以及药物依赖者戒断后的情绪障碍。

盐酸曲唑酮片超药品说明书【适应证】用法：

用于早泄的辅助治疗。欧洲泌尿外科学会有关男性性功能障碍的指南[1]中指出，连续每天给予 5-HT 再摄取抑制剂已经是治疗早泄的首选方法，需要给予 1~2 周后才能起到改善作用，可能与受体的脱敏作用有关。治疗可导致疲乏、困倦、恶心、呕吐、口干、腹泻、流汗等副作用，通常会在 2~3 周后得到改善，同时其可能引起性欲降低和勃起障碍等副作用。此类药物采用按需+持续低剂量给药的方式，可能会减小其副作用。指南中列举了西酞普兰、氟西汀、氟伏沙明、帕罗西汀等同类物质，但未列举曲唑酮，所以是否能应用曲唑酮以及具体给予剂量并不明确。

国际性医学学会诊断和治疗早泄的指南[2]的更新版本指出，Ia级证据支持5-HT再摄取抑制剂治疗早泄的有效性和安全性，但列举药物中也未包含曲唑酮，所以曲唑酮的具体使用情况尚待评估。

目前，曲唑酮的国外报道主要见于对阳痿的治疗；用于早泄的治疗，多见于国内文献报道[3,4]。国内已发表的文献中，有病例对照研究和随机对照研究（未提示盲法），采用一个疗程内前2周口服盐酸曲唑酮25 mg/d，后2周口服50 mg/d的方案进行治疗，均显示曲唑酮治疗早泄有效，但并未对不良反应等进行观察和评价。因此，曲唑酮治疗早泄的最终结论尚需更多高质量的临床循证证据核实。

参考文献

[1] HATZIMOURATISIS K, AMAR E, EARDLEY I, et al. Guidelines on Male Sexual Dysfunction: Erectile Dysfunction and Premature Ejaculatio [J]. European Urology, 2010, 57 (5): 804-814.

[2] ALTHOF S E, MCMAHON C G, WALDINGER M D, et al. An update of the international society of sexual medicine's guidelines for the diagnosis and treatment of premature ejaculation (PE) [J]. The Journal of Sexual Medicine, 2014, 2 (2): 60-90.

[3] 刘大伟. 盐酸曲唑酮治疗功能性早泄临床观察 [J]. 锦州医学院学报, 2006, 27 (4): 69-70.

[4] 宋建国. 盐酸曲唑酮治疗早泄临床观察 [J]. 医学论坛杂志, 2006, 27 (10): 44-45.

羟氯喹 Hydroxychloroquine

【其他名称】 羟氯喹啉、Ercoquin、Plaquenil、Quensyl

硫酸羟氯喹片说明书【适应证】本品用于对潜在严重副作用小的药物应答不满意的以下疾病：类风湿关节炎，青少年慢性关节炎，盘状红斑狼疮和系统性红斑狼疮（SLE），以及由阳光引发或加剧的皮肤病变。【禁忌】孕妇及哺乳期妇女禁用。

硫酸羟氯喹片超药品说明书【适应证】用法：

1. 治疗妊娠合并系统性红斑狼疮。2007 年 EULAR（欧洲风湿病防治联合会）发表的专家共识将羟氯喹列为系统性红斑狼疮合并妊娠的基础治疗药物[1]。一项回顾性分析研究收集了 11 年间共 118 例系统性红斑狼疮妊娠患者，分为应用羟氯喹组（41 例）和未使用羟氯喹组（77 例），结果发现应用羟氯喹组患者的胎儿不良结局显著低于未使用组（$P = 0.001$），尤其可显著降低新生儿发病率、早产率和宫内生长受限，且未发现应用羟氯喹后出现不良报告，体现了羟氯喹良好的妊娠药物安全性，可改善妊娠结局[2]。周丽等[3]回顾性研究了 114 例病情稳定后妊娠的 SLE 患者，将其分为泼尼松联合硫酸羟氯喹治疗组及单用泼尼松组，评估硫酸羟氯喹对妊娠结局及疾病活动度（SLEDAI 评分）的影响，观察硫酸羟氯喹对母婴的安全性。结果：泼尼松联合硫酸羟氯喹治疗组 71 例，活产 62 例（87.3%），疾病复发 11 例（15.5%）；单用泼尼松治疗组 43 例，活产 28 例（65.1%），疾病复发 15 例（34.9%）。并且应用硫酸羟氯喹患者的视野及眼底均未见明显异常，新生儿均未发现心肺疾病及生长发育异常。表明孕期使用硫酸羟氯喹治疗可改善 SLE 患者妊娠结局，减少疾病复发，对孕妇及胎儿具有良好的安全性。

刘亚新等[4]选择 SLE 合并妊娠患者 57 例，随机分为对照组（29 例，口服羟氯喹）和观察组（28 例，在口服羟氯喹基础上使用小剂量阿司匹林及泼尼松），探讨羟氯喹联合小剂量阿司匹林及泼尼松治疗对妊娠合并系统性红斑狼疮（SLE）患者的母婴结局及细胞因子的影响。结果：观察组早产、低体重儿发生率及出血量均显著低于对照组（均 $P < 0.05$）；观察组患者不良反应发生率显著低于对照组（$P < 0.05$）；分娩前，观察组患者 TNF-α、IL-1α 水平均显著低于对照组；观察组患者 IFN-γ 和 IL-2 水平显著高于对照组。妊娠妇女皮质醇、雌激素以及孕激素水平的升高会引起 IL-2 和 IFN-γ 等 Th_1 细胞因子分

泌量的减少，而在 SLE 患者体内本身 Th_1 细胞因子便会轻度降低，如不能及时抑制这种趋势，将会使 Th_1/Th_2 严重失衡，进而造成机体免疫系统功能障碍，引发多种疾病[5,6]。分娩后观察组 Th_1 细胞因子水平显著高于对照组，Th_2 细胞因子水平显著低于对照组（$P < 0.05$）。这有利于维持 Th_1/Th_2 平衡，从而保证母体健康，进而改善妊娠结局。提示羟氯喹联合小剂量阿司匹林及泼尼松可有效改善妊娠合并 SLE 患者妊娠结局，可能是通过影响 Th_2 型以及 Th_1 型细胞因子水平而改善病情。

2. 治疗免疫性复发性流产。每日剂量 0.2 mg，分 2 次口服。复发性流产病因复杂，目前血栓前状态和免疫因素受到越来越多的关注，当确定妊娠妇女处于狼疮抗体筛查试验异常，抗 SSA、抗 SSB、抗 dsDNA 异常时，可以使用泼尼松、羟氯喹及免疫球蛋白[7]。

参考文献

[1] BERTSIAS G, INANNIDIS J P, BOLETIS J, et al. EULAR recommendations for the management of systemic lupus erythematosus. Report of a Task Force of the EULAR Standing Committee for International Clinical Studies Including Therapeutics [J]. Ann Rheum Dis, 2008, 67 (2): 195-205.

[2] LEROUX M, DESVEAUX C, PARCEVAUX M, et al. Impact of hydroxychloroquine on preterm delivery and intrauterine growth restriction in pregnant women with systemic lupus erythematosus: a descriptive cohort study [J]. Lupus, 2015, 24 (13): 1384-1391.

[3] 周丽, 忻霞菲, 褚宇东. 硫酸羟氯喹对系统性红斑狼疮患者妊娠结局的影响 [J]. 中华风湿病学杂志, 2017, 21 (1): 10-14.

[4] 刘亚新, 任天丽, 张霞. 羟氯喹联合小剂量阿司匹林及泼尼松对妊娠合并系统性红斑狼疮患者母婴结局及细胞因子的影响 [J]. 中国妇幼保健, 2018, 33 (5): 1003-1006.

[5] DORIA A, CUTOLO M, GHIRARDELLO A, et al. Effect of pregnancy on serum cytokines in SLE patients [J]. Arthritis Res Ther, 2012, 14 (2): R66.

[6] JIAO Q, QIAN Q, ZHAO Z, et al. Expression of human T cell immunoglobulin domain and mucin-3 (TIM-3) and TIM-3 ligands in peripheral blood from patients with systemic lupus erythematosus [J]. Arch Dermatol Res, 2016, 308 (8): 553-561.

[7] 管桂雪, 颜磊. 免疫-凝血相关性复发性流产治疗进展 [J]. 国际生殖健康/计划生育杂志, 2018, 37 (2): 145-149.

山莨菪碱 Anisodamine

【其他名称】654-2

盐酸山莨菪碱注射液说明书【适应证】M 受体阻断药，主要用于解除平滑肌痉挛、胃肠绞痛、胆道痉挛、急性微循环障碍及有机磷中毒等。

消旋山莨菪碱片说明书【适应证】用于缓解胃肠痉挛所致的疼痛。

山莨菪碱注射液（片）超药品说明书【适应证】用法：

1. 治疗妊娠高血压综合征、妊娠中毒症。全身小动脉痉挛是妊娠高血压综合征的基本病理改变，本品为抗胆碱药，可以使平滑肌明显松弛，有迅速消除血管尤其是微血管痉挛的作用，若与降压药联合应用，则可快速、有效地治疗妊娠高血压综合征。用法：本品 10 mg/次，3 次/d，口服，舌下含服哌唑嗪 1 mg，3 次/d。降压、消肿、纠正尿蛋白，缓解较快，且对肝肾功能无明显损害，对胎儿及胎盘功能也无影响。

周百霞等[1]选取 14 例妊娠高血压综合征患者给予山莨菪碱 10~20 mg 加入 5%葡萄糖注射液 500 mL 静脉滴注，3 d 为一个疗程。观察用药后血压、体重、蛋白尿变化，多普勒超声监测用药前后子宫动脉、脐动脉的收缩期峰值（S）/舒张末期血流速度（D）比值（S/D），阻力指数（RI）及搏动指数（PI）。结果：14 例妊娠高血压综合征患者在用药前的收缩压及舒张压分别是（155.8±18.9）mmHg、（108.5±9.6）mmHg，治疗后分别是（149.0±11.4）mmHg、（102.4±14.7）mmHg，用药后收缩压与舒张压明显下降（$P<0.05$）；治疗后体重减少（4.21±1.20）kg，水肿随体重减少而减轻；蛋白尿多在治疗后第 2 天或第 3 天减少或消失。子宫动脉和脐动脉的 S/D、RI、PI 均明显下降（$P<0.01$）。结论：山莨菪碱治疗妊娠高血压综合征能降低子宫、胎盘血流阻力，增加其血流灌注，改善孕妇临床症状，有利于母婴预后。

韩皓等[2]选择妊娠高血压综合征患者 60 例，随机分为 2 组。研究组 30 例，其中重度妊娠高血压综合征 21 例，中度妊娠高血压综合征 9 例，每日用山莨菪碱总量 70~90 mg，其中 50 mg 加入 5%葡萄糖注射液 500 mL 中每天静脉滴注，5 h 滴完；每天肌内注射 20~40 mg，分次注射。对照组 30 例，均系重度妊娠高血压综合征患者，用硫酸镁首次 2.5 g

加入 25% 葡萄糖注射液中静脉注射，继以 15 g 加入 5% 葡萄糖注射液 1 000 mL 中静脉滴注，每晚深部肌内注射 2.5 g。观察用药后 24 h、48 h、72 h 的血压、血尿酸、尿蛋白变化。结果：研究组病例用药后 24 h、48 h、72 h 平均动脉压（MAP）均明显下降（$P<0.001$），血尿酸、尿蛋白下降不明显。对照组用硫酸镁治疗后 24 h、48 h、72 h MAP 明显下降（$P<0.001$），血尿酸、尿蛋白下降不明显。两组 MAP 下降幅度比较无显著差异。

妊娠中毒症是因妊娠期高血压引起的，该病与孕妇子宫胎盘缺血、家族遗传因素、免疫学说、血流动力学改变和血液黏度的改变有关。有报道，用山莨菪碱治疗妊娠中毒症患者，收到可喜的效果[3]。一般用法：轻型，本品 20 mg/次，3 次/d，口服，7~10 d 为一个疗程；重型，本品 60~80 mg 加入 5% 葡萄糖注射液 500 mL，静脉滴注，可同时肌内注射本品，20 mg/次，2 次/d，总量可达 100~120 mg，7~10 d 为一个疗程。

2. 治疗遗精。取穴：会阴。用 654-2 注射液 10 mg，0.25% 盐酸普鲁卡因注射液 15 mL，穴位注射，深度<1.5 cm，每次 10~15 mL，1 次/d。结果：28 例中治愈 20 例，显效 5 例，好转 3 例，总有效率为 100%[4]。张世鹰等[5]观察研究了金锁固精丸加味口服联合 654-2 穴位注射治疗遗精的临床疗效，结果显示效果显著，值得临床推广。

3. 治疗胎儿宫内生长迟缓。杨月芬[6]将 131 例患者随机分为两组：实验组 77 例，静脉滴注山莨菪碱 15 mg；对照组 54 例静脉滴注三磷酸腺苷 40 mg、辅酶 A 100 U、维生素 B$_6$ 0.2 g，每日 1 次，7 d 为一个疗程，两组均休息 7 d，监测各项生长迟缓指标。结果：实验组显效 56.65%，有效 40.26%，无效 9.09%；而对照组显效 25.93%，有效 59.26%，无效 14.81%。两组疗效差异明显（$P<0.05$）。结果显示山莨菪碱能有效地改善子宫胎盘血流量，对胎儿宫内生长迟缓胎体生长发育的促进作用显著。

4. 治疗痛经。陈丽珍等[7]选择原发性痛经患者 161 例，随机分为治疗组 105 例和对照组 56 例。治疗组于每月月经来潮前 3 d 开始服用云南红药胶囊（0.25 g/粒），3 次/d，服至经期结束；山莨菪碱片 5 mg，2 次/d，于每次月经来潮前 3 d 开始服用，连服 5 d。对照组于每次月经来潮前 3 d 开始服用乌鸡白凤丸，1 丸/次，2 次/d，服至经期结束。两组治疗 3 个月经周期为一个疗程。结果治疗组治愈率 56.19%，好转率 24.76%，总有效率为 80.95%；对照组治愈率 23.21%，好转率 55.36%，总有效率 78.57%。两组间疗效有显著差异（$P<0.05$）。治疗组复发率为 30.59%（26/85），明显低于对照组（70.45%）（31/44）。表明云南红药胶囊联合山莨菪碱片治疗原发性痛经疗效较好，复发率低。

参考文献

[1] 周百霞，李辉，王鸿艳．山莨菪碱对妊娠高血压综合征患者子宫胎盘血流的影响

[J] . 中国妇幼保健，2006，21（17）：2353-2354.

[2] 韩皓，牛秀云 . 山莨菪碱用于治疗中重度妊娠高血压综合征疗效观察 [J] . 现代中西
医结合杂志，2006，15（13）：1769.

[3] 邹光珍，于黎明 . 654-2 治疗妊娠中毒症效果观察 [J] . 宁夏医学院学报，1984，
（Z1）：156-158.

[4] 郭海龙 . 会阴穴封闭疗法治疗遗精 28 例 [J] . 上海针灸杂志，2004，23（11）：30.

[5] 张世鹰，王万春，卢芳国，等 . 金锁固精丸加味联合 654-2 穴位注射治疗遗精 40 例
临床观察 [J] . 湖南中医药大学学报，2015，35（6）：41-43.

[6] 杨月芬 . 山莨菪碱治疗胎儿宫内生长迟缓的疗效观察 [J] . 中国优生与遗传杂志，
2003，11（2）：61.

[7] 陈丽珍，沈菲 . 云南红药胶囊联合 654-2 片治疗 105 例原发性痛经疗效观察[J] . 中
国现代药物应用，2010，4（6）：140-141.

三磷酸腺苷 Adenosine Triphospate

【其他名称】果糖苷、络泰、力邦喜通、斯替吡、佳元、ATP

三磷酸腺苷注射液说明书【适应证】辅酶类药。用于进行性肌萎缩、脑溢血后遗症、
心功能不全、心肌疾患及肝炎等的辅助治疗。

三磷酸腺苷注射液超药品说明书【适应证】用法：

改善体外循环人工授精中精子的质量。94 对不育夫妇，男（29.68±3.24）岁，女
（27.56±2.96）岁，婚龄 2~5 年。精液检查指标异常。女方经妇科检查、子宫内膜活检、
输卵管通气、基础体温测定均无异常发现；血清抗精子抗体阴性。其中 64 对不育夫妇采
用添加三磷酸腺苷（ATP）体外精液处理后行宫内人工授精。随机抽取的另 30 对不育夫
妇采用单纯多管上游法体外精液处理后行宫内人工授精。结果：采用添加 ATP 组受孕率
为 45.3%，对照组为 30.0%。两组间差异非常显著（$P<0.01$）。说明 ATP 对改善精子活
动有重要的作用，多管上游法体外精液处理中添加 ATP 可显著提高宫内人工授精的受孕
率[1]。另有研究表明，精子中的琥珀酸脱氢酶（SDH）活力与精子活率呈正相关，弱精子

症不育患者男子精子中的 SDH 活性减低，可影响 ATP 的生成，精子中 ATP 不足可能是弱精症的直接原因之一[2]。

参考文献

［1］王建国，何国群，张国瑞．添加 ATP 体外精液处理后宫内人工授精治疗不育症[J]．中国综合临床，1999，15（5）：458-459.

［2］熊承良，黄勋彬，沈继云，等．弱精子症患者精子中 ATP 和琥珀酸脱氢酶的含量与精子活率的关系[J]．同济医科大学学报（医学版），1999，28（4）：289-291.

沙丁胺醇 Salbutamol

【其他名称】 喘乐宁、柳丁氨醇、羟甲叔丁肾上腺素、速力喘、舒喘灵、息喘

硫酸沙丁胺醇片说明书【适应证】本品用于缓解支气管哮喘或喘息型支气管炎伴有支气管痉挛的病症。

硫酸沙丁胺醇片超药品说明书【适应证】用法：

1. 抑制宫缩，治疗早产、先兆流产。造成早产的危险因素很多，正确及时地应用药物抑制宫缩是预防早产的关键。口服，一次 2.4~4.8 mg，每日 4 次，如每分钟心率≥140 次应停药，一般应用 48~72 h，起作用后停药。中华医学会《临床诊疗指南·妇产科学分册》[1]将硫酸沙丁胺醇作为抑制宫缩治疗早产的药物。沙丁胺醇为 β 受体激动剂，用于抑制宫缩治疗早产，常作为静脉滴注利托君后的口服序贯治疗[2]。2007 年的一篇系统评价[3]中得出结论：与基础治疗相比，沙丁胺醇在提高保胎成功率、降低新生儿窒息率方面优于后者，但孕妇不良事件发生率较基础治疗高；沙丁胺醇与其他常用保胎药相比，在保胎方面无明显差异，在降低新生儿窒息率方面优于硫酸镁，孕妇不良事件较阿托西班高、较硫酸镁低。

有报道[4]单用沙丁胺醇，可延长妊娠时间，防止早产。用法：①妊娠期手术者：沙丁胺醇每次 4.8 mg，如手术超过 6 h，于首次服用 6 h 再服本品 4.8 mg。②高危妊娠：沙丁胺醇每次 2.4 mg，6 h 一次，从妊娠 28~30 周起服用，直至妊娠 37 周止。胎儿臀位倒转术和

多胎妊娠、前置胎盘、妊娠高血压综合征及妊娠合并子宫畸形或发育不良等高危妊娠者，为预防早产，均可应用本品。但心脏有器质性病变者和糖尿病患者，禁用本品。

金玉杰[5]观察了108例先兆早产者应用硫酸沙丁胺醇进行治疗的效果，并与44例应用硫酸镁治疗的病例进行对照。硫酸沙丁胺醇（每片2.4 mg，相当于沙丁胺醇2 mg）的首次剂量为口服4.8 mg，30 min后再服2.4 mg，以后每8 h口服2.4 mg，宫缩消失后继续服用1 d。如宫缩再次建立可重复应用。硫酸镁的首次剂量为5 g，用5%葡萄糖注射液稀释后于1 h内滴入。先将硫酸镁15 g置入5%葡萄糖注射液750 mL中，静脉滴入，宫缩抑制后继续维持4~6 h。结果治疗组成功72例（成功率66.7%），平均延长7.6 d；对照组成功20例（45.5%），平均延长4 d，治疗组成功率较高（P<0.01），而且不良反应明显低于对照组。新生儿Apgar评分沙丁胺醇组>8分80例，对照组为20例，有明显差异。故而认为硫酸沙丁胺醇治疗早产较硫酸镁疗效明显，且口服用药，安全可靠。

2. 纠正臀位妊娠。吕春玲等[6]将B超检查确定为单胎臀位的初孕妇198例随机分为3组，每组66例。Ⅰ组：饭后3 h服沙丁胺醇4.8 mg，待30 min或1 h后，行改进的膝胸卧位。Ⅱ组：饭后3 h服沙丁胺醇4.8 mg，待30 min或1 h后，行传统的膝胸卧位法。Ⅲ组：传统的膝胸卧位法。结果：总矫治成功178例（成功率89.9%），Ⅰ组成功例数64例（96.97%），Ⅱ组成功例数60例（90.91%），Ⅲ组成功例数54例（81.82%）（P<0.05）。结果显示沙丁胺醇可使子宫平滑肌、腹直肌松弛，相对扩大了胎儿的活动空间，使臀先露矫正为头先露，从而减少了难产，降低了剖宫产率。董茜[7]也进行了沙丁胺醇此类作用的研究，结果加用沙丁胺醇治疗组的成功率为87.5%，孕周可延长至33周，平均矫正时间缩短为6.5 d。膝胸卧位时腹张力增加，影响臀位矫正成功率，而沙丁胺醇是肾上腺素受体激动剂，可抑制子宫肌肉收缩，使子宫平滑肌松弛，从而使臀位矫正成功率增加。

3. 用于多胎妊娠。张立芳等[8]将60例孕妇随机分为常规组和治疗组，每组30例，治疗组在常规治疗基础上于妊娠28周左右开始服用硫酸沙丁胺醇2.4 mg，3次/d，直至妊娠达足月37周后停药。结果：治疗组中、重度妊娠高血压综合征及早产发生率分别为16.67%（5例）、6.67%（2例），与对照组发生率40%（12例）、66.67%（20例）比较有显著差异。新生儿平均体重以及出生体重≥2 500 g者统计比例两组均有显著差异（P<0.01）。提示沙丁胺醇可降低多胎妊娠并发症的发生率，提高新生儿质量。

4. 治疗胎儿窘迫。胎儿宫内窘迫是由于胎儿宫内缺氧，危及胎儿健康和生命的一种疾病。王寿叶等[9]报道对均在第一产程出现胎儿窘迫的60例产妇采用沙丁胺醇治疗，并与三联加地塞米松45例作为对照组进行对比。研究中当发现胎儿宫内窘迫后，在常规治疗的同时给予硫酸沙丁胺醇 0.1~0.2 mg 喷雾吸入，30 min 后含服 1.8 mg。4 h 内个别不能结束分娩者，4 h 后再服 2.4 mg。结果：经硫酸沙丁胺醇治疗胎心率（FHR）恢复正常者 59 例（98%）。观察组新生儿窒息率约 7%（4/60），对照组约 16%（7/45）（$P<0.05$）。沙丁胺醇可使动脉血管扩张，子宫胎盘血流量增加，改善宫内供氧环境，从而改善胎儿血氧供应。因此，硫酸沙丁胺醇适用于急慢性胎儿缺氧的宫内复苏治疗，但不宜用于严重的宫内窘迫。

5. 用于宫内节育器取出术。沙丁胺醇不仅能松弛子宫体平滑肌，而且临床观察证实其对宫颈、阴道壁也有较好的松弛作用。高航等[10]将沙丁胺醇运用在宫内节育器取出术中，取得了良好的效果。方法：将 98 例患者随机分为用药组和对照组，各 49 例。无沙丁胺醇禁忌证的受术者服用硫酸沙丁胺醇 4.8 mg，30 min 后按常规宫内节育器取出方法操作，阴道松弛程度以安放窥器无疼痛为度。宫颈松弛程度以直接用取环器顺利为度。结果：用药组阴道壁松弛，安放窥器顺利，仅有 4 例（8.16%）绝经一年以上患者有疼痛感；对照组绝经一年以上患者有疼痛感 20 例（40.81%），（$P<0.01$）。用药组需使用宫颈扩张器的例数（1 例）也较对照组（2 例）要少（$P<0.01$）。同时观察发现镇痛效果同宫颈松弛程度成正比，宫颈松弛越好，镇痛效果越好。服用了沙丁胺醇的患者，其阴道壁、宫颈、宫体的张力降低，组织处于松弛状态。

6. 治疗原发性痛经。王为进等[11]探讨了应用硫酸沙丁胺醇治疗重度原发性痛经的临床效果，将 100 例重度原发性痛经患者随机分为试验组（$n=50$，给予硫酸沙丁胺醇 4.8 mg，每 6 h 一次口服，至症状消失）和对照组（$n=50$，给予布洛芬 0.4 g，每 8 h 一次口服，至症状消失）。结果表明，试验组和对照组的显效率分别为 80% 和 12%（$u=6.83$，$P<0.01$），总有效率分别为 100% 和 24%（$u=7.84$，$P<0.01$），证明硫酸沙丁胺醇治疗重度原发性痛经安全高效、经济方便。

参考文献

[1] 中华医学会. 临床诊疗指南·妇产科学分册［M］. 北京：人民卫生出版社，2007.

[2] 乐杰. 妇产科学［M］. 7 版. 北京：人民卫生出版社，2009.

[3] 闵光宁，刘芳，翟所迪，等. 沙丁胺醇治疗孕妇早产的系统评价［J］. 中国循证医学杂志，2007，7（8）：591-600.

[4] 李世文，康满珍，陈雪. 老药新用途［M］. 北京：人民军医出版社，2010.

[5] 金玉杰. 硫酸舒喘灵治疗 108 例早产的临床观察［J］. 现代医药卫生，2006，22

　　（11）：1693-1694.

[6] 吕春玲，巩学业．硫酸沙丁胺醇在纠正臀位中的临床应用［J］．中国医院药学杂志，
　　2001，21（4）：230-231.

[7] 董茜．硫酸舒喘灵在臀位矫正中的临床应用［J］．承德医学院学报，2009，26（2）：
　　217-218.

[8] 张立芳，宋学兰，吴仕元．硫酸舒喘灵在多胎妊娠妊娠期的应用价值［J］．中国医
　　师杂志，2003，5（8）：1126-1127.

[9] 王寿叶，范春莉，高新珍，等．硫酸舒喘灵治疗胎儿窘迫60例［J］．滨洲医学院学
　　报，2001，34（5）：504.

[10] 高航，关郁，张洪涛．硫酸舒喘灵在宫内节育器取出术中的应用［J］．中华中西医
　　学杂志，2006，4（4）：69-70.

[11] 王为进，边凤荣，王凤英，等．硫酸沙丁胺醇治疗重度原发性痛经的临床观察[J]．
　　中国妇幼健康研究，2009，20（6）：707-708.

索拉非尼 Sorafenib

【其他名称】多吉美

　　甲苯磺酸索拉非尼片说明书【适应证】①治疗不能手术的晚期肾细胞癌。②治疗无法手术或远处转移的原发肝细胞癌。

　　甲苯磺酸索拉非尼片超药品说明书【适应证】用法：

　　治疗乳腺癌。400 mg，口服，一日2次。索拉非尼是一种多激酶抑制剂，用于治疗对标准疗法没有响应或不能耐受之胃肠道基质肿瘤和转移性肾细胞癌。在一项Ⅲ期随机对照的临床试验中，索拉非尼联合卡培他滨用于 HER-2 阴性的进展乳腺癌的一线治疗或二线治疗。结果：索拉非尼联合卡培他滨治疗 HER-2 阴性的进展乳腺癌在疾病无进展生存期（PFS）方面有提升[1]；索拉非尼联合化疗治疗 HER-2 阴性的进展乳腺癌与单独化疗相比，PFS 明显延长，临床获益率显著提升，而在总生存期和持续反应时间上，两组无明显差异[2]。结果表明索拉非尼联合化疗对 HER-2 阴性的进展乳腺癌是有效的。

参考文献

[1] BASELGA J, COSTA F, GOMEZ H, et al. Design of RESILIENCE: a phase 3 trial comparing capecitabine in combination with sorafenib or placebo for treatment of locally advanced or metastatic HER2-negative breast cancer. [J]. Trials, 2013, 14 (1): 228-235.

[2] CHEN J, TIAN C X, YU M, et al. Efficacy and safety profile of combining sorafenib with chemotherapy in patients with HER2-negative advanced breast cancer: A Meta-analysis [J]. J Breast Cancer, 2014, 17 (1): 61-68.

舒尼替尼 Sunitinib

【其他名称】 索坦

苹果酸舒尼替尼胶囊说明书**【适应证】** ①甲磺酸伊马替尼治疗失败或不能耐受的胃肠道间质瘤（GIST）。②不能手术的晚期肾细胞癌（RCC）。

苹果酸舒尼替尼胶囊超药品说明书【适应证】用法：

治疗卵巢癌。舒尼替尼用于对标准疗法没有响应或不能耐受的胃肠道基质肿瘤和转移性肾细胞癌。2011 年，FDA 又批准舒尼替尼作为不可切除的局部进展或远端转移的高分化胰腺神经内分泌瘤的一线治疗药物。在 2013 年发表的专家共识[1]中，对舒尼替尼用于卵巢癌的治疗进行了系统评价。通过 3 项随机的 Ⅱ 期临床试验和多项 Ⅰ 期临床试验的回顾，对舒尼替尼治疗卵巢癌的疗效、耐受性以及安全性做出评价。其中一项 Ⅱ 期临床试验对 30 例复发的卵巢癌患者使用舒尼替尼（50 mg/d，连用 4 周，6 周为一个疗程。若出现腹水，则 37.5 mg/d，连续使用）治疗，结果 1 例 PR（病情缓解），3 例糖类抗原 CA125 降低，16 例 SD（病情稳定），其中 5 例肿瘤缩小>30%，中位疾病无进展期为 4.1 个月。

在一项临床试验[2]中，对 73 例铂类耐药的卵巢癌患者分别使用舒尼替尼 37.5 mg/d、连续服用（连续用药方案）和 50 mg/d、连用 4 周、6 周为一周期（非连续用药方案）两个方案进行治疗。连续用药方案组和非连续用药方案组的有效率（CR+PR）分别为 5.4%（0+2）和 16.7%（1+5），中位疾病无进展期分别为 2.9 个月和 4.8 个月，总生存期分别为 13.7 个月和 13.6 个月。

在另一项临床试验中，对 35 例复发的卵巢癌患者使用舒尼替尼（37.5 mg/d，连续服用，若出现 3 级或以上毒副作用则剂量减至 25 mg/d）治疗。结果 PR 3 例，SD 11 例，16 周和 24 周疾病无进展率分别为 36% 和 19.2%，中位疾病无进展期为 9.9 周[3]。

基于临床试验的结果，舒尼替尼在治疗复发的卵巢癌方面显示出一定的疗效和可以接受的毒副作用，但同时专家推荐有必要对舒尼替尼治疗复发的卵巢癌的毒副作用进行进一步的观察。

参考文献

[1] MAGGIORE U L R, MENADA M V, VENTURINI P L, et al. The potential of sunitinib as a therapy in ovarian cancer [J]. Expert Opin. Investig. Drugs, 2013, 22 (12): 1671–1686.

[2] BAUMANN K H, DU B A, MEIER W, et al. A phase II trial (AGO 2.11) in platinum-resistant ovarian cancer: a randomized multicenter trial with sunitinib (SU11248) to evaluate dosage, schedule, tolerability, toxicity and effectiveness of a multitargeted receptor tyrosine kinase inhibitor monotherapy [J]. Annals of Oncology, 2012, 23 (9): 2265–2271.

[3] BIAGI J J, OZA A M, CHALCHA H I, et al. A phase II study of sunitinib in patients with recurrent epithelial ovarian and primary peritoneal carcinoma: an NCIC Clinical Trials Group Study [J]. Annals of Oncology, 2011, 22 (2): 335–340.

舍曲林 Sertraline

【其他名称】贝玉、左洛复

盐酸舍曲林片说明书【适应证】适用于治疗抑郁症的相关症状。也用于治疗强迫症。

盐酸舍曲林片超药品说明书【适应证】用法：

1. 治疗性功能障碍、早泄。2014 年《ISSM 早泄诊断及治疗指南》[1] 中确定了早泄的定义及治疗方法。有强有力的证据表明，每日剂量的选择性 5-羟色胺再摄取抑制剂（SS-

RIs）（如帕罗西汀、舍曲林、西酞普兰、氟西汀和氯丙米嗪）的标签外使用安全有效；此外，按需给予氯丙米嗪、帕罗西汀、舍曲林治疗获得性或终生性早泄也是安全有效的。

2013 年欧洲泌尿外科学会的相关指南[2]指出，双盲随机交叉试验显示药物治疗（舍曲林、氯米帕明、帕罗西汀及西地那非）对延长射精时间有更好的效果。目前，每天的 SSRI 类药物治疗已成为治疗早泄的一线治疗方法。常选用的药物包括西酞普兰、氟西汀、氟伏沙明、帕罗西汀以及舍曲林，这些药物都有相似的药理作用。

中国性学会性医学专业委员会男科学组编写的《早泄诊断治疗指南》[3]认为，每日 SSRIs 是治疗早泄的首选药物治疗方案，证据水平为 I a，推荐级别为 A。由于药代动力学性质使其无法进行按需给药，因此通常采用每日给药的方法。剂量为 25～200 mg/d。

《超药品说明书用药目录》（2020 年版）：早泄，25～200 mg/d 或性交前 4～8 h 50 mg[4]。

2. 用于经前焦虑症。连续治疗或间歇性治疗（月经前 14 d 开始连续服用至月经第一天）。连续给药：50 mg/d，若疗效不佳可每个月经周期增加 50 mg/d 直至最大剂量 150 mg/d。间歇性治疗：50 mg/d，最大剂量可增加至 100 mg/d[4]。

参考文献

［1］ ALTHOF S E, MCMAHON C G, WALDINGER M D, et al. An Update of the International Society of Sexual Medicine's Guidelines for the Diagnosis and Treatment of Premature Ejaculation （PE）［S］. The journal of sexual medicine, 2014, 2（2）: 60-90.

［2］ HATZIMOURATIDIS K, AMAR E, EARDLEY I, et al. Guidelines on Male Sexual Dysfunction: Erectile dysfunction and premature ejaculation ［S］. European Urology, 2013, 57（5）: 804-814.

［3］ 中国性学会性医学专业委员会男科学组. 早泄诊断治疗指南［J］. 中华男科学杂志, 2011, 17（11）: 1043-1049.

［4］ 广东省药学会. 超药品说明书用药目录（2020 年版）.［J/OL］. 今日药学［2019-06-17］. http://kns.cnki.net/kcms/detail/44.1650R20190617.1523.044.html.

碳酸锂 Lithium Carbonate

【其他名称】锂盐、Camcolit、Lithobid、Ns-16895

碳酸锂片说明书【适应证】主要治疗躁狂症，对躁狂和抑郁交替发作的双相情感性精神障碍有很好的治疗和预防复发作用，对反复发作的抑郁症也有预防发作作用。也用于治疗分裂-情感性精神病。

碳酸锂片超药品说明书【适应证】用法：

1. 治疗经前期紧张综合征。文献报道[1,2]用碳酸锂治疗经前期紧张综合征患者，结果症状消除。其认为锂能改变神经性兴奋性，替换体内潴留的钠，具有排钠排水作用，改变钠水代谢紊乱状态，从而达到治疗目的。用法：碳酸锂 300 mg/次，3 次/d，自预期月经来潮前 10 d 开始服用，至月经来潮临时停药。

2. 治疗月经过多。文献报道[3]碳酸锂治疗月经过多患者，6~8 h 可显效，总有效率为75%。其作用机制可能是通过改变疾病病理生理中某些环节的有关物质，从而影响血窦或小血管闭合、收缩，使经量减少。用法：自月经来潮第 1 天开始服用。第 1 天 300 mg，分3 次服用，以后 100 mg/次，3 次/d，3 d 为一个疗程。每 1 个月经周期服用 1 个疗程，有效者可连用 5~6 个月经周期，然后停药。停药后月经又增多者，可再如法服用。停药后月经不增多，则每隔 2~3 个月经周期再用 1 个疗程。对子宫肌瘤、子宫内膜异位症、功能性子宫出血、宫内放置避孕环等所致月经过多均可用，但以治疗功能性子宫出血的效果较佳。

参考文献

[1] 李世文，康满珍，陈雪. 老药新用途 [M]. 北京：人民军医出版社，2010.

[2] 陈冬元. 碳酸锂用药新知 [J]. 开卷有益（求医问药），1994，(2)：27-29.

[3] 孙瑞元. 药理学 [M]. 北京：人民军医出版社，2009.

替比夫定 Telbivudine

【其他名称】素比伏、Sebivo

替比夫定片说明书【适应证】用于有病毒复制证据以及有血清转氨酶（ALT 或 AST）持续升高或肝组织活动性病变证据的慢性乙型肝炎成人患者。本适应证基于核苷类似物初治的、HBeAg 阳性和 HBeAg 阴性的、肝功能代偿的慢性乙型肝炎成年患者的病毒学、血清学、生化学和组织学应答结果。未在合并 HIV（艾滋病病毒）、HCV（丙型肝炎病毒）或 HDV（丁型肝炎病毒）感染的乙型肝炎患者中评估过替比夫定的作用。未在肝移植患者或失代偿肝病患者中评估过替比夫定的作用。对核苷类似物逆转录酶抑制剂耐药的慢性乙型肝炎患者，尚无应用替比夫定的设计良好的对照研究，但估计其可能与拉米夫定存在交叉耐药。

替比夫定片超药品说明书【适应证】用法：

用于高病毒载量的 HBsAg 阳性孕妇，妊娠晚期服用。替比夫定为核苷酸类似物，可特异性抑制 HBV（乙型肝炎病毒）DNA 聚合酶，对病毒予以快速抑制，积极改善肝脏组织学指标；且该药物不会对人体 DNA 聚合酶活性产生影响。其作用机制为与 HBV 天然底物胸腺嘧啶 5-腺苷竞争性向 HBV DNA 整合，使乙肝病毒 DNA 链延长终止，进而抑制多聚酶活性进行，从而抑制病毒复制。其已经获得 FDA 批准，亦是我国唯一一种允许用于治疗妊娠 HBV 感染者的 B 级药物[1-3]。本品治疗慢性乙型肝炎的推荐剂量为 600 mg，每天一次，口服，餐前或餐后均可，不受进食影响[4]。

参考文献

[1] 左洪菲. 替比夫定在慢性 HBV 感染孕妇中的应用价值分析 [J]. 中国继续医学教育，2015，7（15）：142.

[2] 韦彩香，劳有益，罗雅丽，等. 高载量慢性乙型肝炎病毒感染孕妇晚孕期应用替比夫定的效果 [J]. 中国继续医学教育，2017，9（1）：155-156.

[3] 王崇，曹梦琢，王川，等. 妊娠期应用替比夫定降低 HBV 母婴传播风险的研究进展

[J] . 临床肝胆病杂志，2017，33（4）：746-750.

[4] 广东省药学会. 超药品说明书用药目录（2020年版）. [J/OL] . 今日药学 [2019-06-17] . http：//kns. cnki. net/kcms/detail/44. 1650R20190617. 1523. 044. html.

托泊替康 Topotecan

【其他名称】 和美新、Hycamtin

托泊替康片说明书【适应证】用于治疗化疗或后续化疗失败的转移性卵巢癌。

托泊替康片超药品说明书【适应证】用法：

用于复发或转移性宫颈癌。第 1~2 天，1.5 mg/m²，静脉注射。NCCN 宫颈癌临床实践指南（2016 年版 1 版）宫颈癌的化疗原则中，一线联合化疗推荐顺铂/紫杉醇和顺铂/托泊替康等以顺铂为主的联合化疗方案。一项Ⅲ期随机对照试验的初期数据表明：与顺铂联合紫杉醇相比，卡铂联合紫杉醇对转移和复发宫颈癌患者的效果相当。因卡铂方案易于实施且耐受性好，许多肿瘤内科医生倾向于使用这个方案。

FDA 已批准顺铂/托泊替康用于治疗晚期宫颈癌。但是顺铂/紫杉醇和卡铂/紫杉醇方案毒性更低，用药也更方便，已成为广泛应用于转移或复发宫颈癌的化疗方案。对于不能使用紫杉醇类药物的患者，顺铂/托泊替康和顺铂/吉西他滨是可供选择的方案。无铂化疗方案也正在研究中，无法耐受铂类为基础方案化疗的患者可以考虑。

单药中以顺铂最有效，被推荐作为一线单药化疗治疗复发或转移性宫颈癌患者。对于无法接受手术或者放疗的复发患者，单药顺铂、卡铂或紫杉醇姑息化疗都是合理的治疗方法。其他已被证实有效或能延长无进展生存期（PFS），可用于二线治疗的药物包括：贝伐珠单抗、多西他赛、氟尿嘧啶、吉西他滨、异环磷酰胺、伊立替康、丝裂霉素、托泊替康[1]。

参考文献

[1] 龚静，张军 . 《2016 年 NCCN 宫颈癌临床实践指南》解读 [J] . 中国全科医学，2016，19（27）：3261-3264.

脱氢表雄酮 Dehydroepiandrosterone，DHEA

【其他名称】普拉睾酮、去氢表雄酮、麦力新、蒂洛安、Prasterone

注射用硫酸普拉睾酮钠说明书【适应证】妊娠足月引产前使宫颈成熟。

脱氢表雄酮超药品说明书【适应证】用法：

用于改善卵巢功能。女性体内的雄激素包括脱氢表雄酮（DHEA）、硫酸脱氢表雄酮（DHEAS）、雄烯二酮、睾酮和双氢睾酮。DHEA 与 DHEAS 是人体内合成多种性激素的前驱物质，通过生物酶的作用，转化成雄烯二酮、睾酮、雌二醇、雌酮等不同激素，DHEA 的含量影响这些激素的水平。DHEA 改善卵巢功能的可能作用机制为：①作为雌二醇和睾酮合成的前体激素，增加两种类固醇激素的生成。②作为卵巢上雄激素受体的配体调节 FSH 对颗粒细胞的作用，影响卵泡生长。③增加卵巢胰岛素样生长因子-1（IGF-1）表达水平，IGF-1 与 IGF 受体结合，从而刺激颗粒细胞增殖，增强 cAMP 介导的 17α-羟化酶活性，促进卵泡膜细胞合成雄烯二酮，增强 FSH 对颗粒细胞芳香化酶活性的刺激作用，介导促性腺激素的凋亡抑制作用。④使卵巢呈多囊样表现，增加 LH 水平。⑤促排卵时卵泡液中的睾酮 50% 来自循环 DHEAS，而 DHEA 作为卵泡液中睾酮的前激素可以发挥作用。⑥通过影响减数分裂时的染色体分离，减少与年龄有关的非整倍体。⑦增加窦前卵泡与小窦状卵泡数目，提高 AMH（抗苗勒管激素）水平[1]。对既往发生卵巢低反应且助孕失败患者应用 DEHA 后的研究发现，AMH 与 HCG 日 E_2 水平有明显提高、基础 FSH 降低，成熟卵泡数、获卵数、受精数、胚胎数多数增加，治疗后临床妊娠率可达 16.7%~20%[2,3]。有研究发现，在 39 例卵巢低反应史患者及 38 例 40 岁以上患者在准备行 IVF 之前 3 个月应用 DEHA 25 mg，口服，每日 3 次，治疗的过程中，分别有 10 例和 8 例自然妊娠（9 例和 5 例继续妊娠），因此认为 DHEA 可以治疗卵巢功能衰退及提高 40 岁以上患者的卵巢功能[4]。

参考文献

[1] 乔杰. 辅助生育技术促排卵药物治疗共识专家解读 [M]. 北京：人民卫生出版社，2015.

[2] ZANGMO R, SINGH N, KUMAR S, et al. Role of dehydroepiandrosterone in improving oo-

cyte and embryo quality in IVF cycles ［J］. Reprod Biomed Online，2014，28（6）：743-747.

［3］ SINGH N, ZANGMO R, KUMAR S, et al. A prospective study on role of dehydroepiandros-terone（DHEA）on improving the ovarian reserve markers in infertile patients with poor ovar-ian reserve ［J］. Gynecol Endocrinol，2013，29（11）：989-992.

［4］ FUSI F M, FERRARIO M, BOSISIO C, et al. DHEA supplementation positively affects spontaneous pregnancies in women with diminished ovarian function ［J］. Gynecol Endocri-nol，2013，29（10）：940-943.

坦洛新 Tamsulosin

【其他名称】必坦、哈乐、积大本特、齐索、坦索罗辛、Harnal

盐酸坦洛新缓释胶囊说明书【适应证】用于缓解良性前列腺增生症（BPH）引起的排尿障碍。

盐酸坦洛新缓释胶囊超药品说明书【适应证】、【适应人群】用法：

1. 用于早泄。中国性学会性医学专业委员会在《早泄诊断治疗指南》[1]中指出，α 受体阻滞剂能治疗早泄的机制在于降低精道交感紧张，进而延迟射精[2]。研究显示，多沙唑嗪、特拉唑嗪、阿夫唑嗪治疗早泄也具有一定疗效[3,4]。指南中提及多沙唑嗪、特拉唑嗪、阿夫唑嗪为选择性的 α_1 受体阻滞剂，而坦洛新作为高选择性的 α_1 受体阻滞剂在指南中虽未提及，因属于同类药物，临床上也广泛应用于早泄的治疗。

国内公开发表的文献表明，不同类型的 α 受体阻滞剂治疗早泄都是通过阻断 α 受体来抑制输精管、精囊腺和射精管的蠕动，降低前列腺平滑肌的张力，从而延缓射精、控制早泄、延长性交时间的。但也正是因为这个作用，精液的排出量也减少了，甚至造成不射精（逆行射精）[5]。坦洛新同时具有 α_{1A} 和 α_{1D} 受体阻滞作用，选择性更高，是各类型 α 受体阻滞剂药物中副作用最少的[6]。

2. 用于女性尿潴留。王明智等[7]将 140 例女性直肠癌患者随机分为盐酸坦索罗辛缓释胶囊（哈乐）组和对照组，每组 70 例。对照组于术后第三天夹闭尿管进行膀胱功能锻炼，哈乐组在对照组的基础上，于术后第三天服用哈乐胶囊，每日 1 次，每次 0.2 mg，每晚睡前服用，连用 4~5 d，观察两组患者的排尿情况。结果显示：后 3 d 患者排尿困难出现率哈乐组（5.7%）低于对照组（20%）（$P<0.05$）；尿潴留出现率哈乐组（5.7%）低于对照组（20%），差异有统计学意义（$P<0.05$）；哈乐组患者发生尿频、尿急、尿痛、肉眼血尿等泌尿系感染的机会（8.6%）明显低于对照组（25.7%）（$P<0.05$）。

杨竹等[8]将妇科手术后患者随机分组，研究组于拔导尿管前 3 天开始用坦索罗辛（哈乐）0.2 mg，每晚 1 次，4~5 d；对照组为回顾既往病例，拔导尿管前无特殊处理，拔导尿管后用传统的方法。比较两组的尿潴留发生率、剩余尿量、感染情况、住院天数等。结果显示：研究组的尿潴留发生率为 15.3%，对照组为 90%；研究组住院天数平均（10.8±3.3）d，而对照组为（17.0±5.6）d，有显著性差异（$P<0.05$）。

袁小利[9]对 25 例产后尿潴留的产妇分别给予甲硫酸新斯的明（13 例）与联合使用坦索罗辛和甲硫酸新斯的明（12 例），观察两组在排尿时间、排出尿量和残余尿量上的差异。结果显示：甲硫酸新斯的明和坦索罗辛（哈乐）联用与单用甲硫酸新斯的明相比，可明显缩短排尿时间，减少残余尿量（$P<0.05$），差异有统计学意义。两组在排出尿量上差异无统计学意义（$P>0.05$）。

林尔将等[10]将混合痔患者 568 例随机分成 2 组，盐酸坦索罗辛组 260 例，对照组 308 例，两组在性别、年龄上差异均无统计学意义，两组均在骶麻下行混合痔外剥内扎术。对照组按术前常规准备，盐酸坦索罗辛组术前 2 d 及术后 3 d，每日服用盐酸坦索罗辛胶囊 0.2 mg，2 次/d。观察两组术后尿潴留发生情况及留置导尿管 3 d 后拔除导尿管的成功率。结果显示盐酸坦索罗辛组术后尿潴留发生率为 7.3%，对照组术后尿潴留发生率为 19.8%，两组比较差异有统计学意义（$X^2=18.20$，$P<0.05$）。留置导尿管 3 d 后拔除导尿管的成功率：盐酸坦索罗辛组为 88.9%，对照组为 52.5%，盐酸坦索罗辛组优于对照组（$X^2=4.83$，$P<0.05$）。由此可见，围手术期服用盐酸坦索罗辛可以明显减少混合痔术后尿潴留的发生，同时可以提高早期拔除导尿管的成功率。

参考文献

[1] 中国性学会性医学专业委员会男科学组. 早泄诊断治疗指南 [J]. 中华男科学杂志，2011，17（11）：1043-1049.

[2] HSIEH J T. CHANG H C, LAW H S, et al. Invivo evaluation of serotoneric agents and alpha
-adrenergic blockers on premature ejaculation by inhibiting the seminal vesicle pressure re-

sponse to elec-trical nerves timulation ［J］. Br J Urol, 1998, 82 (2)：237-240.

［3］ BASAR M M, YILMAZ E, FERAT M, et al. Terazosinin the treatment of premature ejaculation：A short-term follow-up ［J］. Int Urol Nephrol, 2005, 37 (4)：773-777.

［4］ CAVALLINI G. Alpha-Iblock ade pharmacotherapy in primitive psychogenic premature ejaculation resistant to psychotherap ［J］. Eur Urol, 1995, 28 (2)：126-130.

［5］ 汪自力，杨进，陈刚，等. 盐酸坦洛新缓释片治疗早泄的分析 ［J］. 湖南中医药大学学报，2010, 30 (10)：23-24.

［6］ 彭兴元. 坦洛新与其它 α 受体阻滞剂在早泄治疗中的作用比较 ［J］. 临床医药实践，2010, 19 (3B)：353-355.

［7］ 王明智，刘宝林，赵子伟，等. 盐酸坦索罗辛缓释胶囊预防女性直肠癌手术后尿潴留的疗效 ［J］. 实用药物与临床，2012, 15 (2)：122-123.

［8］ 杨竹，钟玲，胡丽娜. 坦索罗辛在妇科手术后尿潴留中的作用 ［J］. 临床泌尿外科杂志，2002, 17 (3)：119-121.

［9］ 袁小利. 坦索罗辛在治疗产后尿潴留中的应用 ［J］. 重庆医学，2006, 35 (21)：1985-1986.

［10］ 林尔将，洪诗哲，张弦，等. 盐酸坦索罗辛在防治混合痔术后急性尿潴留中的应用 ［J］. 温州医学院学报，2011, 41 (3)：277-278.

他莫昔芬 Tamoxifen

【其他名称】兰他隆、诺瓦得士、三苯氧胺、特莱芬、它莫芬、昔芬、抑乳癌、依析芬、TAM

枸橼酸他莫昔芬片说明书【适应证】①治疗女性复发转移乳腺癌；②用作乳腺癌手术后转移的辅助治疗，预防复发。

枸橼酸他莫昔芬片超药品说明书【适应证】用法：

1. 用于治疗男性少精症、男性不育。中华医学会 2013 版《男性不育症诊疗指南》[1] 中指出，由于特发性男性不育症的患者缺乏明确的病因，针对这部分患者往往采用经验性药物治疗。许多研究发现，无法证实当前可选用的经验治疗性药物对特发性男性不育症患者具有确切疗效[2]。但不可否认，经验性药物治疗在临床上仍广泛使用，某些药物也确实对部分患者有一定治疗作用。目前临床常用的经验性治疗最常用的药物之一为抗雌激素类药物，这类药物通过阻断雌激素的负反馈抑制效应而促进垂体分泌促性腺激素，继而可以提高血清中 FSH 和 LH 水平。主要能刺激睾丸间质细胞产生睾酮，其次也促进精子生成。抗雌激素类药物相对便宜，口服安全，然而疗效仍存在争议。临床常用的抗雌激素类药物为氯米芬（克罗米芬）和他莫昔芬，他莫昔芬（TAM）较克罗米芬作用弱，剂量范围10~30 mg，口服[3]。

张铭[4]观察分析了应用他莫昔芬治疗特发性少弱精子症的临床疗效和安全性，结果表明他莫昔芬能显著提高患者精液主参数，且不良反应少，是一种安全可靠的治疗药物。而郭里[5]通过研究阐述了他莫昔芬治疗特发性少弱精子症的作用机制：他莫昔芬不仅可以通过内分泌相关机制提高精子浓度，而且还可以通过抗氧化作用改善精子线粒体的功能，使线粒体 ATP 生成增加，进而提高精子活力。

特发性少精症是睾丸功能紊乱所致，包括精子计数低、活动率低或伴有精子形态异常等。睾丸的生精功能受下丘脑-垂体-睾丸轴调节，而男性体内的雌激素对此轴有抑制作用。TAM 在丘脑下部与雌二醇竞争受体，阻断雌二醇对性腺轴的负反馈，促使促性腺激素释放，加强了对性腺的内源性刺激，导致血睾酮水平增高，精子浓度和一次射精总数提高，但精子活动率和精液量可增加或不改变。Buvat 等[6]用 TAM 20 mg/d 治疗 25 例促性腺激素分泌正常的特发性精子减少症患者，疗程 4~12 个月，受孕率为 40%。TAM 的升精作用取决于治疗前精子计数基值。如基值太低，则效果差。可见，TAM 仅适用于轻、中度精子减少症患者。

王亚轩等[7]将 184 例特发性少精症患者随机分为治疗组 152 例，TAM 20 mg，每日 1 次，3 个月为一个疗程，同时服用维生素 E 200 mg/d；对照组 32 例，只服用维生素 C。若将治疗后精子密度大于 20×10^6/mL 作为改善的指标。结果：治疗组患者中有 90 例出现改善，女方妊娠者 53 例；对照组中有 6 例改善，女方妊娠 2 例（$P < 0.01$）。在治疗过程中未发现患者有睾丸增大现象，但睾丸韧度增加，有 35 例患者性欲增强，余无其他不良反应发生。

2. 治疗乳腺增生。有人采用他莫昔芬治疗乳腺囊肿增生病患者，可使疼痛消失或减轻，肿块消失或明显减小，总有效率为96%。用法：①口服他莫昔芬，每次 10 mg，2 次/d，服用 100 片为一个疗程；若服药一个疗程未愈者，可连续用第二个疗程；显效后改为每次 10 mg，1 次/d。②口服他莫昔芬，每次 10 mg，2 次/d，从月经后第二日开始应用，至下次月经来潮时停药为一个疗程，休息 3~5 d 后继续第二个疗程。可用 2~3 个疗程。一般肿块越大，病程越长，则疗程也长。少数患者停药后复发，可能是需要用维持量以巩固疗效，但维持剂量以多少为宜，服药时间以多长为佳，有待临床进一步探讨和研究[8]。

李兰生等[9]将 338 例乳腺增生患者随机分为两组：治疗组 185 例，月经来潮后 2~5 d，口服 TAM 10 mg，2 次/d，15~20 d 停药，第二个月经周期重复，2 个月为一个疗程；对照组 153 例，中成药乳癖消以同样的给药方法，每次 6 片，3 次/d。结果：治疗组总有效率 94.6%，对照组 34%（$P<0.01$）；治疗组复发率 6.7%，对照组复发率 95.7%（$P<0.01$）。说明 TAM 治疗乳腺增生，可有效地降低血清 E_2 浓度，消除疼痛及肿块，疗效显著，复发率低，不良反应少且停药后消失，是临床较为理想的治疗乳腺增生症的药物。

3. 用于早孕。Mishell 等[10]让 100 例怀孕 56 d 内的健康妇女口服 TAM 20 mg，1 次/d，共 4 d，第 5 天阴道内置米索前列醇 800 μg（若未流产，第 2 天再给 1 次）。结果：完全流产 92 例（92%），其中 88 例（88%）在 24 h 内流产，完全流产的平均出血时间为 8.1 d（范围 1~34 d），58 例（63%）出血时间少于 7 d，21 例为（23%）8~14 d，13 例为（14.1%）18~34 d。

袁志东[11]将停经 ≤50 d 自愿要求药物流产者随机分成两组：治疗组 80 例，每日早晚空腹口服 TAM 20 mg，连用 4 d，第 5 天上午口服米索前列醇 600 μg；对照组 80 例，每日早晚空腹口服米非司酮 50 mg，连用 2 d，第 3 天上午口服米索前列醇 600 μg。结果：治疗组完全流产率为 93.75%，有效率 97.5%；对照组完全流产率 95%（$P>0.05$）。治疗组较对照组流产中及流产后出血量少，出血天数缩短，月经恢复快（$P<0.05$）。说明 TAM 配伍口服米索前列醇终止早孕效果确切，与米非司酮接近，且流产中及流产后出血量少，出血天数缩短，月经恢复快，值得临床推广应用。

4. 治疗子宫内膜异位症。TAM 与雌二醇竞争受体，抑制异位子宫内膜生长而逐步消除症状和体征。石一复[12]对 22 例子宫内膜异位症患者给予 TAM 10 mg，每日 2 次。结果：13 例痛经及 5 例周期腹痛者中分别有 11 例和 5 例好转或消失；原有包块或结节的 14 例中有 6 例包块缩小，包块未缩小的 8 例结节触痛减轻，能明显控制痛经；不抑制排卵，副作用小。

张浩如等[13]对 69 例子宫内膜异位症患者于术后给予 TAM 10 mg，每日 2 次，持续 3~6 个月，同时测定血清 CA125 作为疗效监测。结果：用药后控制症状为 100%，血清 CA125 明显下降，不良反应在停药后迅速消失。说明 TAM 是治疗子宫内膜异位症首选药物之一。

5. 诱发排卵。Klopper 等[14]首先采用 TAM 治疗继发性闭经取得成功。TAM 20 mg 诱发排卵的效果相当于 50 mg 氯米芬，于自然行经或撤药性出血的第 5 天开始，20 mg/d，连续 5 d 为一个疗程。如用药后无效果，则可增加剂量（40~80 mg/d，连用 5 d），一般应连续用药 4 个周期，总排卵率为 60%~80%。TAM 诱发的排卵周期与正常妇女自然排卵周期的内分泌变化基本一致。TAM 还能使对氯米芬无效者发生排卵。

常青等[15]测定了因对氯米芬抗药而改用 TAM 治疗的患者血中的卵泡刺激素、促黄体生成素、雌二醇及孕酮浓度，观察宫颈黏液的变化，以 B 超监测卵泡发育情况。结果：用 TAM 后，卵泡期血卵泡刺激素、雌二醇浓度较治疗前显著上升，黄体期血雌二醇和孕酮浓度明显高于正常组。TAM 对宫颈黏液影响比氯米芬小。在卵泡发育方面，TAM 与氯米芬类似，说明 TAM 诱导排卵是通过下丘脑-垂体-卵巢轴的调节实现的。张清学等[16]报道，41 例月经失调或不孕的无排卵患者，22 例（53.66%）在 42 个服药周期（42%）排卵。

6. 治疗功能性子宫出血。TAM 可选择性抑制子宫摄取雌二醇，抑制子宫内膜腺体发育，闭经妇女应用雌二醇后停药引起的撤退性出血可被 TAM 所拮抗。江惠芳等[17]将 39 例功能性子宫出血患者随机分为两组：治疗组 21 例，从每个月经周期第 5 天开始，给予 TAM 10 mg，每日 2 次，一共 20 d；对照组 18 例给己烯雌酚 1 mg，每日 1 次，20 d 后给予黄体酮 20 mg，肌内注射，每日 1 次，用 3 d。两组均连续用药 3 个周期为一个疗程，按病情轻重可用 1~2 个疗程。结果：治疗组 17 例（81%）治愈，4 例（19%）好转；对照组 4 例（22%）治愈，13 例好转（72%），1 例（6%）无效。说明 TAM 对功能性子宫出血疗效显著，作用优于己烯雌酚。

7. 治疗多囊卵巢综合征。高洪涛[18]探究分析了氯米芬与他莫昔芬治疗多囊卵巢综合征不孕的临床疗效，结果表明他莫昔芬组排卵率和妊娠率显著高于氯米芬组（$P<0.05$）。康燕[19]重点探析比较了氯米芬与他莫昔芬治疗多囊卵巢综合征不孕患者对性激素及妊娠率的影响。结果表明，氯米芬与他莫昔芬治疗 PCOS 不孕均有良好的促排卵效果，但氯米芬对性激素影响较大，影响子宫内膜厚度，妊娠率较低；他莫昔芬对性激素影响较轻微，可提高妊娠率，促进孕囊、胚胎发育，减少早期流产的发生。

参考文献

［1］中华医学会男科学分会. 男性不育症诊疗指南［M］. 北京：人民卫生出版社，2013.

［2］JUNGWIRH A，DIEMER T，DOHLE G R，et al. Guidelines on Male Infertility［S］. European Association of Urology，2013.

［3］ TSOURDI E，KOURTIS A，FARMAKIOTIS D，et al. The effect of selective estrogen recept-
or modulator administration on the hypothalamic-pituitary-testicular axis in men with idio-
pathic oligozoosermia ［J］. Fertil Steri，2009，91 （4 Suppl）：1427-1430.

［4］ 张铭. 他莫昔芬治疗特发性少弱精子症的临床疗效及安全性分析 ［J］. 大家健康
（下旬刊），2017，11 （7）：142.

［5］ 郭里. 他莫昔芬在治疗特发性少弱精子症中抗氧化作用的研究 ［D］. 广州：南方医
科大学，2015.

［6］ BUVAT J，ARDAENS K，LEMAIRE A，et al. Increased sperm count in 25 cases of idio-
pathic normogonadotropic oligospermia following treatment with tamoxifen ［J］. Fertil Steril，
1984，39 （5）：700-703.

［7］ 王亚轩，瞿常宝，杨书文，等. 他莫昔芬治疗特发性少精子症的临床研究 ［J］. 中
国综合临床，2002，18 （7）：658-659.

［8］ 李世文，康满珍，陈雪. 老药新用途 ［M］. 北京：人民军医出版社，2010.

［9］ 李兰生，张晓峰. 三苯氧胺在乳腺增生症治疗中的应用体会 ［J］. 中国药物与临床，
2010，10 （5）：577-578.

［10］ MISHELL Jr D R，JAIN J K，BYRNE J D，et al. A medical method of early pregnancy ter-
mination using tamoxifen and misoprosiol ［J］. Contraception，1998，58 （1）：1-6.

［11］ 袁志东. 三苯氧胺配伍米索前列醇终止早孕 80 例临床观察 ［J］. 中国社区医师
（医学专业），2010，12 （1）：23-24.

［12］ 石一复. 三苯氧胺治疗子宫内膜异位症 22 例 ［J］. 中华医学杂志，1992，72 （4）：
240.

［13］ 张浩如，刘美清，巩传玲，等. 三苯氧胺用于子宫内膜异位症术后 69 例分析 ［J］.
中国误诊学杂志，2008，8 （33）：8231-8232.

［14］ KLOPPER A，HALL M. New synthetic agent for the induction of ovulation：preliminary tri-
als in women ［J］. Br Med J，1971，1 （5741）：152-154.

［15］ 常青，何世荣. 三苯氧胺促排卵效果的探讨 ［J］. 第三军医大学学报，1994，16
（4）：270-273.

［16］ 张清学，邝健全，吕超. 他莫昔芬诱发排卵的临床观察 ［J］. 广东医学，1994，15
（3）：149-151.

［17］ 江惠芳，黄月晶. 他莫昔芬治疗功能性子宫出血 ［J］. 新药与临床，1996，15

　　（2）：111-112.

［18］高洪涛.氯米芬、他莫昔芬治疗多囊卵巢综合征不孕的临床对比研究［J］.北方药

　　　　学，2017，14（4）：89.

［19］康燕.多囊卵巢综合征不孕患者氯米芬与他莫昔芬治疗对性激素和妊娠的影响［J］.

　　　　中国计划生育学杂志，2018，26（10）：932-936.

特拉唑嗪 Terazosin

【其他名称】 碧凯、高特灵、马沙尼

特拉唑嗪片说明书**【适应证】**①轻度或中度高血压的治疗，可以单独用药或与其他抗高血压药物如噻嗪类利尿剂或 β 受体阻滞剂合用；②良性前列腺增生（BPH）引起的尿潴留症状的治疗。

　　特拉唑嗪片超药品说明书【适应证】用法：

　　治疗早泄。早泄是常见的男性功能障碍性疾病，其发病率为 14%～41%，通常使用抗抑郁药作为治疗早泄的一线用药。其原理为抗抑郁药有镇静和阻滞 5-羟色胺再摄取的作用，使早泄患者射精中枢兴奋阈提高，延长射精反射。然而抗抑郁药的不足之处是会影响勃起中枢的兴奋性。而 α_1 受体阻断剂治疗早泄与其能阻断脊髓泄精中枢（T_{12}～L_2）和射精中枢（S_2～S_4）的 α_{1D} 受体，降低其兴奋性，从而使射精性中枢兴奋阈提高，射精反射延迟有关。另外，射精管、输尿管、前列腺、后尿道平滑肌上均含有 α_1 受体，α_1 受体阻断剂能使该部位的平滑肌松弛，蠕动减少，从而使射精时间延长。高为等[1]将 106 例早泄患者分为 3 组：A 组 36 例单用曲唑酮 50 mg/d 饭后服用，1 周后改为 100 mg/d；B 组 35 例，单用特拉唑嗪 2 mg/d 睡前或性交前 1～2 h 口服；C 组 35 例服用曲唑嗪和特拉唑嗪，用法和剂量同 A、B 组。疗程 4 周。结果：A 组有效率 72.2%；B 组有效率 48.6%；C 组有效率 94.3%，显著高于 A、B 两组，而 B 组疗效不及 A 组。另外，对其中 23 例伴勃起硬度下降患者，A 组 11 例中有 8 例改善（72.7%）；B 组 5 例中有 2 例改善，占 40%；C 组 7 例中，6 例改善，占 85.7%。

　　程玉峰等[2]报道 40 例早泄患者，采用口服阿米替林 25 mg/d 和特拉唑嗪 2 mg/d，睡前

服，疗程 1 个月。结果：30 例患者完成 1 个月的治疗，10 例患者中途退出。30 例中有效率为 52%，射精潜伏期延长 1~35 min，平均 3.1 min，性生活满意度提高，治疗起效 3~13 d。Basar 等[3]研究了特拉唑嗪治疗早泄和下尿路症状（LUTS）患者的临床疗效。90 例早泄和 LUTS 患者（排除其他性功能障碍、前列腺炎和良性前列腺增生）分为两组，第一组 60 例给予特拉唑嗪 5 mg/d，疗程 1 个月，每月随访 1 次，进行射精问卷调查。疗效评判分为治愈、改善、无效。若患者显示改善和无效，则调整剂量给予特拉唑嗪 10 mg/d，持续给予 1 个月。第二组 30 例给予安慰剂对照治疗，疗程 1 个月，若疗程末随访患者无改善，则开始给予特拉唑嗪 10 mg/d 治疗。结果：特拉唑嗪治疗组第一个月随访有 21 例（35%）显示治愈，20 例（33%）显示改善，19 例（31.7%）无效；第二组安慰剂组仅 9 例（30%）显示改善，其他无改变，两组比较具有显著性差异。以后对于安慰剂治疗无改善和无效的患者给予特拉唑嗪 10 mg/d，第一组特拉唑嗪 5 mg/d 治疗无改善和无效的患者给予 10 mg/d 剂量。结果：10 例（14.5%）治愈，29 例（42.2%）改善。最终特拉唑嗪治疗早泄有效的病例达 60 例（占 66.7%）。结论：α 受体阻断剂治疗早泄和下尿路症状有效。

参考文献

[1] 高为，薛小同. 曲唑酮及特拉唑嗪治疗早泄的疗效评价 [J]. 中华男科学，2004，10（5）：394-395.

[2] 程玉峰，刘恩靖，王洪同. 阿米替林和特拉唑嗪治疗早泄的临床研究 [J]. 中国性科学，2006，15（1）：25-26.

[3] BASAR M M, YILMAZ E, FERHAT M, et al. Terazosin in the treatment of premature ejaculation a short-term follow-up [J]. Int Urol Nephrol, 2005, 37（4）：773-777.

酮康唑 Ketoconazole

【其他名称】里素劳、尼唑啦、霉乐灵、Nizoral

酮康唑片说明书【适应证】治疗皮肤癣菌和（或）酵母菌引起的皮肤、毛发和黏膜感染，由于其感染部位、面积及深度等因素导致局部治疗无效时，方可用本品治疗。

酮康唑片超药品说明书【适应证】用法：

抑制术后阴茎勃起。泌尿外科疾病中，需要通过手术治疗的阴茎疾病有很多，最常见的有阴茎包皮过长、包皮外口狭窄、尿道结石、尿道下裂及阴茎外伤等。尽管这些疾病的手术疗效很确切，但术后的阴茎勃起不但加重了外阴部手术患者术后的痛苦，而且易造成术后出血及伤口裂开，对疾病康复产生不良影响。临床上为了预防阴茎手术后的自发性勃起，传统的方法是从术前 2 日开始使用己烯雌酚。己烯雌酚是一种雌性激素，多数患者不愿意服用，特别是成年男性患者。酮康唑是睾酮合成抑制剂，能减少男性肾上腺和睾丸的雄激素分泌。有研究证实，酮康唑 400 mg，1 次口服，血清睾酮水平可迅速下降至基础水平的 35%。每 8 h 给予酮康唑 400 mg，48 h 后睾酮可达到去势水平。当停用酮康唑 24 h 后，血清睾酮水平又可恢复到基础水平。根据这一药理特性，Stock 等[1]将酮康唑用于预防阴茎术后自发性勃起。研究共纳入 8 名年龄在 14~42 岁的做过阴茎手术的患者，所有患者在术后即接受口服酮康唑（每次400 mg，每天 3 次）治疗，并在术前及术后对患者的肝功能进行检测。结果酮康唑对所有患者起到了很好的预防勃起作用，且没有肝功能异常的报道，取得了满意效果。在上述结果的启发下，徐耀庭等[2]应用酮康唑对 25 例阴茎和尿道手术的患者进行了预防自发性阴茎勃起的随机对照观察。结果 13 例服用酮康唑的患者中有 12 例未出现自发性阴茎勃起疼痛，有效率达 92.3%。廖晓星等[3]将 78 例需进行阴茎手术的患者随机分为 3 组，A 组从术前 1 日开始至术后第 3 日，口服酮康唑，每次400 mg，每天 3 次；B 组从手术当天开始至术后第 4 日，口服酮康唑，每次 400 mg，每天 3 次；C 组从术前第 1 日开始至术后第 3 日，口服己烯雌酚每次 1 mg，每天 3 次。术后观察患者阴茎勃起的次数及持续时间，结果 A 组抑制有效率 96.15%，B 组有效率 88.45%，C 组有效率 61.54%，三组间比较有显著差异（$P<0.05$），A、B 两组间也有显著差异（$P<0.05$）。表明酮康唑抑制术后阴茎勃起效果比己烯雌酚好，短期内用药不影响肝功能，术前 1 日给药效果更佳。

参考文献

[1] STOCK J A, KAPLAN G W. Ketoconazole for prevention of postoperative penile erection [J]. Urology, 1995, 45 (2)：308-309.

[2] 徐耀庭，陈修诚，傅梧，等. 酮康唑预防阴茎和尿道术后自发性阴茎勃起的临床观察 [J]. 中国男科学杂志，2001, 15 (2)：128-129.

[3] 廖晓星，侯垒，崔功静，等. 酮康唑抑制术后阴茎勃起的临床应用 [J]. 中国药物

应用与监测，2005，2（2）：25-26.

托瑞米芬 Toremifene

【其他名称】法乐通、枢瑞

枸橼酸托瑞米芬片说明书【适应证】绝经后妇女雌激素受体阳性或不详的转移性乳腺癌。

枸橼酸托瑞米芬片超药品说明书【适应证】用法：

1. 用于乳腺增生的治疗。史振玉等[1]选择 92 例乳腺增生症患者，随机分为治疗组和对照组，每组 46 例。治疗组：月经来潮后一周开始服用托瑞米芬 40 mg/d，饭后服用，经期停药，连用 3 个疗程，绝经女性连续服用 3 个月。对照组：治疗药物选用乳癖消片，5 片/次，每日 3 次，经期停药，连用 3 个疗程，绝经女性连续服用 3 个月。治疗期间所有患者均未服用其他药物，观察疗效。结果参照中华医学会外科学分会乳腺外科学组制定的疗效判定标准。治愈：乳房肿块及疼痛消失，随访 3 个月经周期无复发。显效：乳房肿块最大径缩小或结节数量减少 1/2 以上，乳房疼痛消失或明显减轻，随访 3 个月经周期无加重。有效：肿块最大径缩小或结节数量减少不足 1/2，但增厚的腺体明显变薄，疼痛有所减轻或不明显。无效：肿块不缩小或增大变硬，乳房疼痛不减轻或反而加重，或单侧乳房疼痛缓解而肿块不缩小。乳房疼痛评价采用视觉模拟评分方法。结果：治疗组治愈 23 例（50.0%），总有效 45 例（97.8%）；对照组治愈 8 例（17.4%），总有效 31 例（67.4%）。两组间治愈率、总有效率差异均有统计学意义（$P<0.01$）。结论：托瑞米芬治疗乳腺增生症安全有效。

康忠诚等[2]将 260 例乳腺增生患者随机分成两组：治疗组 130 例采用托瑞米芬治疗，40 mg/d，饭后服用，第一个月于月经停止 5 d 后开始，至下次月经来止；第二个月于月经干净后 5 d 给药至下次月经来止，2 个月为一个疗程。对照组采用他莫昔芬 20 mg/d 治疗，饭后分 2 次或 1 次口服，其他同托瑞米芬组。疗程均为 2 个月经周期，两组患者治疗期间未使用与乳腺疾病有关的药物。观察患者治疗后的症状和体征、B 超、疗效持续时间及不良反应。评判标准如下。治愈：服药后症状、体征消失，彩超下乳腺增生结构不明显，且维持 3 个月以上。显效：疼痛消失，肿块质地变软，体积缩小 50%以上，维持 3 个月以上。有效：疼痛症状减轻，肿块缩小，但不足 50%，质地变软。有以上任何一项且维持在 3 个月以上。无效：症状、体征无明显变化。结果：治疗组 130 例中显效 86 例（66.2%），有效 27 例（20.8%），治愈 15 例（11.5%），总有效率 98.5%，无效 2 例（1.5%）。不良反应较少，主要为消化道症状及抗雌激素反应。对照组 130 例中显效 59 例（45.4%），有效 48 例（37%），总有效率 82.3%，无效 23 例（17.7%）。治疗组中有并发症者 55 例（42.3%），对照组中有并发症者 98 例（75.4%）。结论：托瑞米芬治疗乳腺增生疾病有较好疗效，不良反应较轻，应用较安全。托瑞米芬为新一代抗雌激素类抗肿瘤药，是雌激素受体拮抗剂，和雌激素竞争乳腺组织细胞内的雌激素受体形成"药物-受体复合物"进入细胞核，在细胞核内与雌激素依赖基因结合，从而调节雌激素引起的特异 mRNA 和蛋白质的合成，阻止细胞的分化、增生，发挥对乳腺增生的治疗作用。

2. 治疗绝经前和围绝经期妇女雌激素受体阳性乳腺癌。《超药品说明书用药目录》（2020 年版）：托瑞米芬适用于治疗绝经前和围绝经期妇女雌激素受体阳性乳腺癌，每日 1 次，每次 60 mg[3]。

参考文献

[1] 史振玉，王永乾. 托瑞米芬治疗乳腺增生症的疗效观察［J］. 实用医学杂志，2012，28（17）：2944-2945.

[2] 康忠诚，陈跃军. 托瑞米芬治疗乳腺增生性疾病的疗效评价［J］. 中国现代应用药学，2006，23（9）：937-938.

[3] 广东省药学会. 超药品说明书用药目录（2020 年版）. ［J/OL］. 今日药学［2019-06-17］. http：//kns. cnki. net/kcms/detail/44. 1650R20190617. 1523. 044. html.

维生素 A　Vitamin A

【其他名称】抗干眼醇、抗干眼病维生素、甲种维生素、视黄醇、维生素甲、维他命甲、伊可新

维生素 A 胶丸说明书【适应证】用于治疗维生素 A 缺乏症，如夜盲症、眼干燥症、角膜软化症和皮肤粗糙等。

维生素A胶丸超药品说明书【适应证】用法：

治疗月经过多。维生素A是产生类固醇激素所必需的一种辅酶，其缺乏是导致月经过多的重要因素之一[1,2]。据报道，应用维生素A治疗月经过多患者，效果显著。经治疗3个月后，月经恢复正常者占57%，总有效率达92%。用法：口服维生素A 2 500 U/次，2次/d，每月服用15 d[3]。

参考文献

[1] 葛风，郑永成. 维生素A新用11种 [J]. 食品与药品，2006（12B）：31.

[2] 姜永慧，苏杰. 浅析维生素在妇产科中的应用 [J]. 黑龙江科技信息，2009（26）：233.

[3] 牛忠君，李永安，徐秀梅，等. 脂溶性维生素——维生素A的应用 [J]. 中外健康文摘，2011，8（40）：186-187.

维生素 B_1 Vitamin B_1

【其他名称】单硝酸硫胺素、抗神经炎素、硫胺、硫胺素、维他命乙$_1$、维生素乙$_1$、维他命 B_1、盐酸硫胺、盐酸噻胺

维生素 B_1 注射液说明书【适应证】适用于因缺乏维生素 B_1 引起的脚气病或 Wernicke（韦尼克）脑病的治疗。亦可用于维生素 B_1 缺乏引起的周围神经炎、消化不良等的辅助治疗。

维生素 B_1 注射液超药品说明书【适应证】用法：

治疗妇女外阴白色病变。用法：取穴三阴交（双）、阴阜、阿是穴（每次任选皮损2处）。用维生素 B_1 100 mg、维生素 B_{12} 0.2 mg 两药混合液为第一组；5%当归注射液2 mL、参麦注射液2 mL 混合液为第二组。穴位注射，前两穴每穴0.5 mL，皮损处每处1 mL，每周2或3次。两组药液交替使用，10次为一个疗程，月经期停用。结果：40例中治愈10例，显效25例，好转4例，无效1例，有效率97.5%[1]。另有临床研究[2]通过穴位注射用药（地塞米松5 mg、维生素 B_1 100 mg、维生素 B_{12} 250 g、2%利多卡因3 mL、生理盐水10 mL）结合聚焦超声治疗、中药熏洗治疗外阴白色病变120例。结果4个疗程内痊愈90例（75.0%），

基本痊愈 26 例 (21.7%)，好转 4 例 (3.3%)。穴位注射地塞米松、维生素 B_1、维生素 B_{12}，不但能调整气血功能，促使局部组织气血通畅，而且还通过经络传导刺激神经末梢及微循环，营养神经组织和表皮血管，使外阴表皮的"抑素"分泌平衡，增加局部组织的供血，从而明显改善外阴皮肤干燥、增生、萎缩及溃烂、瘙痒、粘连等症状[3]。

参考文献

[1] 魏琼. 穴位注射疗法治疗妇女外阴白色病变 40 例 [J]. 成都中医药大学学报，2002，25 (1)：54-55.

[2] 刘庆. 中西医结合治疗外阴白色病变 120 例疗效分析 [J]. 中国妇幼保健，2013，28 (12)：2010-2011.

[3] 龙昱同. 穴位注射治疗外阴白色病变 24 例临床观察 [J]. 现代生物医学进展，2007，7 (6)：954-955.

维生素 B_6 Vitamin B_6

【其他名称】吡哆辛、吡哆醇、吡多胺、昊强、抗炎素、抗皮炎素、羟基匹啶、维他命 B_6、Pyridoxine

维生素 B_6 注射液说明书【适应证】①适用于维生素 B_6 缺乏的预防和治疗，防治异烟肼中毒；也可用于妊娠、放射病及抗癌药所致的呕吐，脂溢性皮炎等。②全胃肠道外营养及因摄入不足所致营养不良、进行性体重下降时维生素 B_6 的补充。③下列情况对维生素 B_6 需要量增加：妊娠及哺乳期、甲状腺功能亢进、烧伤、长期慢性感染、发热、先天性代谢障碍病（胱硫醚尿症、高草酸尿症、高胱氨酸尿症、黄嘌呤酸尿症）、充血性心力衰竭、长期血液透析、吸收不良综合征伴肝胆系统疾病（如酒精中毒伴肝硬化）、肠道疾病（乳糜泻、热带口炎性肠炎、局限性肠炎、持续腹泻）、胃切除术后。④新生儿遗传性维生素 B_6 依赖综合征。

维生素 B_6 片说明书【适应证】用于预防和治疗维生素 B_6 缺乏症，如脂溢性皮炎、唇干裂。也可用于减轻妊娠呕吐。

维生素 B₆ 超药品说明书【适应证】用法：

1. 治疗妊娠糖尿病。宁岚等[1]对 13 例晚期妊娠糖尿病患者给予维生素 B₆25 mg/次，1 次/d，连续治疗 2 周。结果有 5 例空腹血糖水平降至正常，可能与本品能增加血浆胰岛素生物活性有关。

2. 用于回乳。维生素 B₆ 是氨基酸的转氨酶、脱氢酶及半胱氨酸脱硫酶的辅酶，促进下丘脑内多巴胺的转化，而多巴胺在下丘脑能刺激泌乳素释放抑制因子的产生，抑制泌乳素（PRL）的分泌，抑制泌乳；对抗促甲状腺激素释放激素，减少促甲状腺激素和泌乳素的分泌而抑制泌乳。用法：口服维生素 B₆ 片，每次 200 mg，3 次/d，连续用药 5 d，治疗总有效率为 96.7%，且不良反应与副作用较少，不会增加肝脏负担[2]。

叶秀娟[3]将 180 例不宜哺乳的产妇随机分为治疗组 90 例，产后给予维生素 B₆100 mg，3 次/d，共 5 d；对照组 90 例，产后给予溴隐停（溴隐亭）2.5 mg，2 次/d，共 5 d。结果：两组用药前后血清 E_2、P 及 PRL 水平均明显降低（$P<0.05$），总有效率分别达 91%和 88%。说明中晚期妊娠引产后或产后早期使用维生素 B₆ 和溴隐亭对抑制乳汁分泌都有肯定的作用。但溴隐亭价格较贵；而维生素 B₆ 的回乳效果与溴隐亭没有明显差异，加之无不良反应且价格低廉，患者依从性好，在临床中可作为中晚期妊娠引产后或足月产后回乳的理想用药。

3. 治疗急性乳腺炎。用法：口服维生素 B₆，每次 200 mg，4 次/d，温开水送服，3 d 为一个疗程，连续服药至症状消失止，一般用 1 个疗程，最多用 2 个疗程。本品适用于急性乳腺炎未化脓者，对已化脓者则无效。其机制可能与维生素 B₆ 改善机体代谢，扩张血管，改善局部循环障碍，增强细胞对损伤的耐受力，以及减少哺乳期妇女乳汁分泌等作用密切相关[4]。

徐小华等[5]报道 58 例乳腺炎患者用维生素 B₆治疗，剂量 200 mg，每日 4 次，3 d 为一个疗程，一般用药 1 个疗程，最多 2 个疗程。服药 1 次痊愈者 18 例，服药 3 次痊愈者 25 例，服药 6 次痊愈者 14 例；1 例患病 4 次，均服药 3 次痊愈。

4. 治疗痛经。痛经可能是镁离子不足引起，维生素 B₆ 可促进镁离子进入子宫肌细胞而起解痉作用，维生素 B₆ 可增强子宫肌细胞中镁离子的流入激活 ATP（三磷酸腺苷）酶耗竭 ATP 使子宫松弛，疼痛缓解；另外，维生素 B₆ 作为辅酶参与 γ-氨基丁酸的合成，降低子宫平滑肌张力，从根本上治疗原发性痛经，且毒性很小，无不良反应，疗效高，价格低，复发率亦低[6,7]。李建新[8]采用血府逐瘀汤加减配合维生素 B₆治疗原发痛经 120 例，在血府逐瘀汤加减基础上，对轻中度痛经病例，给予维生素 B₆ 20 mg，2 次/d，口服，于经前 1 周连服；重度痛经者给予维生素 B_6 40 mg，3 次/d，口服，于经前 1 周连服，连续服用 3 个月为 1 个疗程。治疗 3 个疗程后，84 例患者（70%）治愈，28 例（23.3%）患者有效，8 例（6.7%）患者无效，总有效率 93.3%。

5. 治疗习惯性流产。张建伟等[9]以维生素 B_6 为主配合中药分期用药治疗习惯性流产 30 例，有效（症状消失；胎心、胎动良好，妊娠日期大于既往流产日期或足月分娩）26 例，无效 4 例。用法：末次流产后，于月经周期第 5 天开始，用益肾养血方，1 剂/d，用 10 d；第 15 d 开始，用佳蓉片 4 片/次，3 次/d，口服，至月经来潮。用半年后，可以再次妊娠。妊娠后，用固肾安胎饮，1 剂/d；12 孕周后，改为隔日 1 次，至 14 孕周。孕后配合维生素 B_6 200 mg/次、维生素 C 2 g/次，加入 10% 葡萄糖注射液 500 mL 静脉滴注，1 次/d。10 d 为一个疗程，疗程间隔 7 d。另口服维生素 E 100 mg/次，1 次/d；叶酸 5 mg/次，3 次/d，口服，用至 12 孕周。

6. 治疗外阴白色病损。用法：先用中药（含白鲜皮、苦参各 15 g，蛇床子、当归、红花、枯矾、地肤子各 10 g，地龙 2 g，冰片 3 g）水煎取液，熏洗，坐浴，每次 15~20 min，2 次/d。同时，用维生素 B_6、异丙嗪各 25 mg，丹参注射液 5 mL，己烯雌酚 0.5 mg，利多卡因 1 mL，患处局部封闭，每周 2~3 次；15 d 为一个疗程，疗程间隔 1 周。结果：11 例中，痊愈 7 例，显著好转 3 例，无效 1 例[10]。

7. 预防唇腭裂。唇腭裂是一种先天性发育畸形，对于那些唇腭裂发生率较高，有阳性家族史或者有环境致畸因子暴露史的高危人群和易患人群，根本的问题应着眼于如何预防或减轻唇腭裂畸形的发生。

Yoneda 等[11]在孕鼠怀孕前 3 周给其食用富含维生素 B_6 的饮食能减少泼尼松诱导的近交系小鼠腭裂发生率，并提出了维生素 B_6 干扰糖皮质激素与腭间叶细胞相应受体结合理论。Jacobsson 等[12]在 β-氨基丙腈诱导大鼠腭裂动物模型实验基础上也得出相同的结论。张诗雷等[13]在地塞米松致畸前一天及致畸同时给孕鼠肌内注射大剂量（10 mg/kg）维生素 B_6，其胎鼠腭裂发生率（32.35%）显著低于单纯以地塞米松致畸的胎鼠（64.52%）；腭裂畸形类型的构成发生了显著变化，实验组胎鼠腭部出现了相当数量（36.37%）畸形程度轻于完全性腭裂的继发腭隐裂。证明地塞米松致畸前及致畸同时补充足够的维生素 B_6 能显著降低大鼠胚胎的腭裂发生率，并减轻了畸形的程度。提示维生素 B_6 对预防腭裂畸形可能具有一定的价值。

参考文献

[1] 宁岚，李晓红，宁勇. 维生素 B_6 临床新用途 [J]. 中国社区医师，2009（15）：18.

［2］刘仁丽. 维生素 B_6 回乳临床观察［J］. 母婴世界，2017（3）：115.

［3］叶秀娟. 维生素 B_6 与溴隐停回奶效果比较［J］. 华夏医学，2009，22（1）：138-139.

［4］祖玉梅，张喜风，吴晓桂. 大剂量维生素 B_6 治疗 68 例急性乳腺炎产妇［J］. 新药与临床，1994，13（5）：294.

［5］徐小华，张立，纪昕玲，等. 大剂量口服维生素 B_6 治疗乳腺炎 58 例分析［J］. 白求恩医科大学学报，2001，27（6）：622.

［6］傅琴玲. 维生素 B_6 治疗痛经 48 例效果观察［J］. 中国学校卫生，2002，23（6）：537.

［7］张菲. 随身灸疗配合维生素 B_6 治疗原发性痛经疗效观察［J］. 现代中西医结合杂志，2012，21（5）：526-527.

［8］李建新. 血府逐瘀汤加维生素 B_6 治疗痛经 120 例［J］. 中国社区医师，2014，30（10）：86，89.

［9］张建伟，连方. 中药分期用药配合维生素治疗习惯性流产 30 例［J］. 中国中医药信息杂志，2001，8（11）：54-55.

［10］刘瑜. 中西药外用治疗外阴白色病损 11 例临床观察［J］. 陕西中医学院学报，2005，28（1）：48-49.

［11］YONEDA T，PRATT R M. Vitamin B_6 reduces cortisone-induced cleft palate in the mouse［J］. Teratology，1982，26（3）：255-258.

［12］JACOBSSON C，GRANSTROM G. Effects of Vitamin B_6 on beta-aminoproprionitrile-induced palatal cleft formation in the rat［J］. Cleft Palate Craniofac J，1997，34（2）：95.

［13］张诗雷，袁文化. 维生素 B_6 对地塞米松诱导大鼠腭裂形成影响的实验研究［J］. 中华口腔医学杂志，2002，37（4）：272-274.

维生素 B_{12} Vitamin B_{12}

【其他名称】动物蛋白因子、钴胺素、抗恶性贫血素、氰钴铵、氰钴胺素、维生素乙 $_{12}$、维他命 B_{12}

维生素 B_{12} 注射液说明书【适应证】主要用于因内因子缺乏所致的巨幼细胞贫血，也可用于亚急性联合变性神经系统病变如神经炎的辅助治疗。

维生素 B₁₂ 注射液超药品说明书【适应证】用法：

同维生素 B₁。

维生素 C　Vitamin C

【其他名称】丙素、丙种维生素、抗坏血酸、力度神（泡腾片）、维生素丙、维他命 C、Ascorbic Acid

维生素 C 片说明书【适应证】①用于防治坏血病，也可用于各种急慢性传染性疾病及紫癜等的辅助治疗。克山病患者发生心源性休克时，可用大剂量本品治疗。②用于慢性铁中毒的治疗（维生素 C 促进去铁胺对铁的络合，使铁排出加速）。③用于特发性高铁血红蛋白血症的治疗。④用于治疗肝硬化、急性肝炎，以及砷、汞、铅、苯等慢性中毒时对肝脏的损害。

维生素 C 片超药品说明书【适应证】用法：

维持阴道菌群正常。发生阴道内菌群紊乱的妇女较多，特别是妊娠早产或接受阴道手术治疗后，由于阴道内菌群异常易致感染，过去常规使用抗菌药物治疗。德国 Petersen[1] 认为给予维生素 C 阴道片，可降低阴道 pH 值，在酸性环境中，对人体有益的乳酸杆菌繁殖，对人体不利的细菌逐渐消失。116 例患者，给予维生素 C 阴道片 250 mg/d，连用 6 d；对照组 116 例给予安慰剂。结果：给药组治愈率 65%，对照组为 30%。建议给孕妇使用维生素 C 阴道片 250 mg/d，由于能使阴道内长期保持酸性，因此可抑制各种条件下致病菌的生长，使之难以达到引起感染的浓度。

国内邓巧子[2] 报道采用甲硝唑联合维生素 C 治疗细菌性阴道病。将 100 例患者随机分为两组，A 组给予甲硝唑 500 mg，2 次/d，口服，连用 7 d；B 组在上述用药方案的基础上加用维生素 C 片 0.4 g，每日 1 次，睡前放置于阴道深部，连用 7 d，分别于停药 1 周、4~6 周观察两组的疗效。结果 A 组和 B 组在停药 1 周的疗效分别为 80% vs 86%，两组比较无显著性差异（$P>0.05$）；但在停药 4~6 周的疗效分别为 68%vs82%，两组比较有显著性差异（$P<0.05$）。A、B 两组在停药 4~6 周的复发率为 27.5%vs 6.9%（$P<0.05$）。显示两者联合治疗疗效好、复发率低。

李素红等[3]将120例细菌性阴道炎患者随机分为两组，A组60例用甲硝唑片0.4 g（分成2~3瓣）置入阴道内，B组60例用甲硝唑0.4 g+维生素C片0.2 g（分成2~3瓣）置于阴道内，疗程7 d。于治疗后3个月检查。结果两组有效率均在85%以上（P>0.05）。

张玉新等[4]将细菌性阴道病患者150例随机分为3组，每组各50例，A组给甲硝唑片0.4 g，B组给乳酸杆菌活菌胶囊，C组给维生素C片0.4 g，各组药物均置于阴道内，一次给药，疗程7 d。观察治疗一周的有效率和停药后一周和一个月的复发率。结果：治疗一周后A、B、C三组的有效率分别为92%、94%、90%，组间比较无显著性差异；三组停药一周后复发率分别为18%、14%、20%，组间比较无明显差异；停药一个月后的复发率分别为30%、32%、14%，维生素C组复发率显著低于其他组。

参考文献

[1] PETERSEN E E, MAGNANI P. Efficacy and safty of vitamin C vaginal tablets in the treatment of non-specific vaginitis：a randomized, double blind, placebo-controlled study [J]. Eur J Obstet Gyneco Reprod Biol, 2004, 117 (1)：70-75.

[2] 邓巧子. 甲硝唑联合维生素C治疗细菌性阴道病的临床观察 [J]. 河南科技大学学报（医学版），2008, 26 (1)：22-23.

[3] 李素红，付秀虹，付萍. 甲硝唑与维生素C治疗细菌性阴道病临床分析 [J]. 中国误诊学杂志，2008, 6 (2)：1355-1366.

[4] 张玉新，任细妹. 维生素C治疗细菌性阴道病疗效观察 [J]. 中国妇幼保健，2007, 22 (4)：450-452.

维生素 E   Vitamin E

【其他名称】产妊酚、来益、生育酚、维生素戊、Tocopherol

维生素E软胶囊说明书【适应证】用于心脑血管疾病及习惯性流产、不孕症的辅助治疗。

维生素E超药品说明书【适应证】用法：

1. 治疗妊高征、预防重度妊娠高血压综合征。研究表明，血管内皮损伤可能是妊高征发病机制的中心环节，脂质过氧化是造成血管内皮损伤的原因。维生素 E 作为一种抗氧化剂，对脂质过氧化的发生有着显著的抵抗效果[1,2]。将 60 例轻度妊娠高血压患者随机分为两组，两组患者均行降压药物治疗，且按期对高血压以及其他指标情况进行及时监测，在此基础上，实验组患者加行维生素 E 治疗，每次用量为 100 mg，一日 3 次。研究报告显示，加行维生素 E 的实验组其治疗总有效人数为 29 例，无效人数为 1 例，治疗总有效率达到 96.7%；参照组治疗总有效人数为 24 例，无效人数仅为 6 例，治疗总有效率为 80%。结果表明，在对轻度妊高征患者进行治疗的过程中，加行维生素 E 治疗，能够对重度妊高征起到有效的预防作用，且能够提高患者的生活质量，改善患者的心情状态，同时降低医疗纠纷的发生概率[3]。

满冬梅等[4]采用临床流行病学的队列方法，对维生素 E 在预防重度妊高征发生中的作用进行了研究。结果：口服维生素 E 组重度妊高征的发生率为 6.1%，明显低于对照组 [45.5%（$P<0.01$）]。口服维生素 E 可使 86.7% 的孕妇避免发展为重度妊高征；以妊高征为指征的剖宫产率，口服维生素 E 组为 6.1%，显著低于对照组 [36.4%（$P<0.01$）]。说明维生素 E 对预防轻度妊高征发展为重度妊高征有重要价值，并从临床的角度间接提示妊高征发生与维生素 E 的抗氧化作用有重要联系。因此，维生素 E 为一种安全、有效、经济且服用方便的预防妊高征药物，可广泛在基层推广。

2. 增加乳汁分泌。张梦[5]探讨了口服维生素 E 联合物理疗法对产后促乳的护理效果。将 240 例产妇根据护理方式的不同分为观察组和对照组，观察组口服维生素 E 联合物理治疗进行产后促乳护理，对照组采用常规促乳护理方法。观察组产妇在第 37 周的时候开始服用维生素 E，剂量为 100 mg，3 次/d，一直持续到产后 7 d。结果：产妇通过服用维生素 E 联合物理疗法能有效地使产妇泌乳始动时间提前，并增加了泌乳量。

3. 治疗胎儿窘迫。胎儿宫内窘迫是胎儿宫内缺氧的表现。当胎儿宫内缺氧时，首先导致脑缺血缺氧，氧自由基（OFR）大量产生，引发脂质过氧化作用，致使生物膜结构破坏、红细胞破裂溶血、线粒体膨胀裂解、血脑屏障破坏和脑水肿。纠正不及时可引起围产儿窒息，极易并发缺氧缺血性脑病（HIE），也是新生儿死亡的主要原因。而维生素 E 是重要的 OFR 清除剂，对缺氧缺血的细胞有膜稳定作用，能促进胚胎正常发育。田革联等[6]将 60 例孕妇随机分为服用维生素 E 的研究组和未服用维生素 E 的对照组，每组病例 30 例。研究组孕妇口服维生素 E 100 mg，每日 3 次至分娩。结果提示孕妇从早孕即开始服维生素 E 至分娩，能促进胎儿正常发育，减少胎儿宫内窘迫的发生，并促进新生儿神经系统发育，预防新生儿 HIE 的发生、发展。

4. 治疗外阴白色病变。沈石烂等[7]采用氦-氖激光与维生素 E 治疗 100 例外阴白色病变，近期治愈 5 例，占 5%，停止治疗半年以上无复发；显效 37 例，占 37%；好转 55 例，占 55%；无效 1 例，占 1%。维生素 E 上调透明质酸合成酶-2 基因的转录水平，增加皮肤成纤维细胞透明质酸的合成，增加皮肤的水分含量，使皮肤湿润、弹力增加、皱纹变浅，可逆转或延缓皮肤老化[8]。

参考文献

[1] 张红 . 妊娠高血压疾病抗氧化治疗的临床价值研究［J］. 中国现代药物应用，2014，8（10）：40-41.

[2] 李海燕 . 妇产科临床中维生素 E 的应用［J］. 医学信息，2014（21）：603-604.

[3] 符小春，李智会 . 维生素 E 在预防重度妊高征发生中的应用分析［J］. 世界最新医学信息文摘，2016，16（77）：292.

[4] 满冬梅，冯邦胜，蒋国玲，等 . 维生素 E 降低重度妊高征发生频率的临床流行病学研究［J］. 中国妇幼保健，2003，18（10）：596-597.

[5] 张梦 . 口服维生素 E 联合物理疗法对产后促乳的护理效果观察［J］. 药物与人，2014，27（11）：262-263.

[6] 田革联，杨苏安，彭清雄，等 . 维生素 E 防治胎儿宫内窘迫的进一步研究［J］. 中国现代医学杂志，2005，15（1）：144-145.

[7] 沈石烂，石一复 . 氦-氖激光与维生素 E 治疗外阴白色病变 100 例［J］. 中华物理医学与康复杂志，2003，25（11）：693-694.

[8] 范丽云，刘全忠 . 维生素 E 对体外培养人皮肤成纤维细胞透明质酸合成酶-2 基因表达的影响［J］. 中华医学美学美容杂志，2009，15（4）：217-219.

维生素 K_3 Vitamin K_3

【其他名称】甲萘醌亚硫酸氢钠、甲萘醌

维生素 K_3 注射液说明书【适应证】用于维生素 K 缺乏所引起的出血性疾病，如新生儿出血、肠道吸收不良所致维生素 K 缺乏及低凝血酶原血症等。

维生素 K₃ 注射液超药品说明书【适应证】用法：

用于功能性痛经。有人观察了肌内注射维生素 K₃ 和口服维生素 K₄ 治疗功能性痛经患者各 31 例。用法：月经来潮开始腹痛时予以一次肌内注射本品 4 mg。使用维生素 K₄ 可在月经前 3 d 开始口服，4 mg/次，3 次/d，用药 7 d。结果 K₃ 疗效明显高于 K₄，显效率 55%，有效率 94%；同时也观察了维生素 K₃ 对动物离体子宫的药理作用，证实了维生素 K₃ 有拮抗去甲肾上腺素引起的离体家兔子宫肌收缩作用和拮抗 15-甲基前列腺素 F₂α 引起的离体大鼠子宫肌收缩的作用[1]。另有研究证明，维生素 K₃ 能选择性地直接作用于平滑肌，同时对乙酰胆碱引起平滑肌收缩有明显的抑制作用，起到镇痛的效果[2]。

郑晓兰[3]对 108 例原发性痛经患者进行双侧三阴交穴位注射维生素 K₃，配合艾灸神阙、关元穴。结果治愈 70 例，好转 35 例，无效 3 例，总有效率 97.2%，李玉香等[4]将原发性痛经患者 160 例随机分成试验组 80 例、对照组 80 例，试验组用维生素 K₃ 联合硝苯地平治疗，对照组采用口服布洛芬常规治疗。结果试验组总有效率 98.75%；对照组总有效率 81.25%。表明维生素 K₃ 联合硝苯地平治疗原发性痛经具有很好的临床效果，且具有成本低、疗程短、疗效好、安全可靠等特点。

参考文献

[1] 俞瑾，曹静安，魏湘，等. 维生素 K₃ 治疗功能性痛经的临床和实验观察［J］. 新药与临床，1985，4（3）：142-144.

[2] 杨宝峰. 药理学［M］. 9 版. 北京：人民卫生出版社，2018.

[3] 郑晓兰. 穴位注射维生素 K₃ 配合温灸治疗原发性痛经 108 例［J］. 按摩与康复医学，2013，4（10）：186-187.

[4] 李玉香，康丽兰，王满英. 维生素 K₃ 联合硝苯地平治疗原发性痛经的临床分析［J］. 基层医学论坛，2015，19（15）：2086.

乌拉地尔 Urapidil

【其他名称】 利喜定、压宁定、优匹敌、裕优定、Ebrantil

乌拉地尔注射液说明书**【适应证】** 用于治疗高血压危象（如血压急骤增高）、重度和极重度高血压、难治性高血压以及控制围手术期高血压。

乌拉地尔注射液超药品说明书【适应证】用法：

治疗妊娠高血压综合征（妊高征）。妊高征是妊娠期常见的并发症。其病理生理变化为全身小动脉痉挛性收缩。对中、重度妊高征除首选硫酸镁解痉外，还可使用降压药。杨秀珍等[1]将70例妊娠期高血压孕妇分为两组：乌拉地尔组和酚妥拉明组。乌拉地尔组使用乌拉地尔行降压治疗：将50 mg乌拉地尔注入5%葡萄糖注射液500 mL静滴，初始滴注速度为10滴/min，之后每隔15 min测量一次血压，并根据血压调整乌拉地尔滴速。对部分血压特别高的孕妇，可先静脉注射25 mg乌拉地尔。酚妥拉明组使用酚妥拉明行降压治疗：20 mg酚妥拉明加入5%葡萄糖注射液500 mL静滴，初始滴速、血压监测方法和药物滴速调整方法与乌拉地尔组相同。同时两组孕妇均常规使用硫酸镁行解痉治疗。两组孕妇用药后血压均明显下降，分娩方式、围生儿情况和产科并发症比较未见明显差异，但是乌拉地尔组发生心悸和一过性血压过低的孕妇比酚妥拉明组更少，因此乌拉地尔治疗妊娠期高血压疾病，血压下降更平稳，且效果确切。

Wacker等[2]比较了42例妊高征患者初始静脉注射乌拉地尔12.5~25 mg或肼屈嗪5 mg的降压效果，虽然两药均能有效降低血压，但是乌拉地尔有更好的可控性和更好的耐受性，肼屈嗪有反射性心动过速。

参考文献

［1］杨秀珍，林晓桃，刘华柳，等. 乌拉地尔治疗妊娠期高血压疾病的效果观察［J］. 赣南医学院学报，2015，35（1）：81-82，84.

［2］WACKER J R, WAGNER B K, BRIESE V, et al. Antihypertensive therapy in patients with preeclampsia：A prospective randomised multicentrestudy comparing dihydralazine with urapidil［J］. Eur J Obstet Gynecol Reprod Biol，2006，127（2）：160-165.

戊酸雌二醇 Estradiol Valerate

【其他名称】补佳乐

戊酸雌二醇片说明书【适应证】①与孕激素联合使用在建立人工月经周期中用于补充

主要与自然或人工绝经相关的雌激素缺乏：血管舒缩性疾病（潮热），生殖泌尿道营养性疾病（外阴阴道萎缩，性交困难，尿失禁）以及精神性疾病（睡眠障碍，衰弱）。②用于宫颈黏液的改善。【用法用量】饭后，每日 1 mg（1 片），用水吞服，遵医嘱可酌情增减，按周期序贯疗法，每经过 21 d 的治疗，须停药至少一周。

戊酸雌二醇片超药品说明书【适应证】【用法用量】用法：

1. 阴道用药用于老年性阴道炎。阴道用，3 mg，每日 1 次，或 2 mg，每日 1 次。戊酸雌二醇片为口服制剂，适用于雌激素缺乏症。常与孕激素联合使用在建立人工周期中用于补充主要与自然或人工绝经相关的雌激素缺乏如血管舒缩性疾病（潮热）、放射性去势后的雌激素不足的症状。也可缓解膀胱易激惹、皮肤及黏膜（尤其是泌尿生殖道黏膜）退化的表现。临床上大多以口服治疗为主，疗效较为肯定，但口服雌激素药物近期有恶心、呕吐、食欲不振等不良反应，远期有致癌倾向，加重了老年女性的心理负担。临床指南指出阴道局部应用雌激素能明显改善泌尿生殖系统萎缩的症状，仅在改善泌尿生殖道萎缩时，推荐阴道局部用药[1]。

阴道内放置戊酸雌二醇片，可被快速吸收，能使阴道上皮细胞增生和角化，黏膜变厚，增加细胞内糖原含量，提高阴道壁组织弹性，软化阴道组织，使阴道维持酸性环境，增加阴道黏膜的抵抗力，从而抑制病原菌的生长。且局部用药不良反应少，避免了肝脏的首过效应，减轻了肝脏的负担，有效避免口服药物引起的各种胃肠道反应[2,3]。

乳酸菌阴道胶囊与戊酸雌二醇同时阴道应用可促进阴道内微生态平衡，增加阴道的自身免疫功能；且通过临床应用证实无不良反应，使用方便，安全有效。乳酸菌阴道胶囊配伍补佳乐阴道放置治疗老年性阴道炎，可恢复阴道内乳酸杆菌的优势及正常阴道菌群的微生态平衡，是治疗老年性阴道炎的关键所在，可在临床中广泛推广应用[4]。

保妇康栓联合戊酸雌二醇阴道局部用药，能明显改善萎缩性阴道炎引起的外阴阴道不适症状，不良反应少，复发率低，可提高老年女性的生活质量，值得临床应用[5]。

2. 用于产后回奶。4~6 mg，每日 1 次。黄丽云等[6]研究了戊酸雌二醇联合芒硝外敷在中期妊娠引产后回奶中的效果。方法：将妊娠引产需要回奶的妇女 12 例，随机分为 3 组。给予戊酸雌二醇，每次 5 mg，每日 3 次，同时将芒硝 250 g 分装入 2 个纱布袋中，敷于两乳房并包扎；或口服戊酸雌二醇 3 mg，每日 3 次；或生麦芽 60 g，水煎当茶饮，每日 1 剂，连服 3 d，观察 5 d 后 3 组产妇的回奶效果及安全性。结果表明，戊酸雌二醇联合芒硝的回奶效果好，且无明显的胃肠道不良反应。王庆等[7]对戊酸雌二醇片在产后回奶中的有效剂量进行了探讨研究：将产后要求回奶的产妇 150 例随机分为 5 组，观察 I 组给予补佳乐 5 mg，每日 3 次；观察 Ⅱ 组给予补佳乐 2 mg，每日 3 次，首剂加倍；观察 Ⅲ 组给予补佳乐 1 mg，每日 3 次，首剂加倍。对照 Ⅰ 组给予己烯雌酚，每次 5 mg，每日 3 次；对照 Ⅱ 组给予溴隐亭口服，每次 2.5 mg，每日 2 次。各组均连服 5 d。结果：观察 Ⅰ、Ⅱ 组有效率与对照 Ⅰ 组及对照 Ⅱ 组相比无统计学差异（$P>0.05$），观察 Ⅰ、Ⅱ 组相比无统计学差异（$P>0.05$），观察 Ⅰ 组、观察 Ⅱ 组、对照 Ⅰ 组、对照 Ⅱ 组回奶效果均显著高于观察 Ⅲ 组（$P<0.05$）。与对照组比较观察组各组胃肠道反应发生率显著降低（$P<0.05$）。表明补佳乐回奶效果理想，且补佳乐 2 mg，每日 3 次，首剂加倍，为补佳乐回奶的最佳有效剂量。

3. 改善子宫内膜发育不良、促进子宫内膜修复。有 RCT 研究[8]表明，低剂量口服戊酸雌二醇片（4 mg/d）能诱导适当的子宫内膜分泌转换，改善子宫内膜发育不良；另有 RCT[9]比较了口服雌二醇和阴道结合给予雌激素对冻胚移植患者子宫内膜厚度的影响，结果在改善子宫内膜发育不良方面，口服雌二醇优于阴道结合给予雌激素。钟丽珍等[10]则将补佳乐用于宫腔粘连术后子宫内膜的修复。宫腔粘连常见于多次人流术后。多次刮宫可破坏子宫内膜功能层，形成宫腔粘连而致经量减少甚至闭经，戊酸雌二醇片对内膜修复起着重要作用。在宫腔镜下分离粘连后，使用较大剂量雌激素治疗，不仅能刺激残存的内膜增殖，尽快修复创面，还能预防再粘连。推荐剂量 3 mg，每日 3 次，连续使用 3 个月，后 10 d 加用黄体酮 10 mg/d[11,12]。

4. 用于治疗女性原发不孕。排卵障碍占女性不孕原因的 15%~25%，氯米芬（克罗米芬）为目前治疗排卵障碍最常用的药物，因其在促排卵的同时可以作用于子宫内膜雌激素受体，导致子宫内膜发育延迟。雌激素可改善子宫内膜的容受性，从而提高妊娠率。由于戊酸雌二醇是天然的雌激素，在减轻或消除克罗米芬的雌激素受体拮抗作用方面具有明显优势，因此常与克罗米芬联合使用治疗排卵障碍引起的不孕[13,14]。

多人临床证实，戊酸雌二醇配合克罗米芬治疗排卵功能障碍的患者在改善子宫内膜方面效果优于单用克罗米芬。克罗米芬加用戊酸雌二醇片可使围排卵期和黄体中期子宫供血丰富，保证子宫内膜的良好发育，能提供适宜的着床环境，提高妊娠率[15,16]；可选择在月经第 5 天口服克罗米芬 50~100 mg/d，共 5 d，同时于月经第 10 天开始口服戊酸雌二醇片 1 mg，连服 7 d，直至阴道 B 超监测卵泡成熟排出[17]。戊酸雌二醇片还应用于改善宫颈黏液从而提高受孕率、性幼稚、下丘脑-垂体-卵巢性闭经等[18]。

5. 用于治疗围绝经期和绝经后骨质疏松。《原发性骨质疏松症诊治指南》（2011 年）[19]指出：雌激素类药物能抑制骨转换，阻止骨丢失。包括雌激素（ET）、雌/孕激素（EPT）补充疗法，能降低骨质疏松性椎体、非椎体骨折风险，是防治绝经后骨质疏松的手段。适用于 60 岁以前围绝经和绝经后妇女，特别是有绝经症状（如潮热、出汗等）及泌尿生殖道萎缩症状的妇女。

一项系统分析[20]纳入 4 个戊酸雌二醇预防围绝经期、绝经后妇女骨质疏松症（RSTs）的研究，包括 764 例研究对象。其中，戊酸雌二醇+甲羟孕酮组，戊酸雌二醇+醋酸环丙孕酮组与对照组（安慰剂组）各纳入受试者 370 例、231 例和 163 例。Meta 分析结果显示，有合并分析时采用异质性分析，有异质性的采用随机效应模式。戊酸雌二醇+甲羟孕酮组或戊酸雌二醇+醋酸环丙孕酮组，增加妇女的腰椎（$L_2 \sim L_4$）和股骨颈的骨密度优于对照组。戊酸雌二醇+甲羟孕酮组或戊酸雌二醇+醋酸环丙孕酮组的戊酸雌二醇剂量为 1.5 mg 或 2 mg 时，对于提高腰椎（$L_2 \sim L_4$）和股骨颈的骨密度疗效优于戊酸雌二醇剂量为 1 mg 时，但差异无统计学意义（WMD = -9.80。95% CI：-21.66 ~ 2.06。P = 0.11）。说明采用戊酸雌二醇联用孕激素预防围绝经期、绝经后妇女骨质疏松效果肯定，能提高腰椎（$L_2 \sim L_4$）和股骨颈的骨密度。

6. 用于治疗子宫功能失调性出血。戊酸雌二醇是天然雌二醇的戊酸盐，具有雌二醇的药理作用。戊酸雌二醇在促进细胞合成 DNA、RNA 相应的组织内不同的蛋白质，减少下丘脑促性腺激素释放激素的释放，减少卵泡刺激素及黄体生成素从垂体的释放，抑制排卵，促进及调节女性生殖器官、副性征的正常发育等方面具有较好的临床疗效。戊酸雌二醇还具有吸收好、副反应少等优势，被广泛应用于辅助治疗女性生殖系统方面的症状，且在应用于治疗青春期功血具有较好的临床疗效[21]。多数文献研究表明，戊酸雌二醇在临床上采用联合用药的方式，如与米非司酮、炔雌醇环丙孕酮、黄体酮等联合应用，其临床疗效优于单一用药[22-24]。

高彩梅[25]研究提出，青春期功血的主要治疗原则是止血、调整周期以及促排卵。大量雌激素可迅速促使内膜生长，短期内修复创面而止血，适用于急性大量出血时。古丽娜·吐尔逊等[26]研究了戊酸雌二醇联合黄体酮以及戊酸雌二醇联合醋酸甲羟孕酮片治疗闭经、无排卵性功能失调性子宫出血的功效，发现两组药物均具有一定的安全性，但戊酸雌二醇片联合黄体酮的疗效更加明显，系统治疗前后，发现治疗前两组患者的月经情况、子宫内膜厚度均无明显差异（P>0.05）。治疗 1 个月后，戊酸雌二醇联合醋酸甲羟孕酮片组（一般治疗组）与戊酸雌二醇联合黄体酮组（特殊治疗组）相比，月经周期明显好转，趋于规律，差异具有统计学意义（P<0.05）；特殊治疗组子宫内膜厚度为（5.11±0.69）mm，一般治疗组子宫内膜厚度为（6.10±0.32）mm，特殊治疗组的疗效明显优于一般治疗组，差异具有统计学意义（P<0.05）。且特殊治疗组不良反应发生率明显低于一

般治疗组，差异具有统计学意义（$P<0.05$）。

参考文献

[1] 中华医学会妇产科学分会绝经学组．绝经过渡期和绝经后期激素补充治疗临床应用指南（2009 版）[J]．中华妇产科杂志，2010，45（8）：635-638.

[2] 罗丽．乳酸菌阴道胶囊联合戊酸雌二醇治疗老年性阴道炎疗效观察 [J]．实用中西医结合临床，2017，17（1）：34-36.

[3] 许长青，郭哲，张欣荣，等．乳酸菌阴道胶囊联合戊酸雌二醇治疗老年性阴道炎的临床疗效及随访分析 [J]．中国性科学，2016，25（12）：67-70.

[4] 张振芹．乳酸菌阴道胶囊配伍补佳乐治疗老年性阴道炎 240 例疗效分析 [J]．中国实用医药，2012，7（9）：147-148.

[5] 徐一丹．补佳乐配合保妇康栓治疗老年性阴道炎疗效观察 [J]．现代中西医结合杂志，2010，19（7）：831.

[6] 黄丽云，徐传花．戊酸雌二醇联合芒硝外敷在中期妊娠引产后回奶中的应用 [J]．西北药学杂志，2011，26（6）：459-460.

[7] 王庆，陈光虎，尹红霞，等．戊酸雌二醇片在产后回奶中最低有效剂量的探讨 [J]．中国医药导刊，2014，16（6）：1012-1013.

[8] LEWIN A，PISOV G，TURGEMAN R，et al. Simplified artifical endometrial preparation，using oral estradiol and novel vaginal progesterone tablets：a prospective radomized study [J]．Gynecol Endocrinol，2002，16（2）：131-136.

[9] ZOLGHADRI J，HAGHBIN H，DADRAS N，et al. S2. Vagifem is superior to vaginal Premarin in induction of endometrial thickness in the frozen-thawed cycle patients with refractory endometria：A randomized clinical trial [J]．Iran J Reprod Med，2014，12（6）：415-420.

[10] 钟丽珍，艾丹．不同剂量补佳乐用于宫腔粘连术后子宫内膜修复的疗效观察 [J]．中国当代医药，2017，24（31）：101-102.

[11] 袁涛，王清，祁丽亚．补佳乐配合安宫黄体酮治疗宫腔粘连 30 例临床分析[J]．中国妇幼保健，2010，25（32）：4803-4804.

[12] 江福灿，孙芳，罗世芳．补佳乐联合米非司酮米索前列醇用于稽留流产的临床疗效分析 [J]．海峡药学，2018，30（2）：126-127.

[13] CHONTHICHA，SIRIPEN W，RATTIYA J，et al. Effect of estradiol valerate on endome-

trium thickness during clomiphene citrate-stimulated ovulation ［J］. J Obstet Gynaecol Res, 2014, 40 (1)：96-101.

［14］ 苏玉柳．排卵障碍性不孕症应用枸橼酸氯米芬联合戊酸雌二醇的疗效分析［J］.基层医学论坛, 2018, 22 (8)：1058-1059.

［15］ 张凤珍．氯米芬联合戊酸雌二醇对育龄期排卵障碍性不孕症患者疗效观察［J］.中国保健营养, 2016 (4)：247-248.

［16］ 向玉, 杨惠林, 马英兰, 等．枸橼酸氯米芬与戊酸雌二醇联合治疗排卵障碍性不孕症的疗效评价 ［J］. 健康之路, 2016, 15 (9)：59-60.

［17］ 黄映春, 黄红梅, 黄尔萍．调经助孕汤配合克罗米芬戊酸雌二醇治疗排卵功能障碍性不孕症临床观察 ［J］. 实用医技杂志, 2009, 16 (6)：465-466.

［18］ 赵慧玲, 李建玲．外源性雌激素对子宫内膜和宫颈黏液的影响 ［J］. 中外医药导刊, 2011, 13 (10)：1758-1759.

［19］ 中华医学会骨质疏松和骨矿盐疾病分会．原发性骨质疏松症诊治指南 (2011 年) ［J］. 中华骨质疏松和骨矿盐疾病杂志, 2011, 4 (1)：2-17.

［20］ 黄璐, 许良智．戊酸雌二醇预防围绝经期、绝经后妇女骨质疏松的系统评价 ［J］. 中华妇幼临床医学杂志, 2012, 8 (6)：637-641.

［21］ 李彦, 赵纯全．戊酸雌二醇片在妇产科的临床应用进展 ［J］. 中国药房, 2014, 25 (10)：933-935.

［22］ 王芳, 汪俊, 余桂梅．小剂量米非司酮联合戊酸雌二醇对围绝经期功能失调性子宫出血患者的影响 ［J］. 国际检验医学杂志, 2017, 38 (21)：3033-3036.

［23］ 李磊．炔雌醇环丙孕酮片联合戊酸雌二醇片治疗功能性子宫出血的疗效观察 ［J］. 实用妇科内分泌杂志, 2016, 3 (4)：108-109.

［24］ 林月茹．联用黄体酮和戊酸雌二醇治疗功能性子宫出血的效果探析 ［J］. 当代医药论丛, 2017, 15 (1)：31-32.

［25］ 高彩梅．补佳乐配合安宫黄体酮治疗青春期功血 30 例临床报告 ［J］. 基层医学论坛, 2012, 16 (8)：1010-1011.

［26］ 古丽娜·吐尔逊, 李娜．黄体酮胶囊治疗闭经与无排卵性功能失调性子宫出血的临床效果观察 ［J］. 医学信息, 2015, 28 (26)：47.

小檗碱 Berberine

【其他名称】 黄连素

盐酸小檗碱片说明书【适应证】用于肠道感染，如胃肠炎。

盐酸小檗碱片超药品说明书【适应证】用法：

1. 用于多囊卵巢综合征（PCOS）。小檗碱又称黄连素，是一种异喹啉类生物碱，临床上长期作为抗炎药用于治疗胃肠道细菌感染所致的腹泻、胃肠炎等。

据报道[1-3]，它可用于多囊卵巢综合征（PCOS）。张爱萍[4]对50例PCOS患者均给予黄连素片，每次300 mg，每日3次。口服，连用12周。结果表明，黄连素能够降低PCOS患者的BMI（体重指数）、WHR（腰臀比）、HOMA-IR、LDL-C、TC、TG、T、LH水平；FSH无明显变化。通过超声监测子宫内膜厚度、卵巢体积、卵泡情况及基础体温（BBT），治疗前排卵率为24.44%，治疗后排卵率为65.56%。安媛等[5]将拟行体外受精-胚胎移植（IVF-ET）或卵泡浆内单精子注射（ICSI）的PCOS患者150例，随机分为3组，小檗碱组给予盐酸小檗碱片口服，每次500 mg，每日3次；二甲双胍组给予二甲双胍片口服，每次500 mg，每日3次；安慰剂组给予安慰剂口服，每次1片，每日3次。均治疗3个月。观察3组用药前后的临床、内分泌及代谢指标变化情况，并统计3组不良反应发生情况及IVF或ICSI后临床结局。结果显示小檗碱及二甲双胍均能够改善PCOS患者的临床、代谢及内分泌指标水平，从而提高IVF的临床妊娠率；且小檗碱作用优于二甲双胍，能够提高活产率，减少胃肠道不良反应。

小檗碱可抵抗卵泡细胞，可以使胰岛素信号分子IRS21、GLUT4和CYP17表达明显逆转，并且显著降低其雄激素水平。桂枝茯苓胶囊加黄连素（小檗碱）治疗PCOS患者可显著改善胰岛素抵抗（IR），改善其临床症状和体征，恢复月经周期和排卵，提高妊娠率[6]。祁冰等[7]应用基因芯片技术，研究小檗碱对猪卵巢颗粒细胞的作用，发现应用小檗碱后，猪卵巢颗粒细胞与IR、PCOS有关的部分基因（如IGF-1基因、载脂蛋白E基因等）表达明显下降，提示小檗碱可能通过多种途径在基因水平上对胰岛素抵抗卵巢颗粒细胞起作用。邝姮[8]也做了黄连素治疗多囊卵巢综合征胰岛素抵抗（PCOS-IR）的临床研究，研究提示黄连素治疗 PCOS-IR 疗效显著，治疗总有效率与二甲双胍比较无显著性差异。

2. 治疗勃起功能障碍。小檗碱为黄连等植物中的主要有效成分，属异喹啉类生物碱，研究发现该化合物有扩张血管的作用[9,10]。谭艳等[11]依据研究报道小檗碱对离体大鼠肠系膜动脉具有很强的舒张作用，推测小檗碱可能对阴茎海绵体平滑肌也具有舒张作用，因而采用离体组织灌流的方法观察了小檗碱对兔阴茎海绵体的舒张作用，并探讨其可能的作用机制。结果发现小檗碱对兔阴茎海绵体具有浓度依赖性舒张作用，其机制可能与影响 NO-cGMP 信号通路有关，主要通过促进 NO 的释放和抑制细胞内钙离子的释放，提高阴茎海绵体平滑肌 cGMP 的浓度，从而舒张海绵体，增强阴茎勃起功能。为了进一步探讨小檗碱的分子作用机制，谭艳等[12]通过逆转录酶链反应（RT-PCR）技术检测大鼠阴茎海绵体中磷酸二酯酶 5（PDE5）mRNA 的表达，发现小檗碱对 NO-cGMP 信号通路的下游关键酶（PDE5）具有一定的调控作用，尤其是抑制 PDE5A2 的 mRNA 表达，是小檗碱治疗勃起功能障碍的分子机制之一。

然而目前小檗碱用于治疗阴茎勃起功能障碍还仅处于实验研究阶段，其临床应用鲜见报道，其治疗作用及临床疗效仍需进一步研究。

参考文献

[1] 胡乔飞，杨晓葵．黄连素改善多囊卵巢综合征胰岛素抵抗的临床研究进展［J］．中国计划生育和妇产科，2015，7（7）：8-11.

[2] 马玲，苑龙条，刘翼．小檗碱对多囊卵巢综合征大鼠的胰岛素抵抗及瘦素、脂联素水平的影响［J］．实用癌症杂志，2013，28（1）：12-14.

[3] CICERO A F G, ROATI L R, SETNIKAR I. Eulipidemic effects of berberine administered alone or in combination with other natural cholesterol-lowering agents［J］. Arzneimittel-Forschung, 2007, 57（1）: 26-30.

[4] 张爱萍．黄连素对多囊卵巢综合征胰岛素抵抗的影响［J］．中国中医药信息杂志，2013，20（12）：70-71.

[5] 安媛，张雅娟，吕荟明，等．小檗碱对行体外受精-胚胎移植的多囊卵巢综合征患者临床、内分泌、代谢指标及妊娠结局的影响［J］．现代中西医结合杂志，2016，25（5）：459-466.

[6] 蔡洁．桂枝茯苓胶囊加黄连素治疗多囊卵巢综合征的临床研究［J］．临床医学，2007，27（9）：91-93.

[7] 祁冰, 侯利辉, 吴效科, 等. 基因芯片研究小檗碱对胰岛素抵抗卵巢颗粒细胞基因表达的影响 [J]. 科技导报, 2008, 26 (23): 70-73.

[8] 邝姮. 黄连素治疗多囊卵巢综合征胰岛素抵抗的临床研究 [D]. 广州: 广州中医药大学, 2014.

[9] KO W H, YAO X Q, LAU C W, et al. Vasorelaxation and antiproliferative effects of berberine [J]. Eur J Pharmacol, 2000, 399 (2): 187-196.

[10] CHIOU W F, YEN M H, CHEN C F. Mechanism of vasodilatory effect of berberine in rat mesenteric artery [J]. Eur J Pharmacol, 1991, 204 (1): 35-40.

[11] 谭艳, 汤强, 胡本容, 等. 小檗碱对兔阴茎海绵体的舒张效应及作用机制[J]. 华中科技大学学报 (医学版), 2005, 34 (2): 145-148.

[12] 谭艳, 汤强, 胡本容, 等. 小檗碱对大鼠阴茎海绵体磷酸二酯酶 5 mRNA 水平的影响 [J]. 中华男科学杂志, 2004, 10 (12): 890-893.

硝苯地平 Nifedipine

【其他名称】 拜心通、拜新同、利心平、尼非地平、硝苯啶、心痛定

硝苯地平片说明书【适应证】①心绞痛：变异型心绞痛；不稳定型心绞痛；慢性稳定型心绞痛。②高血压（单独或与其他降压药合用）。

硝苯地平片超药品说明书【适应证】用法：

1. 口服或舌下含服治疗早产。本药为钙通道阻滞剂，使细胞内钙离子浓度下降而抑制宫缩[1]。首次负荷剂量 30 mg 口服或 10 mg 舌下含服，20 min 一次，共 4 次。以后改为每 4~6 h 10~20 mg 口服，或 10 mg 舌下含服，应用不超过 3 d。2007 年中华医学会《临床诊疗指南·妇产科学分册》[2]将硝苯地平作为抑制宫缩，治疗早产的可选药物。2014 年中华医学会妇产科学分会产科学组《早产临床诊断与治疗指南》[3]中提到当前用于抑制宫缩的钙通道阻断剂是硝苯地平，其作用机制是抑制钙离子通过平滑肌细胞膜上的钙通道重吸收，从而抑制子宫平滑肌兴奋性收缩。硝苯地平能降低 7 d 内发生早产的 24%、孕 34 周前发生早产的 17%；减少呼吸窘迫综合征 37%、坏死性小肠炎 79%、脑室周围出血 41%。荟萃分析显示，硝苯地平在延长孕周至 37 周分娩的作用，可能优于其他宫缩抑制剂[4,5]。

用法：口服，但对剂量尚无一致看法。英国皇家妇产科医师学院（RCOG）指南[6]推荐硝苯地平起始剂量为 20 mg，口服，然后每次 10~20 mg，每天 3~4 次，根据宫缩情况调整，可持续 48 h。服药中注意观察血压，防止血压过低。梁淑娟[7]将有早产先兆的单胎初产妇 56 例分为观察组（27 例）和对照组（29 例），观察组给予硝苯地平治疗，对照组给予硫酸镁治疗。研究结果显示，观察组给予硝苯地平后，平均药效起效时间为（37.44±12.57）min，23 例产妇宫缩得到有效控制；分娩时间有效推迟。各项结果均略优于对照组，且新生儿情况均良好，未出现明显不良反应。

早产是新生儿和婴儿死亡、低出生体重、儿童体弱和弱智的重要原因之一。硝苯地平能有效地抑制非妊娠及妊娠子宫肌自发性或用催产素引起的收缩。张晓琴等[8]将 84 例先兆流产患者随机分硝苯地平 10 mg 组 28 例，硝苯地平 20 mg 组 28 例，未用药组 28 例。结果：硝苯地平能有效抑制子宫收缩，延长孕周，其抑制强度与剂量相关，且在宫颈尚未开大之前，越早治疗，效果越好，未发现对母体及胎儿有明显副作用。

2. 用于妊高征的治疗。妊高征的主要病理变化是全身小动脉痉挛而出现的血流动力学异常，因此临床治疗关键在于降低心脏负荷、降低血压、解除血管痉挛。硝苯地平为二氢吡啶类钙拮抗剂，对钙离子进入心肌细胞以及平滑肌细胞的跨膜转运具有选择性抑制作用，减少心肌耗氧量，同时还对外周阻力血管具有舒张作用，能有效扩张血管与冠状动脉等[9]。对于血压≥160/110 mmHg，或舒张压≥110 mmHg，或平均动脉压≥140 mmHg 者，须应用降压药物，如硝苯地平[10]。王梅[11]回顾性分析对比了硫酸镁联合硝苯地平治疗妊高征相较于单纯给予硫酸镁治疗，前者临床效果更佳，总有效率为 97.4%。

《超药品说明书用药目录》（2020 年版）[12]：妊娠期高血压，硝苯地平控释片 30 mg，每日 1 次；缓释片 10 mg，每日 3~4 次。

3. 用于痛经的治疗。金萍等[13]将原发性痛经患者 85 例随机分为两组，治疗组 43 例含服硝苯地平，每次 10 mg，每日 3 次，连服 4 d；对照组 42 例口服吲哚美辛肠溶片，每次 25 mg，每日 3 次，连服 4 d。3 个月经周期为一个疗程，进行临床疗效、复发率、不良反应等临床观察比较。疗效判定标准如下。显效：服药 15~30 min 后疼痛消失，经期未出现疼痛感。有效：服药 15~30 min 后疼痛好转，经期出现的疼痛较轻。无效：服药 15~30 min 后疼痛无改变。总有效率为显效加有效来计算。结果治疗组总有效率 97.7%，对照组 92.9%，差异无显著意义（$P>0.05$），但治疗组复发率只有 4.8%，而对照组复发率达 43.6%，治疗组不良反应明显低于对照组。结论：硝苯地平服用方便、显效快、复发率低、副作用小，治疗原发性痛经值得临床推广。

孟岩等[14]随机抽取痛经女生 100 例含服硝苯地平 10 mg 为治疗组，45 例口服去痛片为对照组，进行临床观察。疗效标准：用药后 20 min 腹痛症状消失为治愈，30 min 腹痛明显减轻为显效，30 min 后腹痛无明显减轻为无效。结果：治疗组治愈 36%、显效 61%、无效 3%，总有效率 97%；对照组治愈 20%、显效 53.3%、无效 26.7%，总有效率 73.3%，有显著性差异（$P>0.01$），用药期间未见明显不良反应。结论：硝苯地平治疗痛经给药方便、安全、见效快、副作用少。

　　原发性痛经的病因和发病机制主要与月经时子宫内膜释放前列腺素增多，尤其是前列腺素 $F_{2\alpha}$ 和 E_2 增多有关，且前列腺素含量越高，痛经的程度越重。硝苯地平为钙离子拮抗剂，能抑制钙离子内流，从而抑制子宫平滑肌收缩，松弛血管平滑肌，解除子宫平滑肌痉挛，降低宫腔内压力，改善局部缺血，使痛经缓解[15]。

参考文献

[1] 张波，郑志华，李大魁．超药品说明书用药参考［M］．北京：人民卫生出版社，2013.

[2] 中华医学会．临床诊疗指南·妇产科学分册［M］．北京：人民卫生出版社，2007.

[3] 中华医学会妇产科学分会产科学组．早产临床诊断与治疗指南（2014）［J］．中华妇产科杂志，2014，61（7）：481-485.

[4] HAAS D M, IMPERIALE T F, KIRKPATRICK P R, et al. Tocolytic therapy：a meta-analysis and decision analysis［J］. Obstet Gynecol, 2009, 113（3）：585-594.

[5] CONDE-AGUDELO A, ROMERO R, KUSANOVIC J P. Nifedipine in the management of preterm labor：a systematic review and metaanalysis［J］. Am J Obstet Gynecol, 2011, 204（2）：134. e1-134. e20.

[6] Royal College of Obstetricians and Gynecologists. Tocolysis for women in preterm labour, RCOG Green-top Guideline No. 1b［EB/OL］. London Green-top Guideline, London, 2011［EB/OL］.

[7] 梁淑娟．硝苯地平治疗早产的临床观察［J］．中国实用医药，2014，9（4）：165-166.

[8] 张晓琴，刘蒙娜．硝苯地平防治早产的临床观察［J］．华西医科大学学报，2002，33（2）：288-290.

[9] 杨秀丽．硫酸镁及硫酸镁联合硝苯地平治疗妊高征的疗效对比研究［J］．大家健康（下旬版），2016，10（8）：165.

[10] 谢幸，苟文丽．妇产科学［M］．8 版．北京：人民卫生出版社，2013.

[11] 王梅. 硫酸镁与硫酸镁联合硝苯地平治疗妊高症的临床分析 [J]. 中国卫生产业，2014，(4)：61，63.

[12] 广东省药学会. 超药品说明书用药目录（2020 年版）. [J/OL]. 今日药学 [2019-06-17]. http：//kns. cnki. net/kcms/detail/44. 1650R20190617. 1523. 044. html.

[13] 金萍，沈利君. 硝苯地平治疗原发性痛经临床观察 [J]. 中国基层医药，2004，11 (8)：954-955.

[14] 孟岩，刘勤直. 硝苯地平舌下含服治疗痛经 100 例临床观察 [J]. 陕西医学杂志，1998，27 (8)：511-512.

[15] 任岩松，沈舜义. 老药新用在新药研发中的意义 [J]. 世界临床药物，2013，34 (11)：687-692.

硝普钠 Sodium Nitroprusside

【其他名称】 亚硝酸铁氰化钠、Nipride、Nipruss、Nitropress、Sodium Nitroferricyanide

注射用硝普钠说明书**【适应证】**①用于高血压急症，如高血压危象、高血压脑病、恶性高血压、嗜铬细胞瘤手术前后阵发性高血压等的紧急降压，也可用于外科麻醉期间进行控制性降压。②用于急性心力衰竭，包括急性肺水肿。亦用于急性心肌梗死或瓣膜（二尖瓣或主动脉瓣）关闭不全时的急性心力衰竭。

注射用硝普钠超药品说明书【适应证】用法：

治疗阴茎勃起功能障碍。傅强等[1]选择 42 例阳痿患者，采用硝普钠 300 μg 阴茎海绵体内注射；并选择罂粟碱 300 mg/酚妥拉明 1 mg 进行对照。结果：经用硝普钠后，阴茎长度、周径等明显改变，阴茎长度较注射前增加（4.75±1.45）cm，阴茎周径较注射前增加（2.59±1.65）cm；而罂粟碱/酚妥拉明联合注射后，阴茎长度增加（4.00±1.80）cm，阴茎周径增加（2.71±2.05）cm，两组患者阴茎长度和周径的增加值相比无显著差异。结论：硝普钠作为一种一氧化氮（NO）供体可使阴茎平滑肌松弛，血窦充盈，阴茎勃起，且不良反应较小，有临床应用价值。

参考文献

[1] 傅强，姚德鸿，蒋跃庆. 硝普钠阴茎海绵体注射治疗阳痿 [J]. 上海第二医科大学学报，2000，20（1）：51-54.

硝酸甘油 Nitroglycerin

【其他名称】护心乐、疗通脉、礼顿、乃才郎、耐绞宁、耐安康、尼采贴、三硝酸甘油酯、贴保宁、夕护晓、信舒、永保心灵、Glyceryl、NTG

硝酸甘油贴片（Ⅱ）说明书【适应证】冠心病的长期治疗，预防心绞痛发作，与洋地黄和（或）利尿剂合用治疗慢性心力衰竭。更适用于预防夜间性心绞痛发作。

硝酸甘油注射液说明书【适应证】用于冠心病心绞痛的治疗及预防，也可用于降低血压或治疗充血性心力衰竭。

硝酸甘油软膏说明书【适应证】本品用于治疗肛裂，缓解肛裂引起的疼痛。

硝酸甘油超药品说明书【适应证】用法：

1. 治疗阳痿。硝酸甘油具有良好的血管扩张作用，用其膏霜剂涂抹在阴茎海绵体上，可使阴茎动脉直径增大，动脉血流量增加，获得满意疗效[1]。另有人用硝酸甘油霜 10 mg 涂抹在阴茎海绵体上治疗阳痿 10 例，阳痿时间平均 5 年，均获勃起效应。其中 4 例勃起坚挺成功完成性交，3 例取代罂粟碱注射疗法，3 例勃起明显改善[2]。也有用 2%硝酸甘油软膏涂抹海绵体治疗患者 26 例，其中 25 例阴茎平均增长 （9.21±1.40） mm；20 例进行超声影像检查显示，阴茎动脉直径增大，动脉血流量增加了 50%；仅 1 例出现低血压和头痛，其他未见不良反应[3]。

韩见知等[4]应用 NTG 软膏治疗阳痿，获得满意效果。38 例阳痿患者，年龄 22～56 岁，阳痿时间 6 个月至 3 年。其中 30 例应用硝酸甘油软膏 15 mg 均涂于阴茎背侧皮肤，结果发现阴茎长度平均增加 1.65 cm，周径平均增加 2.81 cm （P<0.01），24 例勃起或部分勃起，有效率达 80%。另外 8 例患者涂药前后做彩超检查，发现涂药后阴茎背动脉扩张 35.72%，左右海绵体动脉扩张 50%以上，并且血流速度和血流量显著增加。其机制可能是 NTG 外涂于阴茎皮肤后可快速透皮吸收，并停滞于海绵体局部组织内，使鸟苷酸循环

加速和环磷酸腺苷生成增加，一氧化氮水平升高，导致海绵体平滑肌松弛，动脉树扩张，动脉血流量增加，充满窦状隙，从而诱发勃起。

2. 治疗痛经。据报道[5,6]，舒张子宫有助于缓解痛经，硝酸甘油用于早产患者可抑制子宫收缩，因而对于痛经患者可试用硝酸甘油以舒张子宫。用法：将加有硝酸甘油 10 mg 的贴片分成 4 等份，于痛经开始时腹部贴 1 份，每晚更换 1 贴，痛愈停贴，每次月经周期最多贴 4 d，可缓解疼痛。

3. 终止早产。研究发现促肾上腺皮质激素释放激素（CRH）与早产的关系密切，CRH 可能是分娩的启动因子之一。离体细胞试验表明 NO 可抑制胎盘细胞分泌 CRH，临床观察也证明 NO 供体药物 NTG 可通过抑制 CRH 分泌而有效治疗早产。

贺茜等[7]以合适的动物模型评价 NO 供体药物 NTG 贴膜的抗早产作用，结果发现 NTG 贴膜具有良好抗早产作用。贺茜等[8]又进一步观察了 NTG 贴膜治疗早产的临床效果，并初步探讨其作用机制。将 60 例先兆流产患者随机分为硫酸镁加沙丁胺醇（舒喘灵）常规治疗组（常规组，30 例）和 NTG 贴膜治疗组（贴膜组，30 例），两组孕妇治疗前、后分别抽取外周静脉血，采用放射免疫分析法测定血浆 CRH 水平，观察两组孕妇延迟分娩的时间。结果：①贴膜组延迟分娩 48 h，有效率为 90%，平均延长孕期 25 d；常规组延迟分娩 48 h，有效率为 80%，平均延长孕期 8 d。贴膜组延长先兆早产孕妇孕期效果明显优于常规组（$P<0.01$）。贴膜组孕妇血浆中 CRH 水平由治疗前的（257±61）ng/L 显著下降至治疗后的（38±17）ng/L；常规组孕妇血浆 CRH 水平由治疗前的（248±60）ng/L 显著降低至治疗后的（56±22）ng/L，两组比较差异极显著（$P<0.01$）。结论：NTG 贴膜是一种安全有效的抗早产药物，其机制可能与降低血浆 CRH 水平有关。

王林等[9]研究联合应用硝酸甘油贴膜与硫酸镁治疗早产的疗效及新生儿的预后。方法：选入孕 28~37 周的先兆早产患者共 213 例，随机分组，联合用药组给予硝酸甘油贴膜及静脉滴注硫酸镁，单一用药组仅用硫酸镁，观察比较两组患者妊娠延长的时间及新生儿的发病率和死亡率。结果：联合用药组发生在孕 32 周前的早产减少，新生儿发病率明显降低（$P<0.05$），但硝酸甘油贴膜有一定的副作用。结论：联合应用硝酸甘油贴膜与硫酸镁治疗早产更为有效，可降低新生儿的发病率。

4. 用于剖宫产，缩短胎儿娩出时间。硝酸甘油主要通过其代谢产物一氧化氮发挥子宫平滑肌松弛作用，不影响催产素对子宫平滑肌收缩作用[10,11]。卢涛[12]研究分析了在剖宫产术中给予患者局部注射硝酸甘油及静脉注射硝酸甘油对患者子宫松弛的效果。方法：将剖宫产术患者 150 例随机分为 3 组——A 组、B 组、C 组。给予 A 组患者常规手术方法；

给予 B 组患者常规手术方法，同时还给予患者硝酸甘油静脉注射；给予 C 组患者常规手术方法，并且还给予患者子宫局部硝酸甘油注射。结果 C 组患者的术中出血量与胎儿分娩时间均优于其余两组，差异有统计学意义（$P<0.05$）。表明给予剖宫产术患者子宫局部硝酸甘油注射，能够使患者的子宫松弛度增加，缩短胎儿分娩时间，并且还能够使患者在手术过程中保持稳定的血压，值得推广。

参考文献

[1] 吴国明. 增强性功能药物的临床应用 [J]. 中国医院药学杂志，1995，15（4）：178-180.

[2] MEYHOFF H H, ROSENKIL DE P, BDKER A. Non-invasive management of impotence with transcutaneous nitroglycerin [J]. British Journal of Urology, 1992, 69 (1)：88-90.

[3] 胡发明. 硝酸甘油膏治疗阳萎 [J]. 国外医药·合成药·生化药·制剂分册，1990（3）：190.

[4] 韩见知，李家贵，章咏裳. 硝酸甘油软膏治疗阳痿的临床观察 [J]. 临床泌尿外科杂志，1995，10（4）：239-241.

[5] 稽汝运. 硝酸甘油试治痛经 [J]. 国外医学·药学分册，1996，23（6）：37.

[6] MOYA R A, MOISA C F, MORALES F, et al. Transdermal glyceryl trinitrate in the management of primary dysmenorrhea [J]. Int J Gynaecol Obstet, 2000, 69 (2)：113-118.

[7] 贺茜，沙金燕，邢玉凯，等. 硝酸甘油贴膜抗早产作用的实验研究 [J]. 中国药理学通报，2002，18（6）：629-631.

[8] 贺茜，沙金燕，顾清，等. 硝酸甘油贴膜治疗早产的临床效果及机理研究[J]. 中华妇产科杂志，2002，37（3）：134-135.

[9] 王林，陈必良，辛晓燕，等. 硝酸甘油贴膜与硫酸镁联合治疗早产的随机对照试验 [J]. 实用医学杂志，2007，23（22）：3515-3517.

[10] BUSTARD M A, FARLEY A E, SMITH G N. Pharmaeokinetics of glyceryl trinitrate with the use of the in vitro term human placental perfusion setup [J]. Am J Obstet Gynecol, 2002, 187 (1)：187-190.

[11] 田芳玲，岳云. 剖宫产术患者局部注射与静脉注射硝酸甘油子宫松弛效应的比较 [J]. 中华麻醉学杂志，2010，30（9）：1142-1143.

[12] 卢涛. 剖宫产术中局部与静脉注射硝酸甘油的子宫松弛效应分析 [J]. 中外医疗，

2013, 32 (15): 112, 114.

西地那非 Sildenafil

【其他名称】金戈、伟哥、威而钢、万艾可、西多芬、Viagra

枸橼酸西地那非片说明书**【适应证】**适用于治疗勃起功能障碍。

枸橼酸西地那非片超药品说明书【适应证】【给药途径】【用法用量】用法：

用于治疗子宫内膜薄的不孕患者。子宫内膜厚度<8 mm 时，受孕率明显下降，且受孕后流产率明显升高；当子宫内膜厚度<6 mm 时，受孕率几乎为零。西地那非是一种扩血管类药物，它不仅适用于治疗男性勃起功能障碍，而且用于子宫内膜<8 mm 的不孕患者，有使子宫内膜血管扩张，增加子宫内膜血流量，促进子宫内膜增厚，提高不孕患者受孕率和降低流产率之功效[1,2]。曾祥生等[3]为探讨西地那非对子宫内膜较薄患者的受孕率、流产率及子宫内膜厚度的影响，选取双侧输卵管通畅、卵泡发育及排卵正常，仅因子宫内膜厚度较薄的不孕患者500例，口服枸橼酸西地那非 50 mg/d，于每晚睡前服，一般最多连服4 d。服药期间，每天用阴道彩超监测子宫内膜厚度及卵泡大小，并根据监测结果调整服药的天数。当卵泡大小达到 20 mm 或子宫内膜厚度达到 8 mm 时，即停止服药。结果表明西地那非能有效促进子宫内膜过薄（子宫内膜厚度<8 mm）的不孕患者子宫内膜有效增厚，对妊娠率提高明显，同时也降低了子宫内膜过薄的不孕患者的流产率。

相关临床研究提示，西地那非提高不孕症患者妊娠率，降低流产率的机制为：通过扩张子宫内膜螺旋动脉，使子宫内膜螺旋动脉增粗，血流增大，从而使子宫内膜血流增大，毛细血管扩张，血流增加，使子宫内膜变厚。西地那非促进子宫内膜增厚的同时，未改变患者体内的激素水平，特别是 FSH、LH 的水平以及 FSH、LH 水平的周期性变化，因而对卵泡生长速度、卵泡大小都无明显影响，也不影响卵子的质量[4-6]。

参考文献

[1] 李华，李蓉，王丽娜，等．西地那非改善反复移植失败患者子宫内膜血流的研究 [J]．中国妇产科临床杂志，2015，16（2）：115-118.

［2］ 黄好，王晓霜．戊酸雌二醇联合枸橼酸西地那非治疗对薄型子宫内膜患者子宫内膜容受性及妊娠结局的影响［J］．中国医药导刊，2017，19（11）：1146-1149.

［3］ 曾祥生，秦家龙，吴景凤，等．西地那非对子宫内膜过薄不孕症患者子宫内膜厚度及受孕率的影响［J］．中国性科学，2015，24（2）：87-89.

［4］ BODOMBOSSOU-DJOBO M M，ZHENG C Y，CHEN S Q，et al. Neuromuscular electrical stimulation and biofeedback therapy may improve endometrial growth for patients with thin endometrium during frozen - thawed embryo transfer：apreliminary report ［J］．Reprod Beprod Biol Endocrinol，2011，9（1）：122-127.

［5］ FIROUZABADI R D，DAVAR R，HOJJAT F，et al. Effect of sildenafil citrate on endometrial preparation and outcome of frozen-thawed embryo transfer cycles：a randomized clinical trial ［J］．Iran J Reprod Med，2013，11（2）：151-158.

［6］ 詹雅茜．子宫内膜过薄导致的不孕患者应用万艾可治疗的效果分析［J］．中外医学研究，2014，12（15）：40-41.

溴隐亭 Bromocriptine

【其他名称】保乳调、麦角溴胺、α-麦角隐亭、溴麦角隐亭、溴麦亭、溴麦角环肽、抑乳停、Bromocriptine、Parlodel

甲磺酸溴隐亭片说明书【用法用量】应在就餐时口服。【适应证】①内分泌系统疾病：泌乳素依赖性月经周期紊乱和不育症（伴随高或正常泌乳素血症）、闭经（伴有或不伴有泌乳）、月经过少、黄体功能不足和药物（抗精神病药物和高血压治疗药物）诱导的高泌乳激素症。②非催乳素依赖性不育症：多囊卵巢综合征、与抗雌激素联合运用（如氯底酚胺）治疗无排卵症。③高泌乳素瘤：垂体小腺瘤的保守治疗，在手术前抑制腺瘤生长或减少腺瘤的体积，使切除容易进行；术后可用于降低仍然较高的泌乳素水平。④肢端肥大症：单独应用或联合放疗、手术等可降低生长激素的血浆水平。⑤抑制生理性泌乳：分娩或流产后通过抑制泌乳来抑制乳腺充血、肿胀，从而可预防产后乳腺炎。⑥良性乳腺疾病：缓和或减轻经前综合征及乳腺结节（或囊性）乳腺疾病相关性乳腺疼痛。⑦神经系统疾病：用于各期自发性和脑炎后所致帕金森病的单独治疗，或与其他抗帕金森病药物联合使用。

甲磺酸溴隐亭片超药品说明书【给药途径】【适应证】用法：

1. 超药品说明书【给药途径】用法：每日 2.5 mg 阴道给药治疗高催乳素血症有效。《马丁代尔药物大典》[1]：溴隐亭标准口服片在阴道中可以很好地吸收，对降低催乳素浓度同样有效而且耐受性更好，但作用时间较短，且只能给予相对较低的剂量。一项 Meta 分析研究[2]通过计算机检索 PubMed、The Cochrane Library、Excerpta Media Database、中国期刊全文数据库（CJFD）、万方数据库、中国生物医学文献数据库（CBMdisc），收集了中国女性患者采用溴隐亭口服片阴道给药（试验组）对比溴隐亭口服给药（对照组）治疗高催乳素血症的随机对照试验（RCT），系统评价了中国女性患者溴隐亭阴道给药治疗高催乳素血症的有效性和安全性，结果显示溴隐亭阴道给药与传统口服给药比较，在疗效方面无显著差异，在消化道不良反应率、神经系统不良反应率方面存在明显优势，安全性更高。

2. 超药品说明书【适应证】用法：

2.1 治疗多囊卵巢综合征（PCOS）。PCOS 患者 50%以上由于排卵功能障碍导致婚后不孕，其治疗的主要手段是促排卵治疗。影响 PCOS 促排卵结局的因素很多，包括催乳素（PRL）升高、胰岛素抵抗、促黄体生成素（LH）升高等。研究表明[3,4]多巴胺激动剂如溴隐亭（BCT）可以明显抑制 LH 水平并使部分 PCOS 患者恢复月经周期；另外，BCT 可直接抑制垂体 PRL 分泌，有利于 PCOS 患者改善和恢复正常的中枢神经系统-垂体促性腺激素的分泌和功能，增强卵巢对性腺激素的反应性。

有人采用随机对照的方法对不孕的 PCOS 患者进行干预研究，对照组采用克罗米芬（50 mg/d）促排卵，试验组在对照组基础上同时给予溴隐亭（2.5 mg/d），共纳入患者100 例，每组 50 例。结果表明溴隐亭联合克罗米芬可以提高 PCOS 患者促排卵的助孕成功率，降低 PRL、LH、T 水平并增加着床窗口期的子宫内膜厚度。提示多巴胺激动剂溴隐亭可能通过降低垂体激素及雄激素水平、降低子宫内膜血管阻力并增加内膜血供改善 PCOS 不孕患者的助孕结局[5]。

2.2 治疗黄体功能不全。应用溴隐亭治疗黄体功能不全患者，可使催乳素降低，黄体期延长。使用初始溴隐亭剂量为 1.25 mg，服用后可出现恶心、呕吐、头晕等不良反应，7 d后患者可耐受后改为 2.5 mg。用药期间定期监测血 PRL 水平，降至正常则以最小剂量长期维持治疗[6]。

2.3 治疗宫颈癌。对常规治疗无效的宫颈癌可用溴隐亭每次 2.5 mg，2 次/d，口服。有人进行了相关研究，18 例患者 5 例得到缓解，缓解期达 2 年以上 2 例，平均 6 年以上[7]。

2.4 治疗乳房纤维囊性增生病。应用溴隐亭治疗乳房纤维囊性增生病及纤维腺瘤患者，可明显改善症状与体征，总有效率为78%。应用溴隐亭前，必须明确诊断为良性疾病。宜从小剂量开始，缓慢增加。用法：每次1.25 mg，晚餐中服；6 d内逐渐增加至5 mg/d，分2次餐中服，连续服用3~5个月。不良反应可有恶心、呕吐、食欲减退、头晕、心慌、小便困难等。出现上述不良反应时，可减至以前可接受的剂量。反应较轻者，可对症处理后缓慢增加；反应较重者，对症处理无效则停药。作用机制：本品可调节乳房内雌、孕激素受体活性，使雌、孕激素受体数量和亲和力降低，改善内分泌紊乱，阻断乳房良性疾病发生和发展的恶性循环，从而消除症状，使肿块缩小或消失[7-9]。

参考文献

[1] Alison Brayfield（Ed）. Martiondale-The Complete Drug Reference（39th Edtion）[M]. UK，Pharmaceutical Press，2017.

[2] 袁洪波，张伶俐，杨春松，等. 中国女性患者溴隐亭阴道给药治疗高催乳素血症有效性和安全性的 Meta 分析 [J]. 中国药房，2018，29（1）：111-116.

[3] KOBUSIAKPROKOPOWICZ M，SCIBORSKI K，MYSIAK A. Effect of intravenous dopamine infusion on pituitary and thyroid function and on nephroprotection [J]. Polskie Archiwum Medycyny Wewn? trznej，2012，122（3）：82-88.

[4] PAOLETTI A M，CAGNACCI A，DEPAU G F，et al. The chronic administration of cabergoline normalizes androgen secretion and improves menstrual cyclicity in women with polycystic ovary syndrome [J]. Fertility & Sterility，1996，66（4）：527-532.

[5] 管海云，张炜，黄冰清. 甲磺酸溴隐亭辅助克罗米芬诱导多囊卵巢综合征不孕患者排卵的随机、开放、对照临床研究 [J]. 中华生殖与避孕杂志，2017，37（12）：954-957.

[6] 王飞虹，谈勇. 黄体功能不全性不孕中西医治疗进展 [J]. 吉林中医药，2015，35（3）：319-324.

[7] 李世文，康满珍，陈雪. 老药新用途 [M]. 4版. 北京：人民军医出版社，2010.

[8] 欧阳可鉴. 治疗乳腺增生常用药物的临床效果 [J]. 北方药学，2015，12（6）：90-91.

[9] 魏笛，孔凡立，张震. 溴隐亭结合内消瘰疬丸治疗乳腺增生病疗效观察 [J]. 中国妇幼保健，2014，29（23）：3834-3835.

溴吡斯的明 Pyridostigmine Bromide

溴吡斯的明片说明书【适应证】用于重症肌无力、手术后功能性肠胀气及尿潴留等。

溴吡斯的明超药品说明书【适应证】用法：

用于卵巢低反应患者。卵巢低反应（poor ovarian response，POR）是卵巢对促性腺激素刺激反应不良的病理状态，主要表现为卵巢刺激周期发育的卵泡少、血雌激素峰值低、促性腺激素（Gn）用量多、周期取消率高、获卵少和临床妊娠率低。在辅助生殖促排卵过程中，有9%~24%的人发生卵巢低反应。卵巢低反应常导致所获卵子少，胚胎质量差，影响妊娠率。为改善IVF治疗结局，可在促排卵前进行预处理，提高卵巢对促排卵药物的敏感性，增加卵子数量和质量[1]。溴吡斯的明是一种乙酰胆碱酯酶抑制剂，通过增强乙酰胆碱的作用，可以抑制脑内生长抑素的释放，从而增加生长激素的分泌。研究显示[2]：POR患者常规方案中，自Gn促排卵日开始口服溴吡斯的明30 mg，每日2次，直至HCG日，结果显示口服溴吡斯的明后Gn用量和使用时间缩短，获卵数、受精率显著升高，但不能改善临床妊娠结局。

参考文献

[1] 乔杰. 辅助生育技术促排卵药物治疗共识专家解读［M］. 北京：人民卫生出版社，2015：43-47.

[2] BATTAGLIA C, SALVATORI M, MAXIA N, et al. Adjuvant L-arginine treatment for in vitro fertilization in poor responder patients［J］. Hum Reprod，1999，14（7）：1690-1697.

熊去氧胆酸 Ursodeoxycholic Acid

【其他名称】 脱氧熊胆酸、乌素脱氧胆酸、熊脱氧胆酸、优思沸、UDCA

熊去氧胆酸片说明书【适应证】本品用于胆固醇型胆结石形成、胆汁缺乏性脂肪泻，也可用于预防药物性结石形成及治疗脂肪痢（回肠切除术后）。

熊去氧胆酸片超药品说明书【适应证】用法：

治疗妊娠期肝内胆汁淤积（ICP）。中华医学会《妊娠期肝内胆汁淤积症诊疗指南》[1]中指明，熊去氧胆酸与其他药物对照治疗相比，在缓解瘙痒、降低血清学指标、延长孕周、改善母儿预后方面具有优势，推荐作为 ICP 治疗的一线药物，但停药后可出现反跳情况。妊娠期肝内胆汁淤积症常用药物包括熊去氧胆酸，应用后孕妇瘙痒、黄疸和血清肝功能检查均有所改善，妊娠中晚期使用安全性良好[2]。

ICP 是妊娠期特有的疾病，多发生在妊娠中晚期，其临床表现为全身瘙痒、肝功能异常伴不同程度的黄疸出现。Mazzella 等[3]将 30 例 ICP 患者分为两组，治疗组 20 例给予 UDCA 20~50 mg/（kg·d）；对照组 10 例。结果：UDCA 不仅使患者的瘙痒症状明显减轻，亦使血清胆汁酸、胆红素、ALT、AST 等生化指标显著降低，羊水中结合型胆汁酸、鹅去氧胆酸水平下降。Kondrackiene 等[4]报道了一项前瞻性随机对照试验。在 84 例 ICP 患者中观察比较 UDCA 8~10 mg/（kg·d）与考来烯胺 8 mg/（kg·d）的疗效。结果：UD-CA 有效缓解瘙痒，UDCA 组患者血清 ALT、AST 分别下降 78.5% 和 73.8%，而考来烯胺组仅为 21.4%[4]。Liu 等[5]报道了一项随机对照试验。将 68 例 ICP 患者随机分为两组，治疗组给予 UDCA 300 mg，每日 3 次；对照组给予 10% 葡萄糖注射液+维生素 C+肌苷静脉注射。疗程一周。结果治疗组瘙痒评分、ALT、总胆红素明显下降。上述研究结果表明 UD-CA 治疗 ICP 是有效和安全的，可作为 ICP 的一线治疗药物。

参考文献

[1] 中华医学会妇产科学分会产科学组. 妊娠期肝内胆汁淤积症诊疗指南 [J]. 中华妇产科杂志，2011，46（5）：391-394.

[2] 胆汁淤积病诊疗专家委员会. 胆汁淤积性肝病诊断治疗专家共识 2013 [J]. 中华肝脏病学杂志，2013，5（1）：53-64.

[3] MAZZELLA G, NICOLA R, FRANCESCO A, et al. Ursodeoxy-cholic acid administration in oatient with cholestasis of pregnancy effect on primary bile acids in babies in babies and mothers [J]. Hepatology, 2001, 33（3）：504-508.

[4] KONDRACKIENE J, BAUERS U, KUPCINSKS L. Efficency and safety of Ursodeoxycholic acid verus cholestyramin in intrahpatic cholestasis of pregnancy [J]. Gastroenterology, 2005, 129（3）：894-901.

［5］LIU Y L, QIAO F Y, LIU H Y, et al. Ursodexycholic acid in the treatment of intraheptic cholestasis of pregnancy ［J］. Journal of Huazhong University of Science and Technology, 2006, 26 (3): 350-352.

亚甲蓝 Methylthioninum Chloride

【其他名称】次甲基蓝、次甲蓝、美蓝、品蓝、亚甲基蓝

亚甲蓝注射液说明书【适应证】本品对化学物亚硝酸盐、硝酸盐、苯胺、硝基苯、三硝基甲苯、苯醌、苯肼等和含有或产生芳香胺的药物（乙酰苯胺、对乙酰氨基酚、非那西丁、苯佐卡因等）引起的高铁血红蛋白血症有效。对先天性还原型二磷酸吡啶核苷高铁血红蛋白还原酶缺乏引起的高铁血红蛋白血症效果较差。对异常血红蛋白 M 伴有高铁血红蛋白血症无效。对急性氰化物中毒能暂时延迟其毒性。

亚甲蓝注射液超药品说明书【适应证】用法：

用于阴茎异常勃起。内皮细胞产生的 NO 作为信使激活细胞中可溶性鸟苷酸环化酶，使 cGMP 升高，从而松弛平滑肌，导致阴茎勃起。亚甲蓝是可溶性鸟苷酸环化酶的抑制剂，可抑制细胞内 cGMP 升高，抑制 NO 在阴茎勃起中的作用，使阴茎勃起消退，而其自身可迅速经肾脏分泌至尿液中排出，无不良反应[1]。

Steers 等[2]在海绵体内注射亚甲蓝治疗阴茎异常勃起并取得成功。此后陆续有相似报道均证实亚甲蓝的确切疗效[3-5]。

王勤章等[6]报道，因治疗勃起功能障碍，行阴茎海绵体注射罂粟碱+酚妥拉明，导致阴茎长时间勃起的 5 例患者，先行海绵体穿刺抽吸，抽出淤血，然后将 1% 亚甲蓝注射液 5 mL 缓慢注射于一侧海绵体，保留 5 min，继而从注射部位将阴茎海绵体内含亚甲蓝的蓝色血抽出，按压注射部位 5 min。结果：5 例患者均在注射亚甲蓝 15~50 min 后，阴茎开始软化，勃起很快消失。随访 2 个月至 1 年，均未复发，阴茎可勃起完成性交，无疼痛、偏斜、硬结等。

注射亚甲蓝治疗阴茎异常勃起，廉价、操作简便、无全身毒副作用，无须监测心功能、血压等，疗效迅速，并发症少。但宜选择血管活性药物的诱发早期（<9 h），对反复出现阴茎异常勃起或怀疑海绵体纤维化的患者不宜使用。亚甲蓝在海绵体内保留 5 min 后

应抽出，以免引起海绵体纤维化。

参考文献

[1] KIM J J, MOON D G, KOH S K. The role of nitricoxide in vivo feline erection under hypoxia [J]. Int J Impot Res, 1998, 10 (3): 145-150.

[2] STEERS W D, SELBY J B. Use of methylene blue and selective embolization if the pudendal artery for high flow rapism refractory to medical and surgical treatment [J]. J Urol, 1991, 146 (5): 1361-1363.

[3] DEHOLL J D, SHIN P A, ANGLE J F, et al. Alternative approaches to the management of priapism [J]. Int J Impot Res, 1998, 10 (1): 11-14.

[4] MARTíNEZ PORTILLO F, HOANG-BOEHM J, WEISS J, et al. Methylene blue as a successful treatment alternative for pharmacologically induced priapism [J]. Eur Urol, 2001, 39 (1): 20-23.

[5] FERNÁNDEZ ARANCIBIA M I, MARTÍNEZ PORTILLO F J, MUSIAL A, et al. Diagnosis and therapeutic options for prolonged erection and priapism: update review [J]. Arch Esp Urol, 2005, 53 (10): 919-927.

[6] 王勤章，王承军，丁国富，等. 海绵体内注射亚甲蓝治疗阴茎异常勃起 [J]. 中华男科学，2003, 9 (2): 226, 228.

伊班膦酸钠 Sodium Ibandronate

【其他名称】艾本

伊班膦酸钠注射液说明书【适应证】本品用于伴有或不伴有骨转移的恶性肿瘤引起的高钙血症。

伊班膦酸钠注射液超药品说明书【适应证】用法：

用于绝经后的骨质疏松。每3个月使用一次，2 mg/次，静脉滴注2 h以上[1]。

本品为第三代双膦酸盐类骨吸收抑制剂，克服了既往双膦酸盐不良反应多的缺点，其针剂每3个月静脉滴注1次，能提高患者的依从性，且静脉用药克服了口服给药生物利用度低及增加食管癌危险性等缺点。其可能主要通过与骨内羟磷灰石结合，抑制羟磷灰石的溶解和形成，从而产生抗骨吸收的作用。其作用机制可能还与本品直接改变破骨细胞的形态学或直接抑制成骨细胞介导的细胞因子等有关[2,3]。

注意事项：①本品不得与其他种类双膦酸类药物合并使用。②动物实验中本品曾发生肝肾毒性，故肝肾功能损伤者慎用。③使用本品过程中，应注意监测血清钙、磷、镁等电解质水平及肝肾功能。④有心功能衰竭危险的患者应避免过度水化治疗。

参考文献

[1] 广东省药学会. 超药品说明书用药目录（2020年版）.［J/OL］. 今日药学［2019-06-17］. http：//kns. cnki. net/kcms/detail/44. 1650R20190617. 1523. 044. html.

[2] 张志亭. 绝经后骨质疏松治疗方法的近期疗效观察与比较［J］. 双足与保健，2017，26（7）：127，129.

[3] 王艳. 伊班膦酸钠与依降钙素在合并2型糖尿病绝经后骨质疏松患者体内的疗效观察［J］. 中国医药指南，2016，14（14）：126-127.

依维莫司 Everolimus

【其他名称】飞尼妥、依维菌素

依维莫司片说明书【适应证】适用于用舒尼替尼或索拉非尼治疗失败的晚期肾细胞癌患者的治疗。

依维莫司片超药品说明书【适应证】用法：

用于乳腺癌。依维莫司是一种口服的雷帕霉素靶点（mTOR）信号通路抑制剂，是西罗莫司（又称雷帕霉素，即rapamycin）的衍生物，故依维莫司又称40-O-2-羟乙基雷帕霉素或40-O-2-羟乙基西罗莫司。近年来有研究显示，该药能够增强内分泌治疗的敏感性，提高内分泌治疗疗效，为激素受体阳性、HER2阴性晚期乳腺癌患者的治疗开辟了新的方向[1-3]。美国FDA已于2012年批准依维莫司用于治疗激素受体阳性、HER2阴性晚期乳腺癌患者。

常与依西美坦联合使用,用于治疗绝经后激素受体阳性、HER2 阴性,使用来曲唑或阿那曲唑治疗失败的进展性乳腺癌患者。10 mg,每日一次口服给药[4]。

参考文献

[1] MOSCETTI L, VICI P, GAMUCCI T, et al. Safety analysis, association with response and previous treatments of everolimus and exemestane in 181 metastatic breast cancer patients: A multicenter Italian experienc [J]. Breast, 2016, 29: 96-101.

[2] YARDLEY D A, NOGUCHI S, PRITCHARD K I, et al. Everolimus plus exemestane in postmenopausal patients with HR (+) breast cancer: BOLERO-2 final progressionfree survival analysis [J]. Adv Ther, 2013, 30 (9): 870-884.

[3] 郭运杰,井小会. 依维莫司联合依西美坦治疗激素受体阳性、HER2 阴性复发转移性乳腺癌的安全性及有效性分析 [J]. 现代肿瘤医学,2018,26 (8): 1222-1224.

[4] 广东省药学会. 超药品说明书用药目录 (2020 年版). [J/OL]. 今日药学 [2019-06-17]. http: //kns. cnki. net/kcms/detail/44. 1650R20190617. 1523. 044. html.

吲哚美辛 Indomethacin

【其他名称】艾狄多新 (斯)、氨糖美辛、达美新、狄克施、久保新、忌施丁、丽珠痛经、美辛、痛经 (栓剂)、消炎痛、意施丁、运动派士

吲哚美辛肠溶片说明书【适应证】本品用于:①关节炎,可缓解疼痛和肿胀。②软组织损伤和炎症。③解热。④其他,如偏头痛、痛经、手术后痛、创伤后痛等。

吲哚美辛栓说明书【适应证】用于解热及缓解肌肉痛、关节痛。

复方吲哚美辛栓 (吲哚美辛沙丁胺醇栓) 说明书【适应证】用于治疗痛经。

吲哚美辛片剂、肠溶片、控释片、胶囊、控释胶囊、栓剂、搽剂、乳膏剂、胶丸、针剂说明书【适应证】①解热、缓解炎性疼痛作用明显,故可用于急、慢性风湿性关节炎,痛风性关节炎及癌性疼痛;也可用于滑囊炎、腱鞘炎及关节囊炎等。②能抗血小板聚集,故可防止血栓形成,但疗效不如乙酰水杨酸。③治疗 Behcet 综合征,退热效果好;用于

Batter 综合征，疗效尤为显著。④对胆绞痛、输尿管结石引起的绞痛有效；对偏头痛也有一定疗效，也可用于月经痛。⑤吲哚美辛与抗病毒药物合用，可减少单纯疱疹病毒角膜炎的反应及复发率；用于蚕食性角膜溃疡、卡他性角结膜炎、流行性角结膜炎可缓解症状，减轻充血，促进愈合。⑥对各种原因引起的角膜新生血管形成，具有抑制作用。⑦可减轻巩膜炎及巩膜外层炎的充血及疼痛。⑧缓解各种眼部损伤包括眼部机械性、化学性刺激及激光、手术治疗等造成的组织水肿及疼痛。⑨能减少或阻止白内障术后黄斑水肿的发生。

吲哚美辛超药品说明书【适应证】用法：

1. 用于治疗羊水过多。①口服吲哚美辛（前列腺素合成酶抑制剂）2.2~3.0 mg/（kg·d），治疗羊水过多。可使动脉导管提前关闭，应限于 32 孕周以前应用，而对于双胎妊娠则应根据多普勒超声监测而定[1]。②吲哚美辛有抗利尿作用。妊娠晚期羊水主要由胎儿尿液形成，抑制胎儿排尿能使羊水量减少。用药期间每周做一次 B 超监测羊水量。由于吲哚美辛可使胎儿动脉导管闭合，不宜长时间应用，妊娠>34 周者也不宜使用[2]。③羊水过多合并正常胎儿，用吲哚美辛治疗，有抑制利尿剂的作用，可通过抑制胎儿排尿治疗羊水过多。用药期间每周做 1~2 次 B 超监测羊水量。但由于吲哚美辛最大的问题是使动脉导管提前关闭，由于动脉导管收缩发生在 32 周以后，故多主张在 32 周以前短期应用[3]。④吲哚美辛是一种前列腺素合成酶抑制剂，其治疗羊水过多的作用机制是减少胎儿尿液的生成。治疗剂量为 2.2~3.0 mg/（kg·d），于 32 孕周以前应用，持续 2~11 周，通常不超过 3 周。用药期间每周做一次 B 超，以检查治疗效果。因为吲哚美辛可促进胎儿动脉导管早闭，所以不宜广泛长期应用[4]。

Kriplani 等[5]报道一例使用吲哚美辛治疗羊水过多的病例，一位 26 岁初孕妇因在 30 孕周时超声显示严重的羊水过多，给予吲哚美辛每 6 h 25 mg，随后羊水过多得到明显改善。3 周后娩出一正常胎儿。Schoenfeld 等[6]认为吲哚美辛治疗羊水过多的机制主要是减少胎尿产生，增加胎儿呼吸以促进羊水由肺部重吸收以及通过胎膜增加液体的转移，从而减少羊水。通常孕妇用量为 2.2~3.0 mg/（kg·d），口服于 22~31 周开始，持续 1~2 周。Mamopoulos 等[7]用吲哚美辛治疗 15 例特发性羊水过多患者，孕周 25~32 周，羊水最大暗区垂直深度均大于 8 cm，用药剂量 2.0~2.2 mg/（kg·d），治疗 1~2 周后羊水均减少，平均羊水最大暗区垂直深度为 5.9 cm，所有新生儿均存活。徐方等[8]应用吲哚美辛栓剂治疗 18 例羊水过多患者，并与用利尿剂的 15 例患者做对照。结果：吲哚美辛组，用药 2~5 d，羊水量明显下降，B 超显示羊水指数从 41.7 cm 降至 27.5 cm，有效率 100%；对照组羊水减少不明显，有效率 7.1%，两组差异非常显著（P<0.01）。用法：吲哚美辛栓

100 mg，12 h 1 次，3 d 为一个疗程，一般用 1~2 个疗程。

2. 用于治疗新生儿包括早产儿动脉导管未闭。吲哚美辛可用于新生儿包括早产儿动脉导管未闭的治疗。治疗新生儿动脉导管未闭时，可口服或静脉注射，静脉注射，按体重一次 0.1~0.2 mg/kg，每日 2~3 次，总量不超过 0.6 mg/kg[9]。但应注意出现下列情况之一者不宜使用：①肾功能不全，且血清肌酐>159 μmol/L，少尿；②血小板减少，<50×10^9/L 或有出血倾向者；③坏死性小肠结肠炎；④高血钾。治疗时，如果尿量少于 0.6 mL/（kg·h），则需停用吲哚美辛，至肾功能恢复正常时再治疗[10]。

3. 直肠给药或口服治疗早产。吲哚美辛作为非甾体抗炎药（NSAIDs），前列腺素（PG）合成酶抑制剂，可使 PG 水平下降，减少宫缩。但如在孕 34 周后使用，PG 下降可使胎儿动脉导管收缩、狭窄，胎儿心力衰竭和水肿，肾血流减少，羊水过少（可逆性）。每日 150~300 mg。首次负荷剂量 100~200 mg，直肠给药，吸收快；或口服，50~100 mg，以后每 4~6 h 25~50 mg，限于孕 32 周前应用。应用不超过 3 d[11]。

《超药品说明书用药目录》（2020 年版）[12]：预防早产，25 mg，6 h 一次，应用不超过一周。

有报道[13]：前列腺素有刺激子宫收缩和软化宫颈的作用。吲哚美辛抑制前列腺素合成，从而抑制子宫收缩。通常在孕 34 周以前应用，疗程不宜超过 1 周。剂量最初 50 mg，口服，继而每隔 4~6 h 给予 25 mg 维持量。也有报道给予直肠栓剂 100 mg，以后在 48 h 内每隔 4 h 口服 25 mg。

4. 治疗少精症。用吲哚美辛治疗少精症患者 21 例，效果满意。21 例（年龄 24~40 岁）不孕时间 1~8 年，治疗前精子密度为 0.04 亿~0.59 亿/mL。治愈率为 52%，怀孕 6 例，总有效率为 81%。其机制为吲哚美辛系非固醇类抗炎药，可使卵泡刺激素（FSH）、黄体生成素（LH）及精浆中的 cAMP 增高，从而促进睾丸生殖上皮发育，提高精子密度，增加精子数量，改善精子活动，使精子活动率提高，达到治疗目的。方法：吲哚美辛 25 mg，3 次/d，饭后口服，连服 2~3 个月为一个疗程。每月复查精液常规 1 次[14]。

5. 治疗遗精。章崇华等[15]报道用吲哚美辛治疗遗精取得较好效果。12 例患者，已婚 2 例，未婚 10 例，遗精次数每月 5~16 次不等。用法：吲哚美辛 25 mg/次，3 次/d，口服 7~10 d。结果：12 例中 3 例未得到随访，9 例服药 1~2 d 后遗精停止。随访 3~6 个月，其中 3 例出现反复，需间断性再服用吲哚美辛；其余病例未再出现遗精，精神症状消失，睡眠及食欲明显改善，体质增强。吲哚美辛治疗遗精的机制被认为与抑制体内 PG（前列腺素）的合成有关。另外，吲哚美辛还能降低体内睾酮的水平，从而降低性欲及性功能，有助于遗精的治疗。

6. 治疗男性不育症。Barkay 等[16]指出非甾体消炎药可提高 FSH、LH 及精浆 cAMP 水平，在精子的发生、发育成熟过程中 FSH 和 LH 起着重要作用。由于 FSH 和 LH 水平的增高，促进了睾丸生殖上皮的发育，因而使精子密度增加。精浆中 cAMP 的浓度增加，改善了精子的活力，使精子活率提高。近年来有报道非甾体消炎药可对抗前列腺素对精子的有害作用，故用吲哚美辛可治疗少精症。

曾白涛[17]报道给予 21 例经诊断为原发性少精症（精子密度在 0.6 亿/mL）者吲哚美辛 75 mg/d，分 3 次于餐后服用，疗程 2~3 个月。结果：21 例治疗前精子密度平均为（0.28±0.03）亿/mL，治疗后上升到（0.59±0.07）亿/mL；治疗前正常精子为（54.38±3.06)%，治疗后为（66.05±2.32)%；活动率治疗前为（47.9±3.6)%，治疗后为（62.05±3.42)%。各项指标均有统计学意义。按治疗后精子密度上升 0.1 亿/mL 以上属有效，则有效率占 81%。21 例中仅 4 例治疗后无效，目前已孕者有 6 例。

戴晓莉等[18]报道 20 例弱精子症患者，平均年龄 30 岁（24~39 岁），因婚后 2~12 年不育就诊。治疗前所有患者均经 3 次精液常规检查，精子密度在（5~15）×10⁹/L，平均 $8×10^9/L$，精子运动轨迹图像显示，精子呈锯齿形直线和原地转圈运动，平均运动速度 15 μm/s。给予吲哚美辛 25 mg，每日 3 次，口服，疗程 2~4 个月，每 2 个月复查精液 1 次。结果：治疗后精子密度平均为 16×10⁹/L；精子运动速度平均为 20 μm/s。20 例患者经吲哚美辛治疗后已有 5 例对象怀孕，占 25%。妊娠率与国外文献报道相似。不良反应少，个别患者主诉服药后有呕吐、头昏等。

7. 妇科术后止痛。妇科小手术时用吲哚美辛栓剂具有良好的宫颈松弛和止痛作用。安丹等[19]报道吲哚美辛对产科手术切口的止痛作用。把 152 例手术分娩产妇随机分为两组：复方吲哚美辛组 85 例（其中会阴切开术阴道分娩者 45 例，剖宫产术分娩者 40 例），对会阴切开分娩产妇于分娩次日起给予复方吲哚美辛栓（含吲哚美辛 70 mg 和沙丁胺醇 1.2 mg)1 枚，塞肛，每日 1 次，共 3 d；剖宫产手术当日麻醉效果消失后给予 1 枚，术后次日起每日 1 次，共 4 d。对照组 67 例（其中经会阴切开术阴道分娩者 35 例，剖宫产分娩 32 例），对会阴切开分娩产妇于分娩次日给安乃近 0.5 g，口服，每日 1 次，共 3 d；剖宫产分娩者于手术当日麻醉效果消失后给丁丙诺啡 100 mg，肌内注射，每日 1 次，共 3 d。结果：止痛作用达优良的有效率，复方吲哚美辛组各为 100% 和 95%，对照组各为 54% 和 41%，两组疗效比较有显著差异（P<0.01）。吲哚美辛组止痛作用出现时间在用药后 20 min，持续时间 12~20 h；对照组安乃近和丁丙诺啡组于用药后 30 min 出现止痛作用，

持续时间 3~6 h。说明吲哚美辛对产科术后镇痛效果好，而且还具有明显解热作用，并可松弛肛门括约肌，有利于早排气和肠功能的恢复。

颜钊波[20]应用吲哚美辛栓联合米索前列醇在绝经后妇女取环中止痛。120 例绝经后妇女，平均年龄 63 岁，节育环放置时间平均 26 年。分成 2 组，每组 60 例。治疗组给予米索前列醇片 200 μg 单次口服，服药后 20 min 给予吲哚美辛栓（100 mg），直肠给药，于 30 min 后行取环术；对照组给予米索前列醇片 200 μg 单次口服，于服药后 30 分钟行取环术。观察两组宫颈软化情况及腹痛情况。结果：治疗组有 43 例疼痛缓解（占 72%），对照组仅 22 例缓解（占 36.7%），两组比较有统计学显著差异（$P<0.05$）；宫颈软化情况两组无统计学差异。结论：米索前列醇具有扩张、软化宫颈的作用，有利于器材顺利进入宫腔；而吲哚美辛通过抑制体内 PG 合成和释放，消除对痛觉的增敏作用，二者联用效果更好。

陆晓英[21]观察了米索前列醇联合吲哚美辛在人工流产时软化宫颈和减少术中疼痛的效果。将 378 例行人工流产的孕妇随机分为两组，治疗组 190 例，术前采用直肠放置米索前列醇片 400 μg（放置 2 h），于术前 30 min 直肠给予吲哚美辛栓 100 mg；对照组 188 例采用 1% 利多卡因宫颈旁神经阻滞麻醉止痛后手术。观察两组宫颈扩张程度、腹痛、人流综合征及出血情况。结果：治疗组无痛率 88.42%，对照组为 25%；治疗组宫颈扩张程度 100%，对照组 69%；治疗组人工流产综合征发生率 3.16%，对照组 19.18%。两组比较，这三项指标统计学有非常显著的差异（$P<0.01$），且两组出血情况无显著差异。结论：米索前列醇联合吲哚美辛栓用于人工流产有显著软化松弛宫颈和缓解术后疼痛的作用。

8. 治疗宫内节育器所致月经异常和出血。宫内节育器（IUD）是目前节制生育的主要避孕工具，因其高效、安全、价格低廉已成为我国妇女使用率最高的避孕方法。但放置后月经过多和出血为其主要副作用，亦是取出节育器的主要原因。国内报道[22]，放置 IUD 后子宫局部前列腺素合成、释放异常与出血有关。出血的发生率为 5%~10%，常发生于放置后 1 年内。在经期或经前口服吲哚美辛 25 mg，每日 3 次，共 3~5 d，有一定疗效。

杨邦元等[23]比较了含不同剂量吲哚美辛 IUD 的临床效果，发现 25 mg 吲哚美辛是较为合理的剂量。黄秀贤等也证实放置含吲哚美辛 25 mg 的 IUD 的患者，1 年内月经改变及非经期出血的发生率明显低于放置含吲哚美辛 5 mg 的 IUD 的患者。说明吲哚美辛含量不同，其改善异常出血的程度也不同。

肖邦宙等[24]选择了 200 例愿以 IUD 为唯一避孕方法的健康经产妇，根据宫腔长度接受放置 3 种型号的吲哚美辛固定式含铜 IUD 与不含吲哚美辛的 IUD，观察比较置器 1~12 个月后的反应、症状和月经出现情况。结果：放置含吲哚美辛 IUD 患者，置器前后经血量无明显改变（*P*>0.05）；而对照组存在月经量增多、经期延长和点滴出血而导致因症取器增加，续用率降低。由于吲哚美辛是前列腺素合成酶抑制剂，该药在子宫内局部释放，抑制置器后前列腺素水平的升高是其减少出血的主要机制。另外吲哚美辛本身也具有消炎作用，能减轻 IUD 机械刺激引起的子宫内膜水肿、充血，使出血减少、疼痛减轻。

目前国内已广泛使用的含铜含吲哚美辛缓释 IUD 有数种，如元宫铜 2220、元宫铜 365、元宫铜 300、γ 型、吉妮致美等 IUD。这类含铜含吲哚美辛缓释剂的 IUD 是我国独创的。2004 年我国研究人员对吉妮致美（含有 28 mg 吲哚美辛的缓释药芯）IUD 与不含吲哚美辛的 IUD 进行随机对照比较，结果放置 1、3 个月吉妮致美 IUD 组月经量明显少于不含药 IUD 组。2009 年韩敏将随访时间延长至放置 IUD 后 12 个月，观察随机放置吉妮致美 IUD（116 例）与不含药吉妮 IUD（120 例）的不良反应。结果：放置 3 个月，两组异常出血的发生率分别为 8.63% 和 34.17%；放置 6 个月，分别为 7.77% 和 19.17%，两组比较均有显著差异，说明吉妮致美 IUD 明显优于吉妮（不含药）IUD 组。但随着 IUD 放置时间延长，即放置 12 个月，两组异常出血均明显减少，两组之间无明显差异。2005 年以后国家人口和计划生育委员会对 11 个省市进行 IUD 使用抽样调查，调查了 12 万例，证明了含铜含吲哚美辛缓释系统的 IUD 能大大减少 IUD 放置后异常出血[25]。

参考文献

[1] 中华医学会. 临床诊疗指南·妇产科学分册 [M]. 北京：人民卫生出版社，2007.

[2] 谢幸，苟文丽. 妇产科学 [M]. 8 版. 北京：人民军医出版社，2013.

[3] 刘兴会，王晓东，邢爱耘. 产科临床诊疗流程 [M]. 北京：人民卫生出版社，2010.

[4] 苏应宽，徐增祥，江森. 实用妇产科学 [M]. 济南：山东科学技术出版社，2004.

[5] KRIPLANI A, ABBI M, BANERJEE N, et al. Indomethacin therapy in the treatment of polyhydramnios dus to placental chorioangioma [J]. J Obstet Gynaecol Res, 2001, 27 (5)：245-248.

[6] SCHOENFELD A, BAY Y, MEROLP, et al. NSAIDs maternal and feta consideration [J]. Am J Reprod Immunol, 1992, 28 (4)：141-147.

[7] MAMOPOULOS M, ASSIMAKOPOULOS E, REECE E A, et al. Maternal indomethacin therapy in the treatment of polyhydramnios [J]. American Journal of Obsterics&Gynecology, 1990, 162 (5)：1225-1229.

[8] 徐方，刘维靖，杨宁，等．消炎痛栓治疗羊水过多的探讨 ［J］．实用妇产科杂志，1998，14（4）：201-202.

[9] 中华医学会．临床诊疗指南·小儿内科分册 ［M］．北京：人民卫生出版社，2005.

[10] 张波，郑志华，李大魁．超药品说明书用药参考 ［M］．北京：人民卫生出版社，2013.

[11] 中华医学会．临床诊疗指南·妇产科学分册 ［M］．北京：人民卫生出版社，2007.

[12] 广东省药学会．超药品说明书用药目录（2020 年版）．［J/OL］．今日药学 ［2019-06-17］．http：//kns. cnki. net/kcms/detail/44. 1650R20190617. 1523. 044. html.

[13] BESINGER R E，NIEBYL J R，KEYES W G，et al. Randomized comparative trial of indomethacin and ritodrine for the long-term treatment of preterm labor ［J］．Am J Obstet Gynecol，1991，164（4）：981-986.

[14] 李世文，康满珍，陈雪．老药新用途 ［M］．4 版．北京：人民军医出版社，2010.

[15] 章崇华，李昌海．消炎痛治疗遗精 12 例 ［J］．临床泌尿外科杂志，1992，7（1）：63.

[16] BARKAY，HARPAZ-KERPEL J，BEN-EZRA S，et al. The prostaglandin inhibitor effect of anti-inflammatory drugs in the therapy of male infertility ［J］．Fertil Steril，1984，42（3）：406-411.

[17] 曾白涛．消炎痛治疗少精症 21 例 ［J］．中华泌尿外科杂志，1998，10（3）：167.

[18] 戴晓莉，郑群，王咏梅，等．吲哚美辛治疗弱精子症 20 例 ［J］．男科学报，1999，5（2）：109-110.

[19] 安丹，王徐军．复方吲哚美辛栓直肠给药对产科手术切口的止痛作用 ［J］．新药与临床，1996，15（4）：205-207.

[20] 颜钊波．米索前列醇联合吲哚美辛栓在绝经妇女取环中的应用 ［J］．实用医学杂志，2009，25（18）：3092.

[21] 陆晓英．米索前列醇联合吲哚美辛栓用于人工流产的临床观察 ［J］．医学理论与实践，2009，22（10）：1233-1234.

[22] 张金玉，罗丽兰．宫内节育器致月经过多患者的子宫内膜前列腺素含量 ［J］．中华妇产科杂志，1992，27（3）：167-168.

[23] 杨邦元，庄留琪，袁惠良．含不同剂量消炎痛 γ 型 IUD 比较性研究 ［J］．生殖与避孕，1995，15（4）：300-305.

[24] 肖邦宙，肖秀梅，李万，等．释放吲哚美辛固定式含铜宫内节育器临床预试验观察［J］．同济医科大学学报，2000，29（2）：185-186.

[25] 左文莉．吲哚美辛与宫内节育器［J］．中国计划生育学杂志，2009，18（6）：280-381.

罂粟碱 Papavrine

【其他名称】帕帕非林、新脉络宁

罂粟碱注射液说明书【适应证】本品为血管扩张药。用于治疗脑、心及外周血管痉挛所致的缺血，肾、胆或胃肠道等内脏痉挛。

罂粟碱注射液超药品说明书【适应证】用法：

1. 治疗阴茎勃起功能障碍（ED）。ED 发病涉及心理、激素、神经、血管等持续系统的复杂的相互作用，世界范围内的患者数高达 1.5 亿[1]。阴茎海绵体中含有大量的肾上腺素受体及血管活性肠肽（VIP）受体，当肾上腺素受体兴奋时，海绵体血管保持收缩张力，阴茎处于松弛状态；当 VIP 受体兴奋时，可诱发环腺苷酸（cAMP）释放，使海绵体平滑肌及血管平滑肌松弛，大量血液流入海绵窦，海绵体胀大，阴茎勃起。罂粟碱可强化 cAMP 释放，产生强烈的平滑肌松弛及血管扩张作用，因而可用于 ED 的治疗。郭建明等[2]选取 42 例 ED 患者，将混合药液（常用量为罂粟碱液 60 mg 及酚妥拉明液 1 mg）缓慢注入阴茎海绵体内进行治疗。结果发现，42 例中性交成功者 40 例，无效 2 例，注射后阴茎充血时间达 5~12 min，阴茎勃起到消退时间为 1~17 h。治疗过程中出现阴茎皮肤肿块瘀斑 4 例，包皮水肿 2 例，阴茎异常勃起 3 例。为了预防并发症，建议在注射针穿刺时，避免损伤血管，同时对针孔稍加压迫，避免药液渗漏至皮下。该法不适用于 ED 发生前有延迟射精、性欲较强的患者。

目前国内外一般不主张单用罂粟碱治疗 ED，而多趋向小剂量联合用药，该法不仅可以达到与单用一种药物一致甚至更加理想的效果，而且可以极大地减少不良反应。李飞平等[3]选取 53 例阴茎勃起硬度不够患者，采用阴茎海绵体注射前列腺素 E$_2$（PGE$_2$）10 μg 加罂粟碱液 7.5 mg 作为初始剂量，如效果不佳，则每次以 10 μg 递增 PGE$_2$，以加倍剂量递增罂粟碱液，最大剂量为 PGE$_2$40 μg，罂粟碱液 60 mg。结果显示，患者均能达到良好的勃起，起效时间 1~4 min，平均 2 min；持续 5~330 min，平均 118 min，多普勒超声检查显示注射前后阴茎血流量有显著差异（$P<0.01$）。治疗过程中未见持勃、局部瘀斑、疼痛及血尿等不良反应的发生。

陈玉英等[4]在单用罂粟碱治疗时，由于罂粟碱在体内发生代谢异常，导致海绵体自身病变，不能使麻痹的平滑肌及时恢复，静脉瓣长时闭合未能开启，勃起的阴茎难以自动消坚松软，因而经常出现异常勃起现象，持勃时间长达 144 h；而且一旦发生持勃后不易恢复，且会引发海绵体变性和硬结，可采用注射间羟胺或特布他林进行治疗。

2. 治疗早泄与射精过快。向早泄和射精过快患者阴茎内注射血管活性药物，可使阴茎肿大勃起，硬度增强，同时阴茎又有一种木胀感，使得阴茎对外来刺激敏感度降低，增加了对刺激的耐受性，故能使性交时间延长。王强等[5]选择早泄和射精过快患者 120 例（其中早泄 48 例，射精过快 72 例），在阴茎根部背面单侧刺入海绵体内注射混合液［先将 0.9%氯化钠注射液 4.5 mL 与酚妥拉明 5 mg 配成混合液，再取其 1 mL 与罂粟碱注射液 30 mg（1 mL）混合在一起］，常用剂量 0.6~0.8 mL，最大量 2 mL。结果发现，48 例早泄患者中有效 41 例，无效 7 例，有效率 85.4%，随访其中 13 例患者，时间 90 天至 1.5 年，有 6 例性功能恢复正常，7 例须长期注射；72 例射精过快患者中有效 68 例，无效 4 例，有效率 94.4%，随访其中 20 例患者，时间 90 天至 1.5 年，有 17 例性功能恢复正常，3 例需长期注射。

3. 治疗女性尿道综合征。女性尿道综合征主要病因有：①膀胱及尿道肌群兴奋性过高，多伴有膀胱不稳定性和尿道不稳定性；②交感神经功能亢进；③尿道周围纤维组织增生；④血管紧张素Ⅱ使膀胱、尿道血管收缩，以致膀胱频发收缩，压力增高，且不能被酚妥拉明拮抗；⑤非生理性排尿习惯和精神人格因素。黄腊梅等[6]采用罂粟碱与热氯化钠液膀胱灌注联合治疗女性尿道综合征取得较好效果，其机制与下列因素有关：①罂粟碱使平滑肌松弛及血管扩张；②提高膀胱、尿道局部温度，产生有利的病理生理变化；③定期膀胱灌注，纠正长期养成的非生理性排尿习惯，加强神经中枢对排尿的控制能力。他们选取 45 例女性尿道患者，用 42 ℃的氯化钠液和罂粟碱液 30 mg 混合后，注入患者膀胱直至其有膀胱充盈感，然后再根据患者承受能力，酌情注入 150~200 mL。完成灌注后，嘱患者尽可能延长排尿时间，每周治疗 1 次。从第 2 次开始，每次增加灌注量 50 mL，直至增加到 600 mL，每 6 次为一个疗程，治疗 1~2 个疗程。结果表明：治疗 1 个疗程后，完全缓解的有 19 例，明显改善 17 例，总有效率为 80%；明显改善及无效病例行第 2 个疗程治疗后，又有 5 例明显改善病例转为完全缓解，2 例无效病例转为明显改善，完全缓解率达 53.3%，总有效率为 84.4%。对治疗后的患者随访 2 年，有 2 例完全缓解病例和 2 例明显改善病例复发，经再次治疗 1~2 个疗程后均缓解，其中有 1 例完全缓解病例多次复发，间隔 3 个月左右治疗后又马上缓解，后复发 4 次，而其余 3 例均未再次复发；7 例无效病例中，2 例在此后的第 3、4 疗程中达到明显改善标准，且无复发。

参考文献

[1] 马培奇．阳痿治疗药物的现状及其进展 [J]．中国制药信息，1998，4（5）：268-271.

[2] 郭建明，杜鹏羽．阴茎海绵体内注射血管活性药物治疗阳痿 [J]．实用医技杂志，2002，9（5）：351-352.

[3] 李飞平，伍霞芳，王灵通．海绵体内小剂量联合用药对勃起功能障碍的疗效观察 [J]．临床泌尿外科杂志，2002，17（7）：379-380.

[4] 陈玉英，周惠耕．阴茎海绵体内注射罂粟碱致异常勃起 67 例 [J]．中国综合临床，2001，17（4）：310.

[5] 土强，刘大伟．罂粟碱和酚妥拉明治疗早泄与射精过快 120 例报告 [J]．临床医药实践，2004，13（9）：670.

[6] 黄腊梅，赵怀，杨松森．罂粟碱加热盐水膀胱灌注治疗女性尿道综合征 [J]．浙江医科大学学报，1997，26（4）：166-167.

胰激肽原酶 Pancreatic Kiniogenase

【其他名称】怡开

胰激肽原酶肠溶片说明书【适应证】血管扩张药。有改善微循环作用。本品主要用于微循环障碍性疾病，如糖尿病引起的肾病、周围神经病、视网膜病、眼底病及缺血性脑血管病，也可用于高血压病的辅助治疗。

胰激肽原酶肠溶片超药品说明书【适应证】用法：

治疗男性不育症。胰激肽原酶对男性生殖系统的作用机制主要包括改善生殖器官的血液循环，调节性腺轴的内分泌功能，改善精子生成的微环境和促进精卵结合。口服，每次 240 U，每日 3 次[1]。一项对弱精子症患者应用胰激肽原酶的临床观察表明，患者在常规使用 HCG、克罗米芬、ATP、葡萄糖酸锌、维生素 C、维生素 E 的同时加用胰激肽原酶与对照组进行疗效比较，表明胰激肽原酶对弱精子症有辅助治疗作用，用药前后精子存活率、死亡率、活力评分等有显著改善，但对精子密度的改善无确切疗效[2]。

参考文献

[1] 中国胰激肽原酶临床应用专家共识编写组，中华医学会男科学分会. 胰激肽原酶在男性不育中的临床应用专家共识（2018 版）[J]. 中国男科学杂志，2018，32（3）：59-63.

[2] 陈廷，朱惠斌，程怀瑾. 弱精子症患者应用胰激肽原酶的临床观察 [J]. 中国男科学杂志，2002，16（4）：309-310.

伊立替康 Irinotecan

【其他名称】艾力、开普拓

注射用盐酸伊立替康说明书【适应证】本品适用于晚期大肠癌患者的治疗：与 5-氟尿嘧啶和亚叶酸联合治疗既往未接受化疗的晚期大肠癌患者。作为单一用药，治疗经含 5-氟尿嘧啶化疗方案治疗失败的患者。

注射用盐酸伊立替康超药品说明书【适应证】用法：

静脉滴注治疗宫颈癌、卵巢癌。伊立替康是喜树碱的半合成衍生物。可特异性地与拓扑异构酶 I 结合，诱导拓扑异构酶 I 可逆性单链断裂，从而使 DNA 双链结构解旋；伊立替康及其活性代谢产物 SN-38 可与拓扑异构酶 I-DNA 复合物结合，从而阻止断裂单链的再连接。伊立替康用于成人转移性大肠癌的治疗，对于经含 5-氟尿嘧啶化疗失败的患者，本品可作为二线治疗。

伊立替康单药或联合化疗是治疗铂类耐药的卵巢癌的常见化疗方案。2013 版 NCCN 中，推荐伊立替康单药可作为复发卵巢癌的可接受的治疗方案；同时在宫颈癌治疗指南中推荐伊立替康单药作为复发或远端转移的宫颈癌的二线治疗，推荐等级为 2B 类。

左甲状腺素钠片

【其他名称】加衡、优甲乐

左甲状腺素钠片说明书【适应证】适用于先天性甲状腺功能减退症（克汀病）与儿童及成人的各种原因引起的甲状腺功能减退症的长期替代治疗，也可用于单纯性甲状腺肿，慢性淋巴性甲状腺炎，甲状腺癌手术后的抑制（及替代）治疗。也可用于诊断甲状腺功能亢进的抑制试验。

左甲状腺素钠片超药品说明书【适应证】用法：

用于妊娠期甲状腺功能减退症。左甲状腺素钠片为人工合成的甲状腺激素类药物，口服用药后可在妊娠期甲状腺功能减退症患者的外周器官中转化为三碘甲腺原氨酸（T_3），之后和 T_3 受体结合发生作用，从而起到良好的治疗作用[1-3]。据临床研究报道[4]：将妊娠期甲状腺功能减退症患者 88 例分为参照组和试验组。参照组患者给予低脂饮食、补充蛋白质和碘盐等常规治疗。试验组在参照组基础上采用左甲状腺素钠片，口服，50 μg/次，服用 1~2 次/d。两组患者均接受持续性治疗，直至分娩结束。结果显示左甲状腺素钠片应用于妊娠期甲状腺功能减退症患者的临床治疗中，可使患者的妊娠并发症减少，甲状腺素水平升高，疗效较为明显。

参考文献

［1］王宝峰，张燕. 左甲状腺素钠片治疗妊娠期亚临床甲状腺功能减退的效果观察［J］. 中国现代药物应用，2016，10（24）：12-14.

［2］刘巍，刘馨. 左旋甲状腺素片治疗妊娠合并甲状腺功能减退效果观察［J］. 中国继续医学教育，2017，9（10）：167-169.

［3］王瑞玲，朱红芳，张慧. 左甲状腺素钠片治疗妊娠期甲状腺功能减退症对甲状腺功能及妊娠结局的影响［J］. 疑难病杂志，2016，15（4）：398-400.

［4］段素华. 左甲状腺素钠片治疗妊娠期甲状腺功能减退症的临床研究［J］. 中国实用

医药，2018，13（14）：140-142.

左卡尼汀 Levocarnitine

【其他名称】东维力、L-肉碱、左旋肉毒碱

左卡尼汀口服溶液说明书【适应证】用于防治左卡尼汀缺乏。如慢性肾衰患者因血液透析所致的左卡尼汀缺乏。

左卡尼汀口服溶液超药品说明书【适应证】用法：

用于男性不育症、提高精子活力。左卡尼汀又称左旋肉毒碱，是一种广泛存在于机体组织的内源性物质，主要参与游离脂肪酸的代谢，产生细胞所需的能量，与机体的器官、组织代谢密切相关。当缺乏左卡尼汀时，可出现肌张力减退、肌溶解、肌痉挛、胰岛素抵抗、心律失常等症状[1]。

随着对左卡尼汀药理作用研究的不断进展，其在临床上的应用也日趋广泛。近年来根据研究报道[2,3]，左卡尼汀可用于治疗男性不育、提高精子活力，即少弱精子症、畸形精子症、精子 DNA 结构异常、精索静脉曲张、生殖道炎症所致的男性不育症；同时还可用于辅助生殖技术（ART）中以提高最终结局。对于严重少弱精子症患者，拟行 ICSI 技术治疗前，短期应用左卡尼汀治疗，可有效提高患者的精子质量及最终 ART 结局[4]。附睾组织、精浆和精子中含有体内最高浓度的游离左卡尼汀，其中附睾是精浆中游离左卡尼汀的主要来源。附睾是精子完全成熟与贮存的场所，附睾中左卡尼汀的浓度直接影响精子的成熟和代谢过程，与精子运动及受精能力直接相关。有研究评价，左卡尼汀可显著提高临床妊娠率，且左卡尼汀可提高精子活动率及向前运动精子百分率[5-8]。

参考文献

[1] 陈静，尹定丛. 左卡尼汀的临床应用进展［J］. 中国医药导报，2010，7（22）：9-10.

[2] SOFIMAJIDPOUR H，GHADERI E，GANJI O. Comparison of the Effects of Varicocelectomy and Oral L-carnitine on Sperm Parameters in Infertile Men with Varicocele［J］. J Clin Diagn Res，2016，10（4）：PC07-PC10.

［3］储继凯，连庆文，张朝骞，等．麒麟丸联合左卡尼汀治疗少弱精子症疗效观察［J］．中国性科学，2015，24（7）：66-68．

［4］姜辉，邓春华，商学军，等．左卡尼汀在男性不育中临床应用专家共识（2014 版）［J］．中华男科学杂志，2015，21（1）：82-85．

［5］黄桥海，杨心琼，邱培文．L-肉碱联合维生素 E 和维生素 C 治疗特发性少弱精子症的临床疗效［J］．吉林医学，2015，36（6）：1070-1072．

［6］薛瑜，张雁钢，王莉，等．肉碱治疗原发性弱精症疗效和安全性的系统评价［J］．中国循证医学杂志，2009，9（3）：337-345．

［7］易湛苗，董淑杰，翟所迪，等．左卡尼汀及其衍生物临床应用的循证证据及评价［J］．中国药物应用与监测，2013，10（2）：71-74．

［8］牛玉森．左旋肉碱治疗男性不育症有效性的 Meta 分析［J］．兰州大学学报（医学版），2014，40（2）：71-74．

左旋多巴 Levodopa

【其他名称】爱儿多巴、恩利巴、左多巴、L-多巴；α-甲基多巴、Bendopa、DoparLevodopa、Dopar、Gerepar L-Dopa、Larodopa、Laradopa

左旋多巴片说明书【适应证】用于帕金森病和帕金森综合征。

左旋多巴片超药品说明书【适应证】用法：

1. 增强性功能。临床上多用于因各种原因引起的阳痿及性功能异常的治疗[1]。值得重视的是阳痿，它是性功能障碍中比例最高且最严重的一种。用法：起始用量为 0.25～0.5 g/d，每隔 3～4 d 增加 0.125～0.5 g/d；维持治疗量为 3～6 g/d，分 4～6 次饭后服用。因本品的不良反应较多，主要是由于在体内转变为多巴胺致胃肠道、心血管系统反应等，因此必须在医生指导监护下应用。

2. 治疗溢乳症。左旋多巴可抑制下丘脑促甲状腺激素释放激素，从而减少催乳素分泌，使溢乳得到控制。有人用左旋多巴治疗溢乳症患者 35 例，一般服药 1～3 d 后，乳汁分泌明显减少。用法：口服左旋多巴每次 500 mg，每 6 h 一次[2]。目前临床上一般首选多巴胺受体激动剂溴隐亭作为溢乳症的治疗药物[3,4]。因左旋多巴属对症治疗，作用于下丘脑，有增强催乳素释放抑制因子（PIF）的抑制作用，停药后复发率高，对垂体肿瘤引起的泌乳效果不好，而且副作用较多，应谨慎用药[5]。

参考文献

[1] 吕国炳. 左旋多巴在治疗阳痿36例中的临床应用 [J]. 四川医学, 2004, 25 (11)：1185.

[2] 李世文, 康满珍. 老药新用途 [M].6版. 郑州：河南科学技术出版社, 2017.

[3] 周姗姗, 高彩霞, 张新霞. 高泌乳素血症的中西医治疗进展 [J]. 世界最新医学信息文摘, 2017, 17 (68)：52-53, 56.

[4] 中华医学会妇产科学分会内分泌学组. 女性高催乳素血症诊治共识 [J]. 中华妇产科杂志, 2016, 51 (3)：161-168.

[5] 陈功凤. 乳溢-闭经综合征诊断与治疗 [J]. 中华现代外科学杂志, 2006, 3 (2)：172-173.

紫杉醇　　Paclitaxel

注射用紫杉醇（白蛋白结合型）说明书【适应证】适用于治疗联合化疗失败的转移性乳腺癌或辅助化疗后6个月内复发的乳腺癌。除非有临床禁忌证，既往化疗中应包括一种蒽环类抗癌药。

紫杉醇注射液说明书【适应证】进展期卵巢癌的一线和后继治疗；淋巴结阳性的乳腺癌患者在含阿霉素标准方案联合化疗后的辅助治疗；转移性乳腺癌联合化疗失败或者辅助化疗6个月内复发的乳腺癌患者；非小细胞肺癌患者的一线治疗；艾滋病（AIDS）相关性卡波西肉瘤（Kaposi's sarcoma）的二线治疗。

紫杉醇超药品说明书【适应证】用法：

1. 注射用紫杉醇（白蛋白结合型）用于治疗卵巢癌。260 mg/m²，第一天，静脉滴注，30 min，3周方案。美国国家综合癌症网络（NCCN）《卵巢癌包括输卵管癌和原发性腹膜癌临床实践指南》（2014.V₃）推荐注射用紫杉醇（白蛋白结合型）用于治疗上皮性卵巢癌。指南指出注射用紫杉醇（白蛋白结合型）单药可以作为上皮性卵巢癌可以接受的复发治疗方案之一。Ⅱ期临床研究结果显示，作为单药，注射用紫杉醇（白蛋白结合型）是治疗铂类敏感的复发性卵巢癌的有效药物，有效率是64%，临床受益率是77%[1]。

2. 用于宫颈癌。紫杉醇是从短叶紫杉树皮中提取的具有抗癌活性的物质，是一种新型的抗微管药物，它特异性地结合到小管上，导致微管聚合成团块、成束状，通过防止多聚化过程使微管稳定化而抑制微管网的正常重组，导致纺锤体失去正常功能。《超药品说明书用药目录》（2020 年版）[2]：135~200 mg/m^2，和顺铂75 mg/m^2 联合使用，每 3 周重复一次。潘敏等[3]随机选取 32 例早中期宫颈癌、宫颈癌 Ⅰb2-Ⅱb 期患者，对所有入选患者采取紫杉醇联合顺铂新辅助化疗（将135~175 mg/m^2 紫杉醇溶于 500 mL 0.9%氯化钠注射液，持续静脉滴注 3 h，紫杉醇滴注完间隔 1 h 后，再给顺铂，50~75 mg/m^2）及放疗，2 周后行宫颈癌根治手术，术后视病理情况辅以化、放疗。结果显示对早中期宫颈癌患者采取紫杉醇联合顺铂新辅助化疗及放疗，可以显著改善临床效果，具有很高的临床治疗有效率，并且其中的不良反应，经过对症治疗，患者都可以耐受，值得临床推广和使用。张云等[4]将 62 例中晚期宫颈癌患者随机分成观察组和对照组，各 31 例，两组患者均行盆腔三维适形放疗+腔内后装放疗，观察组在此基础上同时再行奈达铂、紫杉醇全身化疗（放疗过程中每周奈达铂（20 mg/m^2）+紫杉醇（35 mg/m^2）进行静脉输注，1 次/周，治疗 6 周。结果表明采用放疗联合紫杉醇+奈达铂化疗治疗中晚期宫颈癌有效率高，耐受性好。临床上关于化疗药物种类、化放疗周期、给药途径及手术时机的选择，还应根据患者的具体病情，制订个体化的治疗方案。

参考文献

[1] TENERIELLO M G, TSENG P C, CROZIER M, et al. Phase Ⅱ evaluation of nanoparticle albumin-bound paclitaxel in platinum-sensitive patients with recurrent ovarian, peritoneal, or fallopian tube cancer [J]. J Clin Oncol, 2009, 27 (9): 1426-1431.

[2] 广东省药学会. 超药品说明书用药目录（2020 年版）. [J/OL]. 今日药学 [2019-06-17]. http: //kns. cnki. net/kcms/detail/44. 1650R20190617. 1523. 044. html.

[3] 潘敏，刘莉，张丽武. 紫杉醇联合顺铂新辅助化疗及放疗在早中期宫颈癌治疗中的临床应用 [J]. 当代医学, 2018, 24 (3): 116-117.

[4] 张云，朱勇，李晓花，等. 奈达铂与紫杉醇联合同期放疗对中晚期宫颈癌的临床疗效分析 [J]. 现代生物医学进展, 2017, 17 (11): 2137-2139, 2161.

附　生殖中心基本药物使用参考

药名	作用、方法及注意事项
阿司匹林	作用：改善血小板聚集率，促进血循环，预防血栓，预防子痫前期。 方法：饭后30 min至1 h口服。备孕或胚胎移植前一周期开始，遇经期停服，经后继续。受孕后药不停，服用至复诊日，根据医嘱调整。未受孕，咨询医生是否可停药。 注意：有过敏、胃不适、出血，及时告知医生。若手术，要提前5 d停药。
低分子肝素	作用：抗凝，改善血流、调节免疫，促进滋养细胞，预防子痫前期。 方法：皮下注射。备孕或胚胎移植进周后，根据医嘱开始用药，经期不用。受孕后药不停，服用至复诊日，再根据医嘱调整。未受孕停药。 注意：为防严重过敏事件，第1次必须到正规诊所注射，以后可以自我注射。注射部位选择避开脐周2 cm左右，两侧腹交替。捏起皮肤形成褶皱1 cm，针头垂直刺入。注射完毕后松开手指，用棉签按压针眼约5 min，松开手时不出血为止，按压时间一定要足够长。可参考生殖中心公众号视频。仔细看保存说明书，若放冰箱，药取出后，暖至室温再注射。2~4周定期复查肝功能，若出现出血、过敏现象，及时告知医生。严防摔跤和外伤。若手术要提前1 d停药。 保存方法：室温30 ℃以下，可冷藏保存。
皮质激素 （泼尼松、甲泼尼龙片）	作用：抑制免疫，避免过激免疫损伤，促进母胎耐受。 方法：上午8点左右，早饭后30 min口服。备孕或胚胎移植进周后，根据医嘱开始用药。受孕后药不停，服用至复诊日，再根据医嘱调整。未受孕，咨询医生是否可停药。 注意：用药期间避免感染，若发生，及时告知医生。若用至分娩，分娩时需要按医嘱增加剂量。长期大剂量使用有发生糖尿病、骨质疏松、消化道溃疡和类库欣综合征等副反应。
羟氯喹	作用：阻断自噬损伤，减轻免疫反应，抑制血小板聚集，降低抗磷脂抗体水平，有抗凝和预防子痫前期作用。 方法：饭后30 min服用。可长期服用，不受经期影响。受孕后药不停，服用至复诊日，再根据医嘱调整。如服用>3个月未孕，返诊咨询。 注意：有过敏、眼部不适或其他不适时，请告知医生。

药名	作用、方法及注意事项
环孢素 A	作用：抑制免疫反应，促进母胎耐受，刺激胚胎黏附与着床。 方法：饭后 30 min 服用。备孕月或胚胎移植进周后，根据医嘱开始用药。受孕后药不停，服用至复诊，再根据医嘱调整。未受孕，停药。 注意：药物吸收代谢个体化差异大，需要监测血药浓度调整剂量。应避免食用柚子，以免导致蓄积。用药期间避免感染，不要接种疫苗。本药长期服用有诱发高血压、牙龈增生、肾损害、高尿酸和高血脂等副反应。
免疫球蛋白	作用：调节免疫，降低 NK，改善封闭抗体、自身抗体，促进母胎耐受。 方法：在医院缓慢静脉滴注。围移植期按医嘱用药，一般隔周滴注。受孕后，返诊按医嘱根据检查结果调整用药间隔和剂量。未受孕，停药。 注意：血制品，价格昂贵，一次花费约 3 000 元。IgA 缺乏患者禁忌使用。滴注期间多饮水，避免血栓形成。有过敏现象要及时告知医生。
他达拉非	作用：用于扩张子宫血管，促进子宫血液循环，促进内膜增长。 方法：口服或塞阴道/直肠。通常进周后使用，移植前停用。具体按医嘱。
粒细胞集落刺激因子	作用：促滋养细胞增殖和胎盘形成，增加子宫内膜厚度和容受性。 方法：用于改善子宫内膜，可在内膜准备期开始皮下注射或宫腔灌注；用于促进着床或滋养细胞增殖，可在移植后或验孕后开始皮下注射。一般 3 d 一次。受孕后，根据医嘱调整续用。未受孕，停药。 注意：仔细看药物保存说明书，2~8 ℃保存。最好上午饭后注射。会明显增加白细胞，若有全身痛、发烧、恶心现象，要及时告知医生，须停药。
抗 TNF-α 生物制剂	作用：降低 TNF-α、NK 活性，改善子宫内膜异位症的炎症状态。 方法：在医院皮下注射。围移植期按医嘱用药，一般隔周滴注。受孕后，返诊按医嘱调整用药间隔和剂量。 注意：价格昂贵。因抑制免疫，有活动性结核、肿瘤风险者禁用。感冒期间也不用。药物半衰期长达数月，应用时间不宜超过妊娠 16 周。
左甲状腺素钠 （优甲乐）	作用：治疗甲减或亚临床甲减，目标 TSH<2.5 μIN/mL。 方法：早晨空腹服用。根据医嘱，备孕期可长期服用，经期不停。 注意：妊娠期甲状腺功能变化起伏较大，因此受孕后要及时复查，并且在孕期需要每 2~4 周复查血 TSH 值，以便合理调整剂量。
溴隐亭	作用：治疗高催乳素血症。 方法：饭后或吃饭时口服。一般从小剂量开始，根据 PRL 水平调整到合适剂量。备孕期可长期服用，经期不停。受孕后需咨询医生是否停药。 注意：若头晕和胃肠道副反应重，可改为阴道给药。

药名	作用、方法及注意事项
二甲双胍	作用：降血糖，改善胰岛素抵抗，减肥，降低多囊卵巢流产率。 方法：进餐时或餐后立即服用。可长期服用，不受经期影响。受孕后是否继续用药需咨询医生。 注意：如服用初期有恶心、呕吐、腹泻现象，可以先以小剂量开始，如500 mg/次，每日 1~2 次，1 周内增加至目标剂量。若副反应症状严重，一直不能适应，返诊告诉医生更换药物。
复合维生素	作用：补充维生素、矿物质和微量元素（铁等）和叶酸（0.8 mg/片）。 方法：饭后口服，每日 1 次，一次 1 片；可长期服用。 注意：若出现月经不调，请告诉医生。
维生素 B$_6$ 维生素 B$_{12}$ 维生素 C 维生素 E 维生素 D 钙片	饭后口服，可长期服用，受孕后也可长期服用。具体剂量、时间请遵医嘱。
氯米芬（克罗米芬）	用于促排卵，短期口服，按医嘱每日上午定时口服。
来曲唑	用于促排卵，短期口服，按医嘱每日上午定时口服。
尿促性素针	用于促排卵，按医嘱每日定时使用。 乐宝得：肌内注射。贺美奇：肌内、皮下注射均可。
促卵泡素	用于促排卵，按医嘱每日定时使用。 果纳芬、普丽康、金赛恒：皮下注射，2~8 ℃保存。 丽申宝：肌内注射，常温保存。
促黄体生成素	用于促排卵，按医嘱每日定时使用。皮下注射，2~8 ℃保存。
绒促性素（HCG）	用于扳机，一般 10 000 IU/单次，肌内注射，必须严格按医嘱准时注射。 用于黄体支持保胎，2 000 IU/次，每隔 2 d 肌内注射。
重组绒促性素	用于扳机，必须严格按医嘱准时注射，皮下注射，2~8 ℃保存。
长效 GnRH-a（注射用曲普瑞林、注射用醋酸曲普瑞林、注射用醋酸亮丙瑞林微球）	用于降调或治疗内分泌异常，皮下或肌内注射，28 d 一次。 注射后有不规则少量阴道出血属正常现象。记得按医嘱返诊。

药名	作用、方法及注意事项
短效 GnRH-a 注射用曲普瑞林（0.1 mg）	用于降调：皮下注射，按医嘱每日定时使用。 用于扳机，必须严格按医嘱准时注射，皮下注射，2~8 ℃保存。
GnRH 拮抗剂（注射用醋酸西曲瑞克、醋酸加尼瑞克注射液）	用于抑制垂体，按医嘱每日定时使用，皮下注射。 皮下注射，2~8 ℃保存。
生长激素	用于改善卵泡质量和反应性。 需要配注射胰岛素用的小针头，固定时间自我皮下注射。 皮下注射，2~8 ℃保存。
脱氢表雄酮	用于改善卵泡质量和反应性。 可长期口服，若不再取卵可以停用。妊娠后停用。
口服避孕药（屈螺酮炔雌醇片、炔雌醇环丙孕酮片）	一般在月经来潮第三天起服用，睡前服用。 实际用法比较灵活，请注意按医生安排服用。
甲羟孕酮安宫黄体酮	为合成孕激素，常用于人工周期或高孕下促排卵。饭后口服。 实际用法比较灵活，请注意按医生安排服用。
戊酸雌二醇	成分为雌激素，口服。实际用法比较灵活，请注意按医生安排服用。
雌二醇片/雌二醇地屈孕酮片复合包装（白/灰）	白片单含 17β-雌二醇，灰片为 17β-雌二醇+地屈孕酮联合制剂。 可口服或塞阴道/直肠。实际用法比较灵活，请注意按医生安排使用。
地屈孕酮	成分为孕激素。饭后口服。 注意服药起止时间和剂量变化（遵医嘱）。
黄体酮胶囊	成分为孕激素。可口服或塞阴道。部分人口服有头晕，不要开车。 纳阴深度：一指深。注意用药起止时间和剂量变化（遵医嘱）。
黄体酮凝胶	成分为孕激素。晨起纳阴，纳阴深度：一指深。药渣过多时，一周左右可至医院清理。注意服药起止时间和剂量变化（遵医嘱）。
黄体酮注射液	肌内注射，注意用药起止时间和剂量变化（遵医嘱）。

备注：所有肌内或皮下注射的药物，注射点要按压，不要揉搓，尽量固定时间注射。注射部位硬结可以用生土豆片敷。

中 成 药

百合固金丸（口服液）

百合固金丸说明书【成分】百合、地黄、熟地黄、麦冬、玄参、川贝母、当归、白芍、桔梗、甘草。辅料为炼蜜。【功能主治】养阴润肺，化痰止咳。用于肺肾阴虚，燥咳少痰，咽干喉痛。

百合固金丸超药品说明书【功能主治】用法：

治疗肺结核合并闭经。杨华[1]用百合固金汤治疗肺结核合并闭经27例，治疗组27例用百合固金汤，5 d后咳嗽、咯血、盗汗等症状减轻后，去白及，加制何首乌、大血藤各30 g，当归10 g。每日1剂，水煎服；15 d为一个疗程，用2个疗程。对照组30例，均用3~5种抗结核药，用6~9个月；结核性胸膜炎用1年。结果：治疗组显效（月经量恢复至发病前状态）16例，有效7例，无效4例；对照组显效、有效19例，无效11例。

参考文献

[1] 杨华. 百合固金汤治疗肺结核合并闭经27例 [J]. 辽宁中医杂志，2008，35（3）：413.

百令胶囊

百令胶囊说明书【成分】发酵冬虫夏草菌粉。【功能主治】补肺肾，益精气。用于肺肾两虚引起的咳嗽、气喘、咯血、腰背酸痛；慢性支气管炎、慢性肾功能不全的辅助治疗。

百令胶囊超药品说明书【功能主治】用法：

1. 治疗多囊卵巢综合征（PCOS）。冯惠芳等[1]探讨了百令胶囊联合二甲双胍治疗对多囊卵巢综合征患者代谢指标及性激素的影响。对照组在撤退性出血或月经第3~5天开始口服炔雌醇环丙孕酮片，每次2 mg，每日1次，于晚饭后服用；同时给予口服盐酸二甲双胍片，每次 0.5 g，3 次/d，于餐后服用。联合组在对照组基础上口服百令胶囊，每次 2 g，3 次/d。两组均以 3 周为一个疗程，停药 1 周后开始下一个疗程，连续治疗 3 个疗程。结果显示百令胶囊联合二甲双胍治疗多囊卵巢综合征有利于有效调节改善其脂代谢指标（甘油三酯、总胆固醇、低密度脂蛋白胆固醇、高密度脂蛋白胆固醇）含量和性激素（睾酮、雌二醇、黄体生成素、卵泡刺激素）水平，提高临床疗效。

张永存等[2]采用百令胶囊联合来曲唑治疗 PCOS 患者。对照组给予来曲唑治疗，月经来潮第 5 天起口服 2.5 mg/d，连服 5 d，治疗 3 个月经周期。观察组在对照组治疗基础上联合百令胶囊治疗，月经来潮第 5 天，口服 1 粒（每粒装 0.2 g）/次，3 次/d，连服 21 d，治疗 3 个月经周期，疗效显著。表明百令胶囊可有效降低患者血清 IGF-1 及 visfatin 水平，改善症状体征。

2. 治疗精液不化。李广裕等[3]观察了百令胶囊治疗精液不化症的临床疗效。对照组口服维生素 C 片 0.3 g，3 次/d；治疗组口服百令胶囊 1.0 g，3 次/d。疗程均为 12 周。结果表明百令胶囊能显著缩短精液的液化时间，有效治疗精液不液化症，同时显著提高精液量、精子密度、精子活率、A 级精子、A+B 级精子和精子运动能力。

3. 治疗糖尿病阳痿。徐泽杰[4]观察百令胶囊治疗糖尿病阳痿的疗效，两组全部病例都积极治疗原发病，采用糖尿病饮食控制疗法，以及口服瑞格列奈片 1 mg，餐前口服，3 次/d；或二甲双胍片 0.5 g，餐后口服，3 次/d；或门冬胰岛素 10 U，皮下注射，3 次/d 控制血糖，使空腹血糖 <7.0 mmol/L，餐后 2 h 血糖<7.8 mmol/L。在此基础上，观察组服用百令胶囊 1.0 g，口服，3 次/d；对照组服用他达拉非片 5~20 mg/d 治疗，根据个人情况调整剂量，睡前 0.5~1 h 口服。两组均以 4 周为一个疗程，共用 3 个疗程。结果显示治疗后血睾酮、精浆锌显著提高，临床效果较好。

参考文献

[1] 冯惠芳，杜巧梅，黄翠萍. 百令胶囊联合二甲双胍治疗对多囊卵巢综合征患者代谢指标及性激素的影响 [J]. 新中医，2018，50（12）：137-139.

[2] 张永存，李立丽，史慧星，等. 百令胶囊联合来曲唑对多囊卵巢综合征患者子宫内膜厚度及血清 IGF-1、visfatin 水平的影响 [J]. 广西医科大学学报，2018，35（9）：1233-1236.

[3] 李广裕，梁季鸿，蒙志彬，等. 百令胶囊治疗精液不液化症临床观察 [J]. 中国药师，2012，15（5）：697-699.

［4］徐泽杰．百令胶囊治疗糖尿病阳痿 68 例［J］．中国药师，2014，17（2）：271-273.

冰硼散

冰硼散说明书【主要成分】冰片、硼砂（煅）、朱砂、玄明粉。【功能主治】清热解毒，消肿止痛。用于热毒蕴结所致的咽喉疼痛、牙龈肿痛、口舌生疮。【不良反应】冰硼散致严重过敏性口腔炎 1 例，致腹部剧痛 1 例。

冰硼散超药品说明书【功能主治】用法：

1. 治疗阴道炎。中医认为阴道炎主要是由于脾虚气郁，湿热下注所致，冰硼散是由硼砂、冰片、玄明粉、朱砂等中药组成，具有清热解毒、消肿止痛等功效。文献报道[1]：对霉菌性阴道炎，每晚临睡前用 2%~4% 的小苏打水冲洗外阴和阴道，然后用冰硼散涂抹外阴及阴道壁 4 周，每日 1 次，7 d 为一个疗程。疗程短、方法简便、治愈率高且不易复发。张兆荷[2]则用三黄苦参粉加冰硼散治疗霉菌性阴道炎，痊愈率为 92%，总有效率为 100%。

2. 治疗产后尿潴留。先将冰硼散适量填入肚脐内，再将葱白 150 g 炒后，捣成泥，趁热敷盖于脐上，冷后炒热再换，1~2 h 即可排出小便[3]。陈凌莹等[4]研究探讨了新斯的明足三里封闭、冰硼散填肚脐外用和开塞露纳肛三种方法治疗产后尿潴留的疗效，发现新斯的明足三里封闭与冰硼散填肚脐治疗产后尿潴留的效果满意，但后者更加经济、简便，易于接受，故推荐使用。

参考文献

［1］孙霞．用冰硼散治疗霉菌性阴道炎 26 例体会［J］．中国社区医师（医学专业），2011，13（7）：124.

［2］张兆荷．三黄苦参粉加冰硼散治疗霉菌性阴道炎 100 例［J］．内蒙古中医药，2014，33（2）：6-7.

［3］李世文，康满珍．中成药新用途［M］．6 版．郑州：河南科学技术出版社，2017.

［4］陈凌莹，陈莉，吴余敏．三种不同方法治疗产后尿潴留的疗效比较［J］．解放军护理杂志，2003，20（11）：17-18.

补中益气丸（口服液）

补中益气丸说明书【成分】炙黄芪、党参、炙甘草、炒白术、当归、升麻、柴胡、陈皮。【功能主治】补中益气，升阳举陷。用于脾胃虚弱、中气下陷所致的泄泻，症见体倦乏力、食少腹胀、便溏久泻、肛门下坠。

补中益气丸（口服液）超药品说明书【功能主治】用法：

1. 治疗男性不育症。胡吉元等[1]用补中益气汤加味方治疗男性不育症60例，每日1剂，水煎，分3次服；1个月为一个疗程。用1个疗程，结果：治愈39例，好转17例，无效4例，总有效率为93.3%。

2. 治疗慢性盆腔炎。陆建友[2]用补中益气汤加味治疗慢性盆腔炎53例，治疗组53例，用补中益气汤加味，每日1剂，水煎服。对照组38例，用氧氟沙星每次0.1g，甲硝唑每次0.4g，3次/d，餐后服，用14d。结果：两组分别治愈46例、23例；好转5例、7例；无效2例、8例。总有效率分别为96.2%、78.9%。治疗组疗效明显优于对照组（P<0.05）。

3. 治疗中气下陷型尿道综合征。张志新等[3]用补中益气汤（含升麻5g，黄芪30g，白术、党参各15g，柴胡、陈皮、甘草各6g，当归10g），每日1剂，水煎服，2周为一个疗程。清淡饮食，适当饮水。结果：用2个疗程，补中益气汤组33例中，临床痊愈5例，显效13例，有效12例，无效3例。总有效率为90.9%。

4. 治疗中老年女性夜间尿频。岳宗相[4]用补中益气汤加味治疗中老年女性夜间尿频45例（本方加味：党参、黄芪各20g，当归、升麻、柴胡、白术各15g，陈皮、炙甘草各10g）。脾肾气虚者，加山药、茯苓、山茱萸；肾虚肝郁者，加刺蒺藜、白芍、香附、淫羊藿；心肾不交者，加牡丹皮、肉桂、大枣；阴虚阳亢者，加生地黄、龙骨、生龟甲）。每日1剂，水煎服，20d为一个疗程。结果：45例中，显效（尿频≤1次，睡眠复常）20例，好转18例，无效7例。

5. 治疗习惯性流产。陈白莹等[5]研究了补中益气丸治疗免疫紊乱型习惯性流产患者的临床疗效，对照组给予黄体酮20mg/次，肌内注射，1次/d。治疗组给予补中益气丸（药物组成：熟地黄20g，黄芪20g，菟丝子20g，党参20g，阿胶15g，枸杞子15g，续断 15 g，杜仲 15 g，白术 20 g，炙甘草 5 g），1 丸/次，3 次/d，饭后口服。两组均连续治疗 15 d。观察两组血清孕激素与雌激素及免疫 CD4$^+$、CD8$^+$ 水平。治疗后患者血清孕激素、雌激素和 CD4$^+$ 水平明显升高，血清 CD8$^+$ 水平明显降低，表明补中益气丸治疗免疫紊乱型习惯性流产能有效改善机体免疫状况，促进性激素的分泌。

参考文献

[1] 胡吉元，胡迁，胡涛．补中益气汤加味方治疗男性不育症 60 例［J］．实用中医药杂志，2003，19（5）：243.

[2] 陆建友．补中益气汤加味治疗慢性盆腔炎 53 例［J］．中华中医药学刊，2008，26（7）：1580-1581.

[3] 张志新，刘琨，沈冰，等．补中益气汤治疗中气下陷型尿道综合征的临床观察［J］．浙江中医药大学学报，2012，36（10）：1074-1076.

[4] 岳宗相，梅雪峰．补中益气汤加味治疗中老年女性夜间尿频 45 例［J］．现代中西医结合杂志，2007，16（29）：4327.

[5] 陈白莹，沈嘉茵．补中益气丸治疗免疫紊乱型习惯性流产的临床疗效观察［J］．中国实用医药，2018，13（19）：96-98.

产复康颗粒

产复康颗粒说明书【成分】益母草、当归、人参、黄芪、何首乌、桃仁、蒲黄、熟地黄、醋香附、昆布、白术、黑木耳。【功能主治】补气养血，祛瘀生新。用于气虚血瘀所致的产后恶露不绝，症见产后出血过多、淋漓不断、神疲乏力、腰腿酸软。

产复康颗粒超药品说明书【功能主治】用法：

1. 治疗原发性痛经。杨兰珍等[1]报道：产复康冲剂配合阿司匹林治疗痛经 75 例，效果显著。用法：口服产复康冲剂，每次 20 g，每日 3 次；阿司匹林每 6 h 一次，每次 0.6 g，7 d 为一个疗程，连续治疗 3 个月经周期。有报道[2]：应用产复康颗粒治疗原发性痛经患者 30 例，效果满意。用法：口服产复康颗粒，每次 20 g，每日 3 次。经前一日开始服用，至经期结束为一个疗程。可连用 2~3 个疗程，直至痊愈止。结果：用本方治疗原发性痛经 30 例，总有效率为 89%。

2. 治疗子宫内膜切除术后并发症。张俊松等[3]报道：采用产复康颗粒治疗因功能性出血或月经过多行子宫内膜切除术后恢复期，能够较快减轻术后腹痛，减少阴道排液量。同时，对于子宫内膜切除术后的恢复也具有良好的作用。

参考文献

[1] 杨兰珍，杨艳. 产复康冲剂配合阿司匹林治疗痛经 75 例体会 [J]. 医学理论与实践，2011，24（1）：70-71.

[2] 李世文，康满珍. 中成药新用途 [M]. 6 版. 郑州：河南科学技术出版社，2017.

[3] 张俊松，祝承霞. 产复康冲剂的临床应用 [J]. 中成药，1996，18（2）：27-29.

大补阴丸

大补阴丸说明书【成分】黄柏（炒褐色）、知母（酒浸，炒）、熟地黄（酒蒸）、龟板（酥炙）。【功能主治】本品滋阴降火。用于阴虚火旺，症见潮热盗汗、咳嗽、耳鸣遗精。

大补阴丸超药品说明书【功能主治】用法：

1. 治疗经间期出血。胡曼卿[1]报道：用大补阴丸治疗经间期出血 36 例，用 1~4 个疗程后，痊愈 18 例，有效 14 例，无效 4 例，总有效率 89%。用法：出血时（或月经周期第 8~10 日）用大补阴丸合二至丸加味（知母、黄柏、白芍各 9 g，熟地黄、龟甲、女贞子、墨旱莲各 15 g，黑豆 20 g，阿胶 10 g。骨蒸潮热者，加地骨皮、银柴胡；腹痛甚者，白芍增量至 15 g；心烦少寐者，加首乌藤、琥珀)，每日 1 剂，水煎后分 2 或 3 次口服，用 3~6 d，3 个月经周期为一个疗程。

2. 治疗女性特发性性早熟。王瑞芹等[2]的研究表明，被诊断为特发性性早熟的女童通过口服中药大补阴丸，生殖器官的发育明显受到抑制，子宫、卵巢容积在治疗前后明显缩小，有显著差异；性激素水平治疗后也明显下降，骨龄指数由治疗前>1，变成治疗后<1。证明了大补阴丸在女童特发性性早熟的临床治疗中的确切疗效。临床多个相关报道[3,4]证实了同样的结论。

参考文献

[1] 胡曼卿. 大补阴丸合二至丸治疗经间期出血 36 例 [J]. 福建中医学院学报，1999，9 (4)：18.

[2] 王瑞芹，刘国华，牟春山，等. 中药大补阴丸治疗女性特发性性早熟的临床研究 [J]. 中国医疗前沿，2012，7 (1)：19.

[3] 张萍萍. 大补阴丸治疗女性特发性性早熟临床研究 [J]. 新中医，2016，48 (11)：127.

[4] 刘建平，王宏. 知柏地黄丸联合大补阴丸在女童性早熟的临床效果及安全性研究 [J]. 中国性科学，2018，27 (1)：64-67.

大黄䗪虫丸（胶囊、颗粒）

大黄䗪虫丸说明书【成分】熟大黄、土鳖虫（炒）、水蛭（制）、虻虫（去翅足，炒）、蛴螬（炒）、干漆（煅）、桃仁、炒苦杏仁、黄芩、地黄、白芍、甘草。【功能主治】①肝胆病：慢性乙型肝炎、慢性肝炎、肝硬化、重症肝炎、脂肪肝、肝脾大、梗阻性黄疸；急、慢性胆囊炎等。②妇科病：闭经、月经病、子宫肌瘤、乳腺增生、慢性盆腔炎、输卵管结核、不孕症。③心脑血管病：脑血栓、脑动脉硬化、脑血管意外、血淤头痛、高血压。④血液病：高黏血症、高脂血症、再生障碍性贫血、原发性血小板减少性紫癜、真性红细胞增多症、慢性粒细胞白血病。⑤癌症：原发性肺癌、肝癌、宫颈癌。⑥胃肠病：慢性浅表性胃炎、消化不良、便秘、结核性腹膜炎、肠结核等。⑦外科疾病：创伤骨折、外伤疼痛、腰肢冷痛、坐骨神经痛、劳伤过度、腹膜炎、肠粘连、肛裂、周围血管病、颈淋巴结核、鹤膝病等。⑧皮肤病：鱼鳞病、银屑病、颜面色素沉着等。

大黄䗪虫丸（胶囊、颗粒）超药品说明书【功能主治】用法：

1. 治疗卵巢囊肿。赵玲[1]观察了大黄䗪虫丸合肿节风片治疗卵巢囊肿的效果。用大黄䗪虫丸（3 g/丸），每次 2 丸，每日 2 次，口服；肿节风片（0.25 g/片），每次 5 片，每日 3 次，口服。10 d 为一个疗程。用 5 个疗程。结果：38 例中，痊愈 24 例，有效 12 例，无效 2 例，总有效率 94.7%。对有效者随访一年，无复发。

2. 治疗精索、静脉曲张性不育症。王权胜等[2]用加味大黄䗪虫颗粒治疗精索静脉曲张性不育40例。治疗组40例，用加味大黄䗪虫颗粒（熟大黄、桃仁、地鳖虫、水蛭各10 g，黄芩、杏仁各6 g，熟地黄、白芍、石斛、菟丝子、覆盆子各15 g，甘草5 g），每日1剂，水冲服；对照组40例，用迈之灵片150 mg，每日2次，口服。治疗3个月。结果：两组分别治愈17例、9例，有效12例、13例，无效11例、18例，总有效率76.3%、59.5%（$P<0.05$）。治疗后两组精子浓度、a+b级精子、精子活率均明显提高（$P<0.05$）。随访3个月，配偶妊娠分别为5例、2例。

3. 治疗慢性前列腺炎。蒋建春等[3]研究了大黄蜜（䗪）虫丸治疗慢性前列腺炎/慢性盆腔疼痛（CP/CPPS）综合征的疗效。治疗组患者服用大黄䗪虫丸，4 g/次，3次/d；对照组患者服用前列通瘀胶囊，5粒/次，3次/d。治疗组36例患者治疗4周后临床痊愈9例（25%），显效10例（27.8%），有效10例（27.8%），无效7例（19.4%），总有效率80.6%；对照组34例患者治疗4周后临床痊愈6例（17.6%），显效6例（17.6%），有效14例（41.2%），无效10例（29.4%），总有效率70.6%。表明大黄䗪虫丸对慢性前列腺炎/慢性盆腔疼痛综合征有明显治疗作用，尤其对疼痛的疗效较为显著。

作用机制：中医学根据慢性前列腺炎的临床表现将其归属于"淋证""精浊""白淫"等范畴。并从"瘀"入手论述该病，认为本病病机以"瘀"为其本。治当以通络化瘀散结为主。中药成分复杂，具有多途径、多环节、多靶点作用的特点，在祖国医学理论指导下，辨证施治，能起到全面综合的治疗效果。大黄䗪虫丸系《金匮要略》方，具有活血化瘀、通络疏脉、缓中补虚之功效。蒋建春认为，CP/CPPS疼痛病机多为气机阻滞，脉络不通，不通则痛，久病多虚。法随证立，方从法出。蒋建春以此为着眼点，应用大黄䗪虫丸针对CP/CPPS治疗，尤其在缓解CP疼痛方面疗效显著，值得临床推广。

4. 辅助治疗药物流产。黎翠仪[4]观察大黄䗪虫胶囊联合米非司酮片、米索前列醇片对药物流产患者临床症状、出血时间、出血量及妊娠组织排出情况的影响，采用随机数字表法分为观察组与对照组，各50例。对照组给予口服米非司酮片、米索前列醇片治疗，观察组在对照组的基础上给予大黄䗪虫胶囊治疗，疗程为2周。观察患者症状改变情况；实验室检查做尿妊娠试验；经阴道彩超检查患者的阴道出血、宫腔内残留物及妊娠组织排出情况。采用调查问卷的方法研究患者流产病史、子宫位置、胎囊最大径线、情志水平与作息情况。结果：①治疗后，对照组治愈12例，好转24例，无效14例，无效患者均需行清宫术治疗，总有效率为72.00%；而观察组治愈18例，好转29例，无效3例，无效患者均行清宫术治疗，总有效率94.00%。观察组总体疗效明显优于对照组，存在明显统计学差异（$P<0.05$）。②治疗后，两组患者中医证候评分差异明显，具有统计学意义（$t=$ 6.43，$P=0.00$），提示观察组在改善中医临床症状方面明显优于对照组。③两组患者妊娠组织物排出前后阴道出血量比较，观察组患者阴道出血量明显少于对照组，差异有统计学意义（$P<0.05$）。再者，观察组阴道出血量与自身经血量比较，差异有统计学意义（$P<0.05$），提示观察组患者阴道出血量明显少于经血量。而对照组阴道出血量与自身经血量比较，差异无统计学意义（$P>0.05$），提示对照组患者阴道出血量与经血量相当。④对照组患者阴道出血持续时间平均为（11.161±3.172）d，观察组患者阴道出血持续时间平均为（9.184±1.697）d，两组存在明显统计学差异（$P<0.05$）。同时，采用分段时间统计，对照组患者阴道出血持续时间在2周内的有47例，而观察组有34例，明显优于对照组，差异明显，具有统计学意义（$P<0.05$）。显示大黄䗪虫胶囊能够明显改善药物流产患者临床症状，较单纯使用西药可以明显减少出血量与出血时间，且能够提高米非司酮片配伍米索前列醇片终止妊娠的效果。

参考文献

[1] 赵玲. 大黄䗪虫丸合肿节风片治疗卵巢囊肿38例疗效观察 [J]. 河南中医，2008，28（9）：27.

[2] 王权胜，蓝广和，宾彬，等. 加味大黄䗪虫颗粒治疗精索静脉曲张性不育40例[J]. 山东中医杂志，2013，32（6）：400-401.

[3] 蒋建春，黄晓朋，陈帝昂，等. 大黄蟅虫丸治疗慢性前列腺炎/慢性盆腔疼痛综合征临床有效性分析 [J]. 成都中医药大学学报，2013，36（4）：77-79.

[4] 黎翠仪. 大黄䗪虫胶囊联合米非司酮片、米索前列醇片治疗药物流产患者的临床观察 [D]. 广州：广州中医药大学，2016.

大活络丹

大活络丹说明书【成分】蕲蛇（酒制）、制草乌、豹骨（制）、牛黄、乌梢蛇（酒制）、天麻、熟大黄、麝香、血竭、熟地黄、天南星（制）、水牛角浓缩粉等。【功能主治】祛风止痛，除湿豁痰，舒筋活络。用于中风痰厥引起的瘫痪、足痿痹痛、筋脉拘急、腰腿疼痛，以及跌打损伤、行走不便、胸痹等症。

大活络丹超药品说明书【功能主治】用法：

治疗阳痿。大活络丹治疗阳痿患者 139 例，年龄在 20~50 岁 85 例，其中 41~50 岁 54 例；干部 60 例，工人 38 例，其他 41 例；病程 1~3 年者 70 例，4~5 年者 54 例，5~10 年者 15 例。结果：139 例中，临床治愈者（用药 1 个疗程内，能达到性高潮，圆满完成性交过程，持续在 10 min）110 例，有效者（用药 1 个疗程后，基本达到性高潮，可完成性交过程，并较治疗前明显好转）24 例，无效者（用药 2 个疗程后，病情未见明显改善者）5 例，总有效率为 96%。用法：内服大活络丹，每次 2 丸，早、晚各服 1 次，黄酒和温开水各半送服，30 d 为一个疗程，连续服至痊愈止[1]。

参考文献

[1] 李世文，康满珍. 中成药新用途［M］.6 版. 郑州：河南科学技术出版社，2017.

当归芍药散

当归芍药散说明书【成分】白芍、当归、川芎、白术、茯苓、泽泻。【功能主治】养血疏肝，健脾利湿，活血调经。用于血虚、肝郁、脾虚型的原发性痛经。

当归芍药散超药品说明书【功能主治】用法：

1. 治疗功能性子宫出血。刘平等[1]用当归芍药散治疗功能性子宫出血 83 例，有排卵者 36 例，无排卵者 47 例；属血瘀气滞型 29 例，血气两虚型 16 例，两者兼夹型 38 例；兼寒证者 9 例，兼热证者 13 例，明显寒热兼证者 61 例。当归芍药散，每次 3 g，2 次/d，疗程 3~6 个月。结果：痊愈 12 例，基本痊愈 20 例，显效 26 例，有效 18 例，无效 7 例，总有效率为 92%。

2. 治疗妊娠合并急性病毒性肝炎。李虹等[2]用当归芍药散加味治疗妊娠合并急性病毒性肝炎 66 例。治疗组 36 例，用当归芍药散加味；对照组 30 例，用茵陈蒿汤加味。均每日 1 剂，水煎服。停用其他与本病相关药。结果：两组分别痊愈 18 例、6 例（$P<0.01$）；显效 9 例、7 例；有效 5 例、9 例；无效 4 例、8 例。总有效率为 88.9%，73.3%（$P<0.05$）。

3. 治疗慢性盆腔炎。张娟等[3]用当归芍药散治疗慢性盆腔炎86例。当归芍药散加减（含当归、茯苓各9 g，白芍18 g，川芎6 g，苍术、泽泻各12 g），每日1剂，水煎取液400 mL；用150 mL，2次/d，口服；用100 mL，药温38~40 ℃，保留灌肠2 h，每晚1次。用布包药渣，热敷小腹部，每次30 min，1次/d。对照组82例，用青霉素每次800万U，甲硝唑每次500 mg，均2次/d；阿米卡星每次0.4 g，1次/d；静脉滴注。α-糜蛋白酶5 mg，隔日1次，肌内注射。均10 d为一个疗程。结果：两组分别治愈66例、42例；显效13例、15例；有效6例、13例；无效1例、12例。总有效率分别为98.8%、85.4%（$P<0.05$）。

4. 治疗输卵管积水。潘红燕[4]用当归芍药加味散治疗输卵管积水129例。当归芍药散加味（含当归尾、夏枯草各30 g，川芎、茯苓、泽泻各15 g，白芍、白术、三棱、莪术、丹参各10 g，薏苡仁45 g，石见穿20 g），每日1剂，水煎服；15 d为一个疗程。月经期停用。节房事，禁生冷、辛辣之品及发物。用1~4个疗程。结果：129例中显效（B超示积水消失或<1 cm）103例，有效21例，无效5例。

5. 治疗胎位不正。用当归芍药散，每次3 g，2次/d，7 d为一个疗程。结果：217例中初产妇87例，胎位全部转正；经产妇130例，胎位转为正常129例[5]。

参考文献

[1] 刘平，郭天玲，刘成. 当归芍药散治疗功能性子宫出血83例报告 [J]. 中医杂志，1983（9）：17-19.

[2] 李虹，李旭京. 当归芍药散加味治疗妊娠合并急性病毒性肝炎66例临床观察 [J]. 山西中医学院学报，2005，6（2）：12-13.

[3] 张娟，张仁义. 当归芍药散治疗慢性盆腔炎86例观察 [J]. 实用中医药杂志，2006，22（9）：541.

[4] 潘红燕. 当归芍药散加味治疗输卵管积水129例 [J]. 江西中医药，2007，38（5）：44.

[5] 李世文，康江珍. 老药新用途 [M]. 6版. 郑州：河南科学技术出版社，2017.

丹参注射液

丹参注射液说明书【功能主治】活血化瘀，通脉养心。用于冠心病胸闷、心绞痛。

丹参注射液超药品说明书【功能主治】用法：

1. 治疗输卵管性不孕症。用法：取穴子宫髎、次髎（均双侧）。盆腔粘连为主者，选用本品注射液、人参胎盘组织液；炎症为主者选用鱼腥草注射液、庆大霉素、α-糜蛋白酶等。穴位注射，每次 2 mL，两穴交替使用。并取主穴气冲、归来、冲门、大赫，配穴足三里、三阴交、阴陵泉。每次取主、配穴 2 ~ 4 个，针刺，小幅度提插捻转，留针 15 ~ 20 min。用艾灸盒子隔姜灸下腹部，以温热为度，30 min/次，1 次/d，1 个月经周期为一个疗程，总有效率 92%[1]。

2. 用于反复自然流产。用法：先用清热活血方，用 3 ~ 6 个月。未孕者，再用本品注射液 30 mL 加入 5% 葡萄糖注射液 250 mL 静脉滴注，1 次/d，用 10 d；并用维生素 E 100 mg/次，1 次/d；叶酸 10 mg/次，3 次/d，口服[2]。结果显示，应用丹参及其复方可使患者血清中的抗心磷脂肮体（ACA）转阴。随着 ACA 转阴，妊娠成功率显著提高。

参考文献

[1] 王迪华，李元娥. 穴位注射为主治疗输卵管性不孕症 64 例 [J]. 上海针灸杂志，2001，20（2）：18.

[2] 刘润侠，刘艳巧，吴喜利，等. 丹参及其复方对反复自然流产患者抗心磷脂抗体的影响 [J]. 浙江中医学院学报，2003，27（4）：38-39.

附1 复方丹参注射液

【其他名称】心血丹注射剂、香丹注射剂

香丹注射液说明书【主要成分】丹参、降香。辅料为聚山梨酯 80、亚硫酸氢钠。【功

能主治】扩张血管，增加冠状动脉血流量。用于心绞痛，亦可用于心肌梗死等。

复方丹参注射液超药品说明书【功能主治】用法：

1. 治疗输卵管性不孕症。取穴：子宫、次髎（均双）。盆腔粘连为主者，选用本品注射液、人参胎盘组织液；炎症为主者选用鱼腥草注射、庆大霉素、α-糜蛋白酶等。穴位注射，2 mL/穴，两穴交替使用。并取主穴气冲、归来、冲门、大赫，配穴足三里、三阴交、阴陵泉。每次取主、配穴2~4个，针刺，小幅度提插捻转，留针15~20 min。用艾灸盒子隔姜灸下腹部，以温热为度，30 min/次，1次/d，1个月经周期为一个疗程[1]。

复方丹参注射液直接宫腔内给药可活血消肿改善局部微循环，能显著抑制增生性瘢痕，促进瘢痕粘连吸收，而使输卵管再通。王培智等[2]采用复方丹参注射液宫腔给药配合通阻汤治疗输卵管梗阻性不孕96例，总有效率89.6%。

2. 治疗外阴色素减退性疾病。徐成康等[3]报道：将50例其他方法治疗无效的外阴色素减退性疾病患者分为3组。研究组（25例）将复方丹参注射液及1%普鲁卡因各5~10 mL先后注入病灶内，每周2次，8次为一个疗程；普鲁卡因对照组（15例）予1%普鲁卡因局部注射，剂量和疗程与研究组相同；空白对照组（10例）不予任何治疗。3个月后比较三组疗效。结果：研究组治愈12例（48%），好转8例（32%），总有效率为80%；普鲁卡因对照组无治愈者，好转3例，总有效率为20%；空白对照组无治愈及好转者。三组比较差异有统计学意义（均为 $P<0.01$）。其认为，复方丹参注射液加1%普鲁卡因局部注射治疗外阴色素减退性疾病疗效较好，可作为该病常规治疗方法的补充。

参考文献

[1] 梁春梅，马宏生，徐斌超．复方丹参注射液治疗输卵管性不孕症 [J]．内蒙古医学杂志，2001，33（5）：461-462.

[2] 王培智，赵锐，丛惠芳．复方丹参注射液宫腔给药配合通阻汤治疗输卵管梗阻性不孕96例 [J]．中医药学报，2007，35（5）：54-55.

[3] 徐成康，冯丽萍，黄建昭．复方丹参注射液局部注射治疗外阴色素减退性疾病25例 [J]．新医学，2003，34（2）：87-88.

附2　复方丹参滴丸（片）

复方丹参滴丸说明书【成分】丹参、三七、冰片。【功能主治】活血化瘀，理气止痛。用于气滞血瘀所致的胸痹，症见胸闷、心前区刺痛；冠心病心绞痛见上述证候者。

复方丹参滴丸（片）超药品说明书【功能主治】用法：

1. 治疗原发性痛经。据报道[1]，痛经患者舌下含服复方丹参滴丸 5 粒，3 次/d，治疗痛经疗效显著，具有起效快、不良反应低、复发率低的优点。

2. 治疗乳腺腺病。赵真理等[2]采用复方丹参滴丸与维生素 E 合治乳腺腺病 386 例，复方丹参滴丸 10 粒、维生素 E 10 mg，每日 3 次口服，30 d 为一个疗程。一个疗程症状明显好转，肿块缩小者 325 例（痊愈率 84.2 %），两个疗程肿块消失痊愈者 351 例（痊愈率 90.9 %）。治疗期间和停药后均未见副作用发生，具有疗效好、服用方便、安全可靠、无副作用等优点。

3. 治疗早发型重度子痫前期。李嘉蔚等[3]研究了临床使用复方丹参片和低分子肝素对早发型重度子痫前期围产结局的影响，两组患者均给予相同的常规治疗。①均在安静舒适的环境内卧床休息，合理饮食、间断吸氧、避免光刺激等。②患者收缩压≥160 mmHg 或者舒张压≥110 mmHg 的情况下，给予硝苯地平缓释片及拉贝洛尔等降压。③药物治疗：给予硫酸镁解痉降压治疗，地塞米松促胎肺成熟。在此基础上，A 组给予复方丹参片（0.32 g/片）口服，3 片/次，3 次/d；B 组联合使用复方丹参片和低分子肝素治疗，复方丹参片与 A 组用法用量相同，低分子肝素注射液（0.4 mL：5 000 IU/支）经皮下注射，1 次/d。两组均坚持治疗 2 周。研究结果表明复方丹参片和低分子肝素联合使用能够有效改善早发型重度子痫前期患者围产结局，具有一定临床治疗价值。

4. 治疗妊娠中、晚期脐动脉血流异常。汪群[4]探讨了低分子肝素联合复方丹参滴丸治疗妊娠中晚期脐动脉血流异常的临床效果，采用低分子肝素 3 125 IU 联合 50 g/L 葡萄糖注射液 250 mL 静脉滴注，3~4 h 滴完，1 次/d，并加用复方丹参滴丸 3 次/d，10 丸/次，舌下含化。疗效显著，安全性高，治疗时间短，可明显改善围产儿结局。

参考文献

[1] 王艳. 复方丹参滴丸治疗原发性痛经的疗效 [J]. 实用药物与临床，2011，14（6）：530-531.

[2] 赵真理，刘树坡. 复方丹参滴丸与维生素 E 合治乳腺腺病 386 例 [J]. 内蒙古医学杂志，2003，35（4）：356.

[3] 李嘉蔚，刘国成，饶美兰，等. 复方丹参片联合低分子肝素治疗对早发型重度子痫前期围产结局的影响 [J]. 中国计划生育和妇产科，2016，8（12）：36-39.

[4] 汪群．低分子肝素联合复方丹参滴丸治疗妊娠中晚期脐动脉血流异常的临床分析
[J]．实用预防医学，2013，20（1）：81-82.

二陈丸（合剂）

二陈丸说明书【成分】陈皮、半夏（制）、茯苓、甘草。辅料：生姜。【功能主治】燥湿化痰，理气和胃。用于痰湿停滞导致的咳嗽痰多、胸脘胀闷、恶心呕吐。

二陈丸超药品说明书【功能主治】用法：

1. 治疗妊娠恶阻。二陈丸由《和剂局方》中的二陈汤改制而成。原方由半夏、陈皮、茯苓、甘草、生姜、乌梅组成。现生姜、乌梅多已不用。方中半夏和胃止呕，陈皮健脾理气，茯苓健脾化湿，甘草健脾和中，全方具有和中止呕、理气化痰的功效[1]。有人用二陈合剂治疗妊娠恶阻 28 例，疗效显著。用法：服二陈合剂，每次 15 mL，早、中、晚 3 次口服，3 d 为一个疗程。结果：均在用药 1~2 个疗程后获得痊愈。随访 6 个月未见复发[2]。

2. 治疗输卵管囊肿。杨洪波[3]用二陈汤加味治疗痰湿型输卵管囊肿 30 例。用二陈汤加味，脾虚者，加白术、党参；形体壮实者，加礞石、葶苈子；腹痛甚者，加延胡索、白芍；腹胀甚者，加木香、厚朴；腰痛者，加桑寄生、杜仲、牛膝。每日 1 剂，水煎服，7 d 为一个疗程。停用他药。结果：30 例中，治愈 25 例，显效 3 例，无效 2 例。

参考文献

[1] 戚广崇．二陈丸治疗妊娠恶阻 [J]．中成药，1984，（3）：45.
[2] 李世文，康江珍．老药新用途 [M]．6 版．郑州：河南科学技术出版社，2017.
[3] 杨洪波．二陈汤加味治疗痰湿型输卵管囊肿 30 例体会 [J]．中国乡村医药杂志，2007，14（4）：39-40.

二至丸

二至丸说明书【成分】酒女贞子、墨旱莲。【功能主治】补益肝肾，滋阴止血。用于

肝肾阴虚，眩晕耳鸣，咽干鼻燥，腰膝酸痛，月经量多。

二至丸超药品说明书【功能主治】用法：

治疗先兆流产。现代医学认为，妊娠早期阴道少量出血，伴有轻度下腹疼痛，存在早孕反应，妇科检查子宫口未开，子宫增大与妊娠月份相符者，称为先兆流产。本病属中医学"胎漏"的范畴。主要是由气虚、肾虚、脾虚、肝气郁滞或血热等原因造成。治宜补肾益气，养血安胎。黄英[1]应用寿胎丸合二至丸加味治疗先兆流产和习惯性流产 85 例，有效 73 例，无效 12 例，总有效率为 85.9%。有人用二至丸加味治疗先兆流产患者。方法：口服二至丸，每次 1 丸，每日 3 次；另取艾叶 15 g，红皮鸡蛋 2 个，加水 150 mL，混合煮至鸡蛋熟时，再敲破蛋皮煮 10 min，待温时 1 次顿服，每日 1 次，上述药服至正常分娩。结果：123 例先兆流产患者中，正常分娩者 117 例，失败者 6 例，有效率 95%。服药期间无不良反应发生[2]。

参考文献

[1] 黄英. 中药治疗先兆流产和习惯性流产 85 例 [J]. 陕西中医，2001，22（12）：718-719.

[2] 李世文，康江珍. 老药新用途 [M]. 6 版. 郑州：河南科学技术出版社，2017.

莪 术 油

复方莪术油软胶囊说明书【主要成分】莪术油、陈皮油。【功能主治】行气破瘀，消积止痛。用于气滞血瘀，饮食积滞所致之胃脘疼痛、食欲不振，嘈杂饱胀。

莪术油超药品说明书【功能主治】用法：

抗早孕。有报道证实莪术所含挥发油等成分有明显的抗着床与抗早孕作用[1,2]。有人用复方莪术油抗早孕，临床试用 89 例，其中 5 d 内成功流产 82 例，无效者 7 例，成功率为 92%。流产时间 72 h 以上者 45 例，72 h 以内者 44 例，最短为 7 小时 40 分钟，最长为 110 h。应用本药出血量较少，全部蜕膜均呈退行性变的特点。用法：以 30% 复方莪术油制剂 3~5 mL，经导管注入妊娠 35~50 d 的子宫腔内，并在注药前一日和当日各肌内注射丙酸睾酮 100 mL[3]。

参考文献

[1] 周继铭，余朝菁．抗生育中草药的研究［J］．中成药，1990，12（1）：37-40.

[2] 成晓静，刘华钢，赖茂祥．莪术的化学成分及药理作用研究概况［J］．广西中医学院学报，2007，10（1）：79-82.

[3] 李世文，康江珍．中成药新用途［M］．6版．郑州：河南科学技术出版社，2017.

复方阿胶浆

复方阿胶浆说明书【功能主治】气血两虚，头晕目眩，心悸失眠，食欲不振及贫血。

复方阿胶浆超药品说明书【功能主治】用法：

1. 治疗排卵障碍性不孕。据报道[1]，对于排卵障碍性不孕患者，相比单纯使用克罗米芬治疗，克罗米芬联合复方阿胶浆效果更佳，排卵率和妊娠率显著提高。另有研究[2]报道了复方阿胶浆联合克罗米芬提高排卵障碍性不孕患者妊娠成功率的作用及机理，在月经周期第5天，Ⅰ组口服克罗米芬片50 mg，每日1次，共5 d；并同时服复方阿胶浆20 mL，每日3次，连服至下次月经来潮或证实临床妊娠为止。Ⅱ组口服克罗米芬片50 mg，每日1次，共5 d。Ⅲ组口服复方阿胶浆，20 mL，每日3次，直至下次月经来潮或证实临床妊娠为止。三组均服药3个月经周期为一个疗程。B超监测优势卵泡平均直径达18 mm时或尿LH（+）时，给予患者肌注绒促性素（HCG）5 000 IU。结果显示克罗米芬能促进FSH和LH分泌增加，FSH刺激卵泡生长，LH刺激甾体合成；复方阿胶浆全方补肾活血，调理气血，有雌激素样作用，且其中活血成分改善了子宫、卵巢动脉血流。

2. 治疗卵巢早衰。刘红姣等[3]用复方阿胶浆联合人工周期疗法治疗卵巢早衰43例。对照组采用人工周期疗法，口服克龄蒙，每晚1次，连服21 d。在撤退性出血第3日或停药第7日开始第2周期，疗程为4个月。治疗组在对照组治疗基础上加服复方阿胶浆，每次1支（20 mL），每日3次，疗程为4个月。结果表明复方阿胶浆能通过调补气血，改善大脑和卵巢的血供来调节下丘脑-垂体-卵巢生殖轴功能。复方阿胶浆配合人工周期疗法能改善甚至恢复卵巢功能，使卵巢早衰继发性闭经患者恢复正常月经，其疗效明显优于对照组。

3. 辅助治疗中、晚期妇科肿瘤。赵井苓等[4]使用复方阿胶浆联合化疗治疗中、晚期妇科肿瘤（卵巢癌、宫颈癌、子宫内膜癌），对照组给予紫杉醇（PTX）加顺铂（DDP）的 TP 方案化疗，PTX 150 mg/m²，静脉点滴，第 1 天（3 h）；DPD 60~80 mg/m²，静脉滴入，第 1 天（水化）。化疗前后连续 3 d（第 1~3 天）罗亭（托烷司琼）4 mg 静脉注射预防呕吐，首日加倍。观察组给予 TP 方案化疗，同时口服复方阿胶浆（每支 20 mL），一次 1 支，每日 3 次，共 21 d。PTX 预处理方案：为防止患者发生过敏反应，在 PTX 治疗前 12 h、3 h 各口服地塞米松 10 mg，治疗前 30~60 min 肌内注射苯海拉明 40 mg，并静脉注射雷尼替丁 50 mg。用药期间动态监测血压等。治疗过程中白细胞低于 $2×10^9$/L 即给予集落刺激因子（特尔津）150 μg 皮下注射，1 次/d；白细胞低于 $1×10^9$/L 给予特尔津 150 μg 皮下注射，2 次/d 至白细胞上升到 $5×10^9$/L。结果表明复方阿胶浆可减轻化疗的骨髓抑制作用，减少集落刺激因子用量，并减轻化疗的消化道毒性反应，降低恶心呕吐的发生率。从传统中医角度，复方阿胶浆从祛邪和扶正两个方面共奏和中止呕、益气健脾、解毒养血之功，从而达到减轻化疗药物毒性，预防化疗患者外周血 WBC、Hb 下降和消化道反应。

参考文献

［1］陈丹．克罗米芬与复方阿胶浆联合治疗排卵障碍性不孕患者临床效果观察［J］．中外医学研究，2018，16（14）：44-46.

［2］姚丽雯，付卫星，张云，等．复方阿胶浆提高排卵障碍性不孕患者妊娠率的疗效和机理研究［J］．广州医科大学学报，2015，43（3）：65-68.

［3］刘红姣，喻芬，梁世昌．复方阿胶浆联合人工周期疗法治疗卵巢早衰 43 例效果观察［J］．临床合理用药杂志，2012，5（1B）：71-72.

［4］赵井苓，赵玉梅，徐红，等．复方阿胶浆联合化疗治疗中晚期妇科肿瘤 30 例［A］．中华中医药学会．第十一次全国中医妇科学术大会论文集，2011.

复方当归注射液

复方当归注射液说明书【成分】当归、川芎、红花。辅料为聚山梨酯 80。【功能主治】活血通经，祛瘀止痛。用于痛经、经闭、跌打损伤、风湿痹痛等。

复方当归注射液超药品说明书【功能主治】用法：

治疗慢性盆腔炎。于桂云等[1]用慢盆舒保留灌肠联合穴位注射治疗慢性盆腔炎 120

例。取穴中极、子宫（均双侧），用复方当归注射液 2 mL，穴位注射，每日 1 次。同时用慢盆舒（大血藤、败酱草、丹参、紫花地丁、半枝莲、连翘、马齿苋、蒲公英各 30 g，黄柏、白芍、三棱、乌梅、龙胆草、蛇床子各 15 g，当归 10 g，赤芍 20 g）保留灌肠，每日 1 剂，水煎液 100 mL 保留灌肠 1 h，药渣装布袋，热敷下腹部，每日 1 次，15 d 为一个疗程，疗程间隔一周，月经期及腹泻时停用。用 2 个疗程，结果：120 例中，治愈 100 例，显效 20 例，总有效率 100%。

参考文献

[1] 于桂云，武周燕，吕小华. 慢盆舒保留灌肠联合穴位注射治疗慢性盆腔炎 120 例 [J]. 河北中医，2011，33（3）：371-372.

复方玄驹胶囊

复方玄驹胶囊说明书【功能主治】温肾、壮阳、益精、祛风湿。用于肾阳虚，症见神疲乏力，精神不振，腰膝酸软，少腹阴器发凉，精冷滑泄，肢冷尿频，性欲低下，功能性勃起功能障碍等。亦可用于改善类风湿关节炎肾阳不足、风寒痹阻证引起的关节疼痛、肿胀症状。

复方玄驹胶囊超药品说明书【功能主治】用法：

治疗多囊卵巢综合征不孕。复方玄驹胶囊作为一种中成药，由玄驹（黑蚂蚁）、淫羊藿、枸杞子、蛇床子等中药配伍而成。玄驹即野生大黑蚂蚁，其味酸、咸，性温，归肝、肾经，具补肾壮阳、祛瘀通络等功效，是为君药；淫羊藿味甘、辛，性温，归肝、肾经，具补肾壮阳之功效，兼可除湿，为臣药；蛇床子性温，味辛、苦，能温肾壮阳，兼有燥湿化痰之能；枸杞子味甘，性平，滋润，能补肾填精，益阴而兴阳，兼防上药温燥之弊。诸药配伍，共奏滋补肝肾、益精养血之效，能对子宫内膜菲薄的患者起到改善作用。

郭靖[1]研究了复方玄驹胶囊联合醋酸曲普瑞林注射液治疗多囊卵巢综合征不孕症的疗效。方法：于月经周期第 2 天开始，皮下注射醋酸曲普瑞林注射液，500 μg/次，1 次/d，连续治疗 7 d，然后变为维持量 100 μg/次，1 次/d；同时口服复方玄驹胶囊，3 粒/次，3 次/d。治疗后，患者血清促黄体生成素（LH）和睾酮（T）水平均显著下降，而卵泡刺激素（FSH）水平均显著上升；血清血管内皮生长因子（VEGF）、肝细胞生长因子（HGF）水平均明显降低。总有效率为 97.5%。表明复方玄驹胶囊联合醋酸曲普瑞林注射液治疗多囊卵巢综合征不孕症具有较好的临床疗效，可明显改善性激素水平，降低血清VEGF 和 HGF 水平，具有一定的临床推广应用价值。

周坤燕等[2]全面检索复方玄驹胶囊治疗多囊卵巢综合征不孕的所有文献，按照纳入排除标准谨慎筛选文献，参照 Cochrane handbook 进行纳入研究的质量评价及数据提取，全过程严格按照系统评价的方法，能够客观反映复方玄驹胶囊对于多囊卵巢综合征的疗效及安全性，对临床实践有一定参考价值。然而目前尚无单用复方玄驹胶囊治疗多囊卵巢综合征不孕的研究，无法说明复方玄驹胶囊对于多囊卵巢综合征不孕的具体疗效及安全性，只能说明复方玄驹胶囊与克罗米芬或来曲唑联用对于多囊卵巢综合征的治疗在改善月经、改善高雄性激素、改善体重指数（BMI）、促进排卵及妊娠等方面有一定疗效。研究共纳入 4篇文献，280 例，纳入研究方法学质量较低，但均为已发表文献，缺乏灰色文献，可能存在发表偏倚。另外，研究所纳入人群均为中国人，结论在其他地域和人种中推广存在一定局限性。

参考文献

［1］郭靖. 复方玄驹胶囊联合曲普瑞林治疗多囊卵巢综合征不孕症的临床研究［J］. 现代药物与临床，2017，32（3）：484-487.
［2］周坤燕，许良智，耿素梅，等. 复方玄驹胶囊治疗多囊卵巢综合征不孕的系统评价［J］. 中医学报，2014，193（6）：876-879.

龟龄集

龟龄集说明书【成分】红参、鹿茸、海马、枸杞子、丁香、穿山甲、雀脑、牛膝、锁阳、熟地黄、菟丝子、杜仲、石燕、肉苁蓉、甘草、天冬、淫羊藿、大青盐、砂仁等。【功能主治】强身补脑，固肾补气，增进食欲。用于肾亏阳弱，记忆力减退，夜梦遗精，腰酸腿软，气虚咳嗽，五更溏泻，食欲不振。

龟龄集超药品说明书【功能主治】用法：

1. 治疗不孕症。中医认为，本病的内因是禀赋虚弱，肾气不足而冲任亏损，气血失调；外因为风寒侵袭，或痰闭胞宫，或瘀阻胞络。治宜补肾助阳固其本。有人用龟龄集治疗输卵管阻塞不孕症 21 例，其中原发性不孕者 13 例，继发性不孕者 8 例；年龄最小者 25 岁，最大者 38 岁。所有病例均经输卵管碘油造影及输卵管通液证实不通。效果：21 例中，痊愈者（已怀孕）8 例，显效者（经复查，输卵管已通畅，尚未受孕）6 例，无效者（症状虽明显减轻，复查仍不通）2 例，总有效率 90%[1]。龟龄集酒剂可用于治疗输卵管阻塞所致的不孕症。用法：口服，每次 30 mL，早、中、晚各服 1 次，直至痊愈止[2]。

2. 治疗原发性痛经。对肾阳亏虚、寒滞血脉等引起的痛经，龟龄集有补肾调冲、温经止痛功效。有人采用龟龄集治疗原发性痛经患者 35 例，经服用 1~3 个疗程后，其中治愈者 30 例，显效者 4 例，无效者 1 例，总有效率 97%[1]。用法：每次月经来潮前服药，10 d 为一个疗程。每次 2 粒，每日 2 次，以温开水送服，一般服药 1 个疗程即可收到显著效果[3]。

3. 治疗习惯性流产。中医学称习惯性流产为"滑胎"，是由于先天不足，以致不能荫胎系胎；或脾虚中气亏损，化源匮乏，故不能摄养胎元，以致屡孕屡坠。治宜补肾健脾[4]。有人采用龟龄集治疗习惯性流产患者 40 例，其中治愈者 37 例，无效者 3 例。用法：口服龟龄集胶囊，每次 2 粒，每日 2 次，服用至分娩时止[1]。

参考文献

[1] 李世文，康满珍. 中成药新用途［M］. 6 版. 郑州：河南科学技术出版社，2017.

[2] 常怡勇. 龟龄集：男药女用显奇效［J］. 家庭医药，2012（7）：20.

[3] 何国兴. "男科圣药"龟龄集临床新用［J］. 家庭中医药，2012（3）：50-51.

[4] 孙建科，毛瑞源. 龟龄集治验二则［J］. 青岛医药卫生，2000，32（5）：381.

归脾丸

归脾丸说明书【成分】党参、炒白术、炙黄芪、炙甘草、茯苓、制远志、炒酸枣仁、龙眼肉、当归、木香、大枣（去核）。辅料：蜂蜜。【功能主治】益气健脾，养血安神。用于心脾两虚、气短心悸、失眠多梦、头昏头晕、肢倦乏力、食欲不振。

归脾丸超药品说明书【功能主治】用法：

1. 治疗绝经前后诸症。丁月芳[1]报道用归脾汤加减（含炙黄芪、炒当归、潞党参、炒白术、云茯苓、仙茅、淫羊藿、炒酸枣仁、远志肉、甘草、杭白芍、龙眼肉、生姜、大枣）治疗绝经前后诸症，面赤烘热甚者，加地骨皮、银柴胡；汗多者，加煅龙骨、煅牡蛎；便溏者，加熟附子；烦躁易怒者，加小麦；水肿甚者，加茯苓皮，14 d 为一个疗程，用 3 个疗程。结果：56 例中，治愈 42 例，好转 12 例，未愈 2 例，总有效率 96%。

2. 治疗子宫功能性出血。宋广来等[2]报道用归脾汤加减（白术、茯神各 15 g，黄芪 30 g，龙眼肉、炒酸枣仁各 20 g，人参、木香、当归、远志、炙甘草各 10 g）治疗子宫功能性出血，偏寒者，加艾叶炭、炮姜炭；偏热者，加生地炭、阿胶珠、棕榈炭；偏瘀者，加香附、炒川楝子。每日 1 剂，水煎服，血止后停用。结果：52 例，均血止。

参考文献

[1] 丁月芳. 归脾汤加减治疗绝经前后诸症 56 例 [J]. 新疆中医药，2001，19（3）：34-35.

[2] 宋广来，王文玲，王文录，等. 归脾汤加减治疗子宫功能性出血 52 例 [J]. 黑龙江中医药，2005，48（1）：19-20.

固经丸

固经丸说明书【成分】白芍、椿皮、龟甲、黄柏、黄芩、香附。【功能主治】滋阴清热，固经止带。用于阴虚血热，月经先期，经血量多、色紫黑。

固经丸超药品说明书【功能主治】用法：

治疗围绝经期综合征。用法：口服，每次 9 g，每日 3 次，以温开水送服，7 d 为一个疗程。结果：用固经丸治疗绝经期综合征患者 21 例，经用药 2~4 个疗程后，治愈 15 例，有效 4 例，无效 2 例，总有效率 90%。一般用药 1 个疗程即可收到明显效果。治愈者经随访 1~2 年，均未见复发[1]。

参考文献

[1] 李世文，康满珍. 中成药新用途 [M]. 6 版. 郑州：河南科学技术出版社，2017.

桂附地黄丸（胶囊）

桂附地黄丸说明书【成分】肉桂、附子（制）、熟地黄、山茱萸（制）、牡丹皮、山药、茯苓、泽泻。辅料为蜂蜜。【功能主治】温补肾阳。用于肾阳不足，腰膝酸冷，小便不利或反多，痰饮喘咳。

桂附地黄胶囊说明书【成分】肉桂、附子（制）、熟地黄、山茱萸（制）、牡丹皮、山药、茯苓、泽泻。【功能主治】温补肾阳。用于肾阳不足，腰膝酸冷，肢体浮肿。小便不利或反多，痰饮喘咳，消渴。

桂附地黄丸（胶囊）超药品说明书【功能主治】用法：

1. 缓解药物性高催乳素血症。陈莉茹等[1]观察了桂附地黄丸治疗药物性高催乳素血症的临床效果，原用利培酮剂量不变，在溴隐亭基础上加用桂附地黄丸 6 g，一日 3 次，口服，疗程 8 周。采用 PANSS 和 TESS 评估精神症状及药物不良反应。于治疗前及治疗 8 周末各检测 1 次。结果显示桂附地黄丸可提高药物性高催乳素血症女性患者的治疗效果，调节血清相关激素水平，且不会增加副作用。

2. 治疗绝经后张力尿失禁。张力性尿失禁是严重影响绝经后妇女生活质量的常见病，其发生率增加、症状加重与体内雌激素缺乏有关。现代药理学研究显示桂附地黄丸具有抗衰老、增强免疫、提高体液和细胞免疫、改善微循环以及类性激素样作用。有研究[2]报道，桂附地黄丸配合缩泉丸治疗绝经后妇女张力性尿失禁疗效好、经济、无不良反应。治疗方法为：桂附地黄丸合缩泉丸（熟地黄 30 g、山药 15 g、山茱萸 15 g、茯苓 10 g、泽泻 10 g、牡丹皮 10 g、肉桂 3 g、附子 3 g、乌药 10 g、益智仁 10 g），水煎服汁 500 mL，每日 1 剂，分 2 次口服。不方便服水药者，改服中成药桂附地黄丸（浓缩丸），每次 8 粒，每日 3 次。缩泉丸每次 6 粒，每日 3 次。12 d 为一个疗程。2 个疗程后症状改善，单用桂附地黄丸善后，治疗至 3 个月。

3. 治疗良性前列腺增生。章卓睿等[3]用桂附地黄丸联合坦洛新治疗良性前列腺增生（肾阳虚证）患者。方法：口服盐酸坦洛新缓释胶囊，0.2 mg /次，每晚 1 次；桂附地黄丸，6 g/次，2 次/d，口服，疗程均为 12 周。能改善下尿路症状，提高患者生活质量，改善良性前列腺增生临床进展的高危因素。而另有报道[4]用桂附地黄胶囊治疗女性假性前列腺增生症疗效显著，值得在临床上推广使用。

4. 治疗慢性前列腺炎。李德了等[5]使用桂附地黄胶囊联合西药盐酸坦洛新缓释胶囊治疗肾虚湿热型非细菌性慢性前列腺炎。方法：口服桂附地黄胶囊，每次 7 粒（每粒0.34 g），2 次/d，饭后 1 h 服用；盐酸坦洛新缓释胶囊 0.4 mg /次，1 次/d，睡前 30 min服用。疗程为 4 周。结果显示疗效可靠，能明显降低使用盐酸坦洛新缓释胶囊后带来的不良反应，具有较高的安全性、科学性和可信度。

任承德[6]临床应用前列欣联合桂附地黄丸治疗慢性前列腺炎。方法：口服前列欣，每次 6 粒，3 次/d；口服桂附地黄丸，每次 1 丸，2 次/d。30 d 为一个疗程，服药 2 个疗程后结束治疗，评定治疗效果。总有效率令人满意。

参考文献

[1] 陈莉茹，吴琼，郭丽，等．桂附地黄丸治疗药物性高催乳素血症的临床效果观察[J]．中药药理与临床，2017，33（3）：206-208.

[2] 于国玲，栾瑞玲，王佳鸣．桂附地黄丸合缩泉丸治疗绝经后妇女张力性尿失禁 [J]．现代中西医结合杂志，2011，20（26）：3299-3300.

[3] 章卓睿，孙昌友，杨峻峰，等．桂附地黄丸联合盐酸坦洛新治疗良性前列腺增生症60 例 [J]．中国实验方剂学杂志，2015，21（9）：192-195.

[4] 陈廷勇．用桂附地黄胶囊治疗女性假性前列腺增生症的效果观察 [J]．当代医药论丛，2014，12（16）：30.

[5] 李德了，李玥瑶，吴捷，等．桂附地黄胶囊治疗肾虚湿热型慢性前列腺炎的对照观察[J]．实用中医内科杂志，2012，26（3）：46-47.

[6] 任承德．前列欣联合桂附地黄丸治疗慢性前列腺炎效果研究 [J]．时珍国医国药，2012，23（8）：2065-2066.

桂枝茯苓丸（胶囊）

桂枝茯苓丸说明书【成分】桂枝、茯苓、牡丹皮、赤芍、桃仁。【功能主治】活血，化瘀，消癥。用于妇人宿有癥块，或血瘀经闭，行经腹痛，产后恶露不尽。

桂枝茯苓胶囊说明书【成分】桂枝、茯苓、白芍、牡丹皮、桃仁。【功能主治】活血，化瘀，消癥。用于妇人瘀血阻络所致的癥块、经闭、痛经、产后恶露不尽；子宫肌瘤、盆腔炎性疾病、痛经、子宫内膜异位症、卵巢囊肿见上述证候者；也可用于女性乳腺囊性增生病属淤血阻络证，症见乳房疼痛、乳房肿块、胸胁胀闷；或用于前列增生属瘀阻膀胱证，症见小便不爽、尿细如线或点滴而下，小腹胀痛者。

桂枝茯苓丸（胶囊）超药品说明书【功能主治】用法：

1. 治疗精索静脉曲张性不育症。精索静脉曲张是青壮年的常见病，也是引起男性不育的一个重要因素。精索静脉曲张属中医"筋疝"范畴，多因寒凝肝脉、血瘀络阻、湿热夹瘀所致，治疗以温散寒湿、活血通络、清热利湿通络为主。桂枝茯苓丸（胶囊）均由古代名方——《金匮要略》桂枝茯苓汤通过现代工艺制成的中成药。其中桂枝能温通经脉而行瘀滞；茯苓能清痰利水，渗湿健脾，助消癥之力；牡丹皮散血行瘀，与茯苓相合，散血利水，消痞块；桃仁为化瘀消痕之要药，能破血化瘀攻坚[1-3]。杜宝俊等[4]将121例精索静脉曲张性不育症患者随机分为治疗组60例和对照组61例，治疗组给予桂枝茯苓胶囊（0.31 g/粒），每次3粒，每日3次，口服；对照组给予迈之灵（150 mg/片），每次2片，每日2次，口服。两组共治疗3个月，治疗结束后随访3个月。结果表明桂枝茯苓胶囊能够提高精索静脉曲张性不育患者的精液质量，缩窄Ⅰ度、Ⅱ度精索静脉管径。

2. 治疗精液不液化症。吴建淮等[5]研究了桂枝茯苓胶囊治疗男性精液不液化症的有效性。患者口服桂枝茯苓胶囊，每次6粒，2次/d，30 d为一个疗程，连续治疗2个疗程，结果发现有效率达90.67%，提示桂枝茯苓胶囊可以明显促进精液液化，提高精液不液化男性患者的致孕能力。

参考文献

[1] 国家药典委员会. 中华人民共和国药典临床用药须知（中药成方制剂卷）［S］. 北京：中国医药科技出版社，2017.

[2] 王炎，古宇能，翁雪云，等. 腹腔镜联合五子衍宗丸加桂枝茯苓胶囊治疗精索静脉曲张不育者的疗效观察［J］. 世界中医药，2015，10（5）：710-712.

[3] 韦国强，梁世坤，梁季鸿. 桂枝茯苓胶囊治疗精索静脉曲张临床疗效［J］. 中医学报，2010，25（5）：980-981.

[4] 杜宝俊，闫朋宣，罗然，等. 桂枝茯苓胶囊治疗精索静脉曲张性不育症60例临床观察［J］. 中医杂志，2014，55（4）：311-314.

[5] 吴建淮，赵雪. 桂枝茯苓胶囊治疗精液不液化症的临床观察 [J]. 中国现代医学杂志，2011, 21 (10)：1253-1254.

黑锡丹

黑锡丹说明书【成分】黑锡、硫黄、川楝子、胡芦巴、木香、附子（制）、肉豆蔻、补骨脂、沉香、小茴香、阳起石、肉桂。【功能主治】升降阴阳，坠痰定喘。用于真元亏惫，上盛下虚，痰壅气喘，胸腹冷痛。

黑锡丹超药品说明书【功能主治】用法：

治疗急性女阴溃疡。有人用黑锡丹软膏外用治疗急性女阴溃疡患者 15 例，全部获得治愈。症状好转或治愈时间为 3~20 d，平均为 11.5 d。治疗中未见不良反应。用法：将黑锡丹 50 g 研末后加入芝麻油 200 mL 内混合均匀，高温消毒。为预防涂药时疼痛，可加 1% 丁卡因溶液数滴。每日外涂患处 3 次[1]。

参考文献

[1] 李世文，康满珍. 中成药新用途 [M]. 6 版. 郑州：河南科学技术出版社，2017.

还少丹

还少丹说明书【成分】熟地黄、山药（炒）、牛膝、枸杞子、山茱萸、茯苓、杜仲（盐炙）、远志（甘草炙）、巴戟天（炒）、五味子、小茴香（盐炙）、楮实子、肉苁蓉、石菖蒲、大枣（去核）。【功能主治】温肾补脾，养血益精。用于脾肾虚损，腰膝酸痛，阳痿遗精，耳鸣目眩，精血亏耗，肌体瘦弱，食欲减退，牙根酸痛。

还少丹超药品说明书【功能主治】用法：

治疗女性乳腺小叶增生症。有人采用还少丹治疗女性乳腺小叶增生症患者 67 例，效果满意。用法：口服还少丹（大蜜丸），每次 1 丸，每日 3 次，温开水送服，15 d 为一个疗程，服至痊愈止。结果：经用2~5个疗程后，治愈（乳腺胀痛与肿块消失）56例，显效（乳腺胀痛减轻，肿块缩小1/2以上）5例，好转（乳腺胀痛减轻，肿块缩小不及1/2）4例，无效（治疗前后未见明显变化）2例，总有效率97%[1]。

参考文献

[1] 李世文，康满珍. 中成药新用途［M］. 6版. 郑州：河南科学技术出版社，2017.

华佗再造丸

华佗再造丸说明书【组成】川芎、当归、红花、天南星、马钱子、冰片等。【功能主治】具有活血祛瘀、化痰通经、理气镇痛功效，用于中风瘫痪、拘挛麻木、口眼歪斜、言语不清等症。但孕妇忌用，凡阴虚阳亢、实火燥热、中风实证者切勿乱用，以免加重病情。

华佗再造丸超药品说明书【功能主治】用法：

治疗精液不液化所致男性不育症。用法：口服，8 g/次，2 次/d。蜜糖水送服，连服10 d，停药1 d，30 d 为一个疗程，可连服3 个疗程。结果：用药1 个疗程治愈38 例，2 个疗程治愈16 例，共计54 例，治愈率83.1%，其中妊娠25 例[1]。肾阴亏虚相火偏亢者并服知柏地黄丸效果更佳[2]。

参考文献

[1] 罗中秋. 华佗再造丸治疗精液不液化症65 例［J］. 新中医，1992，24（7）：37-38.
[2] 李冲，王月，郭利平. 华佗再造丸临床研究进展［J］. 长春中医药大学学报，2012，28（2）：368-370.

藿香正气水（口服液）

藿香正气水（口服液）说明书【成分】苍术、陈皮、厚朴（姜制）、白芷、茯苓、大腹皮、生半夏、甘草浸膏、广藿香油、紫苏叶油。辅料为干姜汁、药用乙醇。【功能主治】解表化湿，理气和中。用于外感风寒、内伤湿滞或夏伤暑湿所致的感冒，症见头痛昏重、胸膈痞闷、脘腹胀痛、呕吐泄泻；胃肠型感冒见上述证候者。

藿香正气水（口服液）超药品说明书【功能主治】用法：

1. 治疗外阴炎。杨旭东等[1]将藿香正气水用于患有阴道炎的孕妇和患有外阴瘙痒及阴道炎的普通患者。方法：医生用配制成2%浓度的藿香正气水对患者进行外阴及阴道冲洗（未婚者仅做外阴冲洗），1次/d。2 500例，最多冲洗10次，最少冲洗5次。有2 308例痊愈，占92.32%；余者坚持每天在家自己冲洗1次，并加用甲硝唑外用，1周后复查均治愈，取得了满意的效果。藿香有解暑化湿、行气止痛和收敛作用，特别是对致病性霉菌的作用极强；白芷有祛风解表、化湿止带及疮疡消散和抗菌作用；甘草可治疮疡肿毒，清热解毒，有抗炎功效，对溃疡有保护作用；半夏能消痞散结，外用可消瘰祛瘀；厚朴对溶血性链球菌、志贺菌有很好的抑制作用，对金黄色葡萄球菌亦有抑制作用。

2. 用于产后会阴护理。黄燕等[2]将藿香正气口服液用于产妇产后会阴护理中。方法：将藿香正气口服液20 mL加入40 ℃左右温水中，行会阴护理，2次/d。护理前拉好窗帘、关好门窗，协助产妇排空膀胱后仰卧屈膝位，一侧裤腿脱去后开始给予清洗，由前向后，擦干，待药液吸收皮肤变干燥，更换新的内裤。结果表明藿香正气口服液用于产后会阴护理，可降低皮肤感染率，减轻皮肤破损，减少会阴湿疹的发生率，会阴部异味轻，疗效肯定，收效满意，护理满意度高，值得临床推广应用。

参考文献

[1] 杨旭东，刘桂萍，李鹏，等. 藿香正气水治疗外阴炎及阴道炎2500例观察[J]. 中国冶金工业医学杂志，2003，20（4）：254.

[2] 黄燕，蒋文. 藿香正气口服液在产后会阴护理中的应用[J]. 齐鲁护理杂志，2017，23（14）：95-96.

金锁固精丸

金锁固精丸说明书【成分】沙苑子（炒）、芡实（蒸）、莲须、龙骨（煅）、牡蛎

（煅）、莲子。辅料为活性炭。【功能主治】固精涩精。用于肾虚不固，遗精滑泄，神疲乏力，四肢酸软，腰痛耳鸣。

金锁固精丸超药品说明书【功能主治】用法：

治疗子宫内膜异位症。用法：口服金锁固精丸（水泛丸），每次9g（18小粒），每日3次，用温开水送服，10 d 为一个疗程。结果：31例患者经用药1~3个疗程后，痊愈（症状、体征完全消失）20例，显效（症状或体征显著改善）8例，无效（治疗前后未见明显变化）3例，总有效率90%[1]。

参考文献

[1] 李世文，康满珍. 中成药新用途 [M]. 6版. 郑州：河南科学技术出版社，2017.

康妇消炎栓

康妇消炎栓说明书【成分】苦参、败酱草、紫花地丁、穿心莲、蒲公英、猪胆粉、紫草（新疆紫草）、芦荟。【功能主治】清热解毒，利湿散结，杀虫止痒。用于湿热、湿毒所致的带下病、阴痒、阴蚀，症见下腹胀痛或腰骶胀痛，带下量多、色黄，阴部瘙痒，或有低热，神疲乏力，便干或溏而不爽，小便黄；盆腔炎、附件炎、阴道炎见上述证候者。

康妇消炎栓超药品说明书【功能主治】用法：

用于治疗输卵管炎性不孕症。输卵管炎性不孕（tubal factor infertility，TFI）是指因输卵管阻塞、粘连所致的不孕症。范莎等[1]观察了中药灌肠联合康妇消炎栓治疗输卵管炎性不孕的临床疗效。将80例输卵管炎性不孕患者随机分成观察组与对照组各40例，观察组采用中药保留灌肠联合康妇消炎栓治疗（均排便后用药，晚上临睡前中药50 mL灌肠，次日清晨康妇消炎栓1粒纳肛）；对照组采用口服抗生素盐酸左氧氟沙星片（0.2 g，2次/d）联合甲硝唑片（0.4 g，2次/d）治疗。均治疗14 d，1个月经周期为一个疗程，连续应用1~3个疗程并于治疗后随访1年。结果观察组总有效率（输卵管通畅率）、宫内妊娠率分别为90.00%、67.50%，对照组为62.50%、30.00%，观察组均高于对照组（$P<0.05$）。证明中药灌肠联合康妇消炎栓治疗输卵管炎性不孕疗效明显优于抗生素组。一项随机对照研究[2]将216例由于输卵管不通导致的不孕症患者随机分为试验组和对照组各108例，试

验组患者采用宫腔镜手术联合康妇消炎栓和常规治疗，对照组仅给予宫腔镜手术和常规治疗。结果显示康妇消炎栓结合宫腔镜手术用于输卵管阻塞性不孕症能使患者更早实现肛门排气、恢复肠胃功能、减轻腹胀、缩短腹胀时间，提高患者治疗后的妊娠率。

参考文献

[1] 范莎，陈晓勇．中药灌肠联合康妇消炎栓治疗输卵管炎性不孕80例 [J]．江西中医药，2017，48（7）：36-38.

[2] 崔海峰，王彩霞，张建平，等．康妇消炎栓结合宫腹腔镜手术用于输卵管阻塞性不孕症的临床疗效观察 [J]．临床合理用药杂志，2015，8（34）：70-71.

蓝芩口服液

蓝芩口服液说明书【成分】板蓝根、黄芩、栀子、黄柏、胖大海。辅料为蔗糖、苯甲酸钠、聚山梨酯80。【功能主治】清热解毒，利咽消肿。主治急性咽炎、肺胃实热证所致的咽痛、咽干、咽部灼热。

蓝芩口服液超药品说明书【功能主治】用法：

辅助治疗妊娠期抑郁头痛。赵晶等[1]对妊娠期抑郁头痛患者在给予去除诱因、情绪安慰、吸氧、对乙酰氨基酚片等一般治疗基础上，给予蓝芩口服液口服。对乙酰氨基酚片0.5 g，每日1次，口服，连用7 d；蓝芩口服液10 mL，3次/d，口服。每个患者妊娠后均未用一切止痛药或抗抑郁药。按VAS疼痛评分方法记录头痛程度，同时记录伴随症状及头痛持续时间，治疗后连续记录14 d，并进行对比。结果具有良好的疗效和安全性，为临床治疗提供了新的思路。

参考文献

[1] 赵晶，凌文丽．蓝芩口服液辅助治疗妊娠期抑郁头痛的疗效观察 [J]．齐齐哈尔医学院学报，2016，37（2）：164-165.

六神丸

六神丸说明书【成分】人工麝香、雄黄、蟾酥、珍珠粉、犀牛黄、冰片。【功能主治】清凉解毒，消炎止痛。用于烂喉丹痧、咽喉肿痛、喉风喉痛、单双乳蛾、小儿热疖、痈疡疔疮、乳痈发背、无名肿毒。

六神丸超药品说明书【功能主治】用法：

1. 治疗急性乳腺炎。方法：口服，每日3次，每次10粒，或同时取30~40粒研成细末，用植物油调匀后敷于病灶区，每日换药1次[1]。乳腺炎初期立即按上方治疗效果尤好。

2. 治疗滴虫性阴道炎。宋玉剑[2]对确诊为滴虫性阴道炎的78例患者行六神丸外用，治愈76例，好转2例，无效0，治愈率97.4%，有效率100%。1年复发为0；2年复发1例，复发率为1.28%；3年复发3例，复发率3.85%。另有报道[3]：患者睡前先用洁净温开水洗外阴后，取仰卧位，将六神丸15粒塞入阴道内，每晚1次。月经期停用。6 d为一个疗程，结果53例全部治愈，治愈率100%。

3. 治疗慢性盆腔炎。方秋文等[4]将慢性盆腔炎患者88例随机分为两组，实验组（46例）采用六神丸加复方红藤汤保留灌肠，加周林频谱仪理疗；对照组（42例）采用复方红藤汤灌肠加周林频谱仪理疗。灌肠均为1次/d，每次给药量100 mL左右。10~15 d为一个疗程。月经期停止给药。结果证明：六神丸、复方红藤汤、周林频谱仪三者合用，治疗慢性盆腔炎能收到满意的效果。

参考文献

[1] 龙安民. 老药新用六神丸 [J]. 家庭医学, 2002, 6: 24.

[2] 宋玉剑. 六神丸外用治疗滴虫性阴道炎疗效 [J]. 中国实用医药, 2011, 6 (3): 181-182.

[3] 余惠珍, 章华超, 杨颖. 六神丸治疗滴虫性阴道炎的临床疗效评价 [J]. 中国药师, 2007, 10 (9): 905-906.

[4] 方秋文, 吴云霞, 戚丽萍. 六神丸加复方红藤汤治疗慢性盆腔炎的疗效及护理 [J].

杭州医学高等专科学校学报，2000，21（1）：44.

六味地黄丸

六味地黄丸说明书【成分】熟地黄、酒萸肉、牡丹皮、山药、茯苓、泽泻。【功能主治】滋阴补肾。用于肾阴亏损，头晕耳鸣，腰膝酸软，骨蒸潮热，盗汗遗精。

六味地黄丸超药品说明书【功能主治】用法：

1. 治疗围绝经期综合征。治疗组35例，用六味地黄合甘麦大枣汤（熟地、山药、茯苓各15 g，山茱萸6 g，泽泻、牡丹皮、炙甘草各10 g，大枣6枚），每日1剂，水煎服，3个月为一个疗程；对照组35例，用尼尔雌醇1 mg，每周1次口服，用3个月。用药第3个月第16天，用安宫黄体酮4 mg，2次/d，口服，用14 d。第一个疗程结束后如有撤退性出血，出血第5天继用第二个疗程。结果：两组分别痊愈8例、6例，显效17例、10例，有效7例、14例，无效3例、5例；有效率分别为91.4%、85.7%。潮热汗出，抑郁焦虑，黄体生成素、卵泡刺激素、雌二醇水平，两组治疗前后自身及后3项治疗后组间比较差异均有统计学意义（$P<0.01$ 或 $P<0.05$）[1]。

李允新等[2]用六味地黄联合西药治疗围绝经期综合征，两组各180例，治疗组用六味地黄丸，每次15 g，每日2次；对照组用谷维素每次40 mg，维生素E每次20 mg，每日3次。均口服，3周为一个疗程。结果：两组分别痊愈92例、65例，有效79例、82例，无效9例、33例；总有效率为95%、81.7%（$P<0.05$）。

2. 治疗阳痿。用法：用本品口服，并取穴常规埋线，每个月1次，3次为一个疗程。虚证取肾俞、关元、次髎、三阴交、命门；实证取中极、阴陵泉、三阴交、长强。虚证于埋线3 d后，配合灸法，每穴灸10 min，总有效率为84%。38例中，显效（性功能恢复正常）58%，好转26%，无效16%[3]。

3. 治疗乳腺癌他莫昔芬（TAM）治疗后综合征。高绍荣等[4]用六味地黄汤加味治疗乳腺癌TAM治疗后综合征68例，均为乳腺癌术后放疗、化疗后。用TAM每次10 mg，每日2次，口服。见类似更年期综合征后，用六味地黄丸加味：熟地黄、山茱萸、怀山药、枸杞子、泽泻、牡丹皮、菟丝子、地骨皮各10 g，钩藤、龟甲、鳖甲各15 g，浮小麦、黄芪各30 g，煅龙齿20 g。夜寐差者，加炒酸枣仁、首乌藤、远志；汗多者，加煅牡蛎、白芍。每日 1 剂，水煎服。结果：68 例中，治愈 42 例，好转 23 例，无效 3 例，总有效率 95.6%。

4. 治疗乳腺癌合并围绝经期综合征。于洁等[5]用六味地黄丸合加味逍遥丸治疗乳腺癌合并围绝经期综合征。治疗组 37 例，用六味地黄丸 30 粒，加味逍遥丸 6 g；对照组 38 例，均用他莫昔芬 10 mg；均每日 2 次口服，用 2 个月。结果：治疗组完全缓解 3 例，显效 22 例，有效 7 例；对照组有效 4 例，无效 34 例，两组临床改善率分别为 86.5%、10.5%（P<0.01）。

5. 治疗老年性阴道炎。赵星丽[6]报道：对老年性阴道炎患者采用六味地黄丸内服加局部外洗进行治疗，能够提高有效率，有利于促进患者康复，具有良好的临床应用价值。胡艳霞[7]则报道采用雌激素和甲硝唑阴道给药联合六味地黄丸口服治疗老年性阴道炎。对照组采用局部给药的方式，嘱患者睡前用清水洗净外阴及阴道，将己烯雌酚 0.125~0.250 mg 纳入阴道（依据阴道炎程度选择剂量），使药粉充分接触宫颈和阴道壁表面，再取 1 粒复方甲硝唑栓剂置入阴道深部，1 次/d。用药期间禁夫妻性生活及坐浴或盆浴，保持阴道洁净。治疗组在对照组局部用药的基础上，加服六味地黄丸（大蜜丸），1 丸/次，2 次/d。两组均 7 d 为一个疗程，连用 3 个疗程。停药 3~7 d 后复查。结果疗效确切。

6. 卵巢早衰的替代治疗。杜静玫[8]采用六味地黄丸联合替代激素治疗卵巢早衰。对照组采用补佳乐口服，1 次/d，1 mg/次，连续治疗 21 d（最后 5 d 采用 10 mg 安宫黄体酮进行治疗，1 次/d），采用 20 mg 黄体酮对两组患者进行肌内注射，1 次/d，连续注射 3 d 后停药，如患者在 1 个周期内出现撤退性出血，在出血后第 5 天给予激素治疗；若患者无月经来潮，则在黄体酮停药第 7 天进行下个周期的治疗。观察组在激素替代治疗的基础上，给予六味地黄丸进行联合治疗，口服 6 g/次，2 次/d。两组患者的一个治疗周期为 3 个月，连续治疗 3 个周期后对比临床疗效。结果表明，采用六味地黄丸联合替代激素治疗能够使患者的血清激素水平得到恢复，对临床症状具有明显的改善作用，疗效显著优于单独激素替代治疗。

7. 治疗复发性生殖器疱疹。黄贵义等[9]研究了六味地黄丸联合伐昔洛韦对复发性生殖器疱疹（GH）的效果及对免疫调节作用的影响。治疗组口服伐昔洛韦片 300 mg，2 次/d；同时予口服六味地黄丸 8 丸，3 次/d，疗程为 6 个月。治疗后第 3、6、12 个月时随访，复发病例随时复诊。治疗期间每 3 个月复查血尿常规和肝肾功能，出现血尿常规和肝肾功能异常或其他不良反应，则停药观察或对症处理。对照组单用伐昔洛韦片治疗。结果表明：六味地黄丸对复发性生殖器疱疹患者的免疫功能具有调节作用，并能降低 GH 的复发率。

8. 治疗男性不育症。何仰高等[10]分别观察了五子衍宗汤加味、六味地黄丸对男性精子质量和畸形率的影响。五子衍宗汤加味（基本方：菟丝子 25 g，枸杞子 15 g，覆盆子 15 g，五味子 10 g，桑椹子 20 g，女贞子 18 g，茺蔚子 12 g，车前子 12 g。肾气亏虚，加淫羊藿 15 g、仙茅 12 g、肉苁蓉 12 g、黄芪 15 g；肝郁血瘀，加丹参 20 g、赤芍 15 g、当归 10 g），水煎服，1 剂/d，连服 25 d，停 5 d。对照组口服六味地黄丸，6 g/次，3 次/d。因人类精原细胞生长至成熟精子的周期为 64～72 d，故以 3 个月为一个疗程。结果显示五子衍宗汤加味可有效促进生殖系统附属性腺功能，从而改善精子活动质量；而六味地黄丸"三泻"化瘀渗湿、利水排毒，能改善畸形精子发生率，各具优势。王雪花等[11]则对男性不育症行五子衍宗汤加味（五味子 10 g，车前子、茺蔚子各 12 g，覆盆子、枸杞子各 15 g，菟丝子 25 g。血瘀肝郁型患者，加当归 10 g、赤芍 12 g、丹参 18 g；肾气亏虚型患者，加黄芪、仙茅、肉苁蓉各 12 g，淫羊藿 15 g）与六味地黄丸联合治疗，水煎服，每日 1 剂，分 2 次服用。两组均持续治疗 12 周，于治疗前后予精液自动分析系统，并依据 WHO 相关规定标准检测两组精液。结果表明五子衍宗汤加味与六味地黄丸联合治疗男性不育症有确切疗效，能有效改善患者精子活动质量，且降低精子畸形率。

参考文献

[1] 黄健. 六味地黄丸合甘麦大枣汤对 35 例围绝经期综合征患者生殖内分泌功能的调节 [J]. 福建中医药，2008，39（5）：1-2.

[2] 李允新，解玉秀. 六味地黄丸联合西药治疗围绝经期综合征疗效观察 [J]. 中国社区医师，2005，21（20）：34.

[3] 彭淑华，孟宪梅. 穴位埋线加灸法治疗阳痿 38 例临床观察 [J]. 针灸临床杂志，2004，20（5）：35.

[4] 高绍荣，夏海平，张华，等. 六味地黄汤加味治疗乳腺癌 TAM 疗后综合征 68 例 [J]. 国医论坛，2005，20（2）：24.

[5] 于洁，王笑民，杨国旺，等. 六味地黄丸合加味逍遥丸治疗乳腺癌合并围绝经期综合征的临床研究 [J]. 北京中医药大学学报（中医临床版），2008，15（5）：17-19.

[6] 赵星丽. 六味地黄丸内服加局部外洗治疗老年性阴道炎的效果观察 [J]. 皮肤病与性病，2018，40（2）：284-285.

[7] 胡艳霞. 雌激素和甲硝唑阴道给药联合六味地黄丸口服治疗老年性阴道炎 52 例疗效

分析［J］．中外医学研究，2015，13（2）：29-30.

［8］杜静玫．激素联合六味地黄丸对卵巢早衰替代治疗临床观察［J］．深圳中西医结合杂志，2016，26（4）：51-53.

［9］黄贵义，付兰红，邬松涛，等．六味地黄丸联合伐昔洛韦对复发性生殖器疱疹效果及T淋巴细胞调控研究［J］．中国中西医结合皮肤性病学杂志，2014，13（3）：152-154.

［10］何仰高，陈栋，方庆华，等．五子衍宗汤加味与六味地黄丸对男性不育症精子质量及畸型率的影响［J］．广东医学，2017，38（15）：2394-2395，2399.

［11］王雪花，井岚花．五子衍宗汤加味与六味地黄丸对男性不育症精子质量及畸型率的影响［J］．中医临床研究，2018，10（29）：120-121.

龙胆泻肝丸

龙胆泻肝丸说明书【成分】本品由龙胆草、黄芩、栀子、泽泻、车前子、木通、当归、生地黄、柴胡、生甘草组成。【功能主治】具有清肝胆、利湿热功效，用于肝胆湿热、头晕目赤、胁痛口苦、尿赤涩痛、湿热带下等病症。

龙胆泻肝丸超药品说明书【功能主治】用法：

1. 治疗阳痿。傅陆[1]用龙胆泻肝汤加减治疗阳痿86例，效果满意。便秘者去当归，加大黄；小便不利者加瞿麦、萹蓄；皮肤发黄、瘙痒者加土茵陈、苦参、土茯苓。结果：治愈12例，显效36例，有效22例，无效16例，总有效率81%。

2. 治疗外阴阴道念珠菌病。赖双玲[2]用龙胆泻肝汤加减治疗湿热型女外阴阴道念珠菌病78例。予患者龙胆泻肝汤加减［龙胆草、柴胡、通草各6 g，栀子、当归、泽泻、苦参、白芷各10 g，黄芩9 g，车前子（包煎）20 g，川牛膝、鸡冠花各15 g，生甘草5 g］，经期加益母草、丹参各15 g；白带多者，加薏苡仁、土茯苓各30 g；局部灼热较甚者，加忍冬藤15 g，黄柏、萆薢各10 g；痒甚者，加白鲜皮、地肤子各15 g；脾虚偏重者，加白术、茯苓、补骨脂各15 g。每日1剂，水煎分2次服，同时将上方第三煎药汁分早、晚两次熏洗。月经前一周连用5剂，3个月经周期为一个疗程。用药期间注意情志调摄，忌食辛辣、油腻之品及海鲜。结果：78例中，治愈44例，显效20例，有效9例，无效5例，总有效率 93.59%。

参考文献

[1] 傅陆. 龙胆泻肝汤加减治疗阳痿 86 例 [J]. 国医论坛，2003，18（1）：27-28.

[2] 赖双玲. 龙胆泻肝汤加减治疗湿热型室女外阴阴道念珠菌病 78 例 [J]. 北京中医药，2014，33（8）：621-622.

礞石滚痰丸

礞石滚痰丸说明书【成分】金礞石（煅）、沉香、黄芩、熟大黄。【功能主治】逐痰降火。用于痰火扰心所致的癫狂惊悸，或喘咳痰稠、大便秘结。

礞石滚痰丸超药品说明书【功能主治】用法：

治疗女性更年期抑郁症。黎氏水[1] 报道用礞石滚痰丸，每次 9 g，每日 2 次，空腹温服，收到了显著的效果。

参考文献

[1] 黎氏水. 礞石滚痰丸加减治疗更年期抑郁症举隅 [J]. 甘肃中医，2005，18（5）：11-12.

脑乐静口服液（糖浆）

脑乐静口服液说明书【成分】甘草浸膏、大枣、小麦。【功能主治】养心、健脑、安神。用于易惊失眠、烦躁及小儿夜不安寐。

脑乐静口服液超药品说明书【功能主治】用法：

治疗妊娠恶阻。有人采用脑乐静治疗妊娠恶阻患者 47 例，口服每次 30 mL，早、中、晚各服 1 次，经服用 1~3 d 后全部获得治愈[1]。

参考文献

[1] 李世文，康满珍．老药新用途［M］．6版．郑州：河南科学技术出版社，2017.

蒲公英片

蒲公英片说明书【功能主治】清热解毒。用于咽喉肿痛（急性扁桃体炎）、疮疖。

蒲公英片超药品说明书【功能主治】用法：

治疗急性乳腺炎。有人采用蒲公英片治疗急性乳腺炎患者 87 例，经用药 3～7 d 后，其中治愈者 84 例，好转者 2 例，无效者 1 例，总有效率为 99%。用法：每次 5 片，3 次/d，温开水送服，连续服药至症状消失[1]。

参考文献

[1] 李世文，康满珍．老药新用途［M］．6版．郑州：河南科学技术出版社，2017.

强肾片

强肾片说明书【成分】鹿茸、山药、山茱萸、熟地黄、枸杞子、丹参、补骨脂、牡丹皮、桑椹、益母草、茯苓、泽泻、杜仲（炙）、人参茎叶总皂苷。【功能主治】补肾填精，益气壮阳，扶正固本。用于肾虚水肿、腰痛、遗精、阳痿、早泄等症。亦可用于属肾虚证的慢性肾炎和久治不愈的肾盂肾炎。

强肾片超药品说明书【功能主治】用法：

治疗多囊卵巢综合征伴胰岛素抵抗。韦凤等[1]报道：从月经第 1 天开始用强肾片（每片 0.63 g）每次 3 片，每日 3 次，卵泡后期（约排卵前 2 天）加用龙鹿胶囊治疗（组成：熟地黄、山茱萸、枸杞子、杜仲、山药、附子、菟丝子、鹿茸、人参、白术、茯苓、淫羊藿、狗鞭、驴鞭、五味子、海龙、补骨脂、肉苁蓉、锁阳、巴戟天、麦冬、当归、黄芪、覆盆子、牡丹皮、续断），每次 3 粒（每粒 0.2 g），每日 3 次，口服。排卵期，重阴转阳，排出卵子，让位于阳，此期常采用补肾活血法。强肾片和龙鹿胶囊均为右归丸的加减方，方中熟地黄、山茱萸、枸杞子、桑椹滋阴补肾；鹿茸、补骨脂温补肾阳，以"阴中求阳，阳中求阴"；人参、茯苓补中健脾；益母草、丹参、牡丹皮活血散瘀。从卵泡后期开始加用龙鹿胶囊，以补肾助阳。龙鹿胶囊中人参、茯苓、白术、山药益气健脾，在黄体期通过补肾健脾，固摄冲任，以养胎元。结果表明强肾片联合龙鹿胶囊能有效改善多囊卵巢综合征伴胰岛素抵抗患者的胰岛素抵抗及排卵情况，且疗效与二甲双胍相当。

参考文献

[1] 韦凤，丘彦，何辉玉．强肾片联合龙鹿胶囊治疗多囊卵巢综合征伴胰岛素抵抗患者 73 例临床观察 [J]．中医杂志，2014，55（16）：1386-1389.

杞菊地黄丸（口服液、片、胶囊）

杞菊地黄丸说明书【成分】枸杞子、菊花、熟地黄、酒萸肉、牡丹皮、山药、茯苓、泽泻。【功能主治】滋肾养肝。用于肝肾阴亏，眩晕耳鸣，羞明畏光，迎风流泪，视物昏花。

杞菊地黄丸超药品说明书【功能主治】用法：

1. 治疗晚期宫颈癌。有人用杞菊地黄片治疗晚期宫颈癌患者（属肝肾阴虚型）18 例，疗效满意。用法：口服，每次 4 片，每日 3 次，温开水送服，30 d 为一个疗程。结果：18 例患者症状均得到明显缓解，一般服药 1~2 个疗程见效[1]。

2. 治疗围绝经期高血压症。侣雪平[2]用杞菊地黄汤加减治疗围绝经期高血压症。两组各 35 例患者。治疗组用杞菊地黄汤加减：菊花、枸杞子、白芍、龙骨、牡蛎、石决明各 20 g，熟地黄、钩藤各 25 g，山茱萸、茯苓、牡丹皮、怀牛膝、天麻各 15 g，丹参 30 g。随症加减，每日 1 剂，水煎服。对照组用卡托普利片，每次 25 mg，每日 3 次，口服。均 4 周为一个疗程，停用他药。结果：两组分别痊愈 10 例、5 例，显效 16 例、10 例，有效 6 例、13 例，无效 3 例、7 例。总有效率分别为 91.4%、80%。

参考文献

[1] 李世文，康满珍．老药新用途［M］．6版．郑州：河南科学技术出版社，2017：174-175.

[2] 侣雪平．杞菊地黄汤加减治疗围绝经期高血压症的临床研究［J］．中医药学报，2007，35（3）：53-54.

七厘散

七厘散说明书【成分】血竭、乳香（制）、没药（制）、红花、儿茶、冰片、人工麝香、朱砂。【功能主治】化瘀消肿，止痛止血。用于跌仆损伤、血瘀疼痛、外伤出血。

七厘散超药品说明书【功能主治】用法：

1. 用于乳汁不下。用豆油煎鸡蛋，鸡蛋稍凝固即将七厘散 1 g 撒在蛋黄上，待变色后起锅，连鸡蛋一同服下，1 次/d，连服 3~7 d，可收到良好的通乳效果[1]。

2 治疗痛经。若妇女经来腹痛时，取黄酒冲服七厘散，效果显著。用法：七厘散1.5~2 g，黄酒 30~50 mL，二者混合均匀后吞服，每日 1 或 2 次。一般服用 2~3 d 即可止痛，少数人仅服药 1 次即获痊愈[1]。

3. 治疗慢性附件炎。中医认为，本病多因气血瘀滞，肝脉痹阻所引起。临床表现为小腹胀痛，尤以两侧为甚。有时可触及条索状物，按之疼痛，腰骶酸楚，采用七厘散加味治疗，效果显著。用法：将桂枝 30 g，蒲公英 20 g，小茴香、金银花各 15 g，威灵仙、川黄柏各 12 g，乌药、川芎、木通、泽泻各 10 g，水煎 3 次后合并药液，约为 800 mL，加入七厘散2.5~3 g，分 2 或 3 次口服。结果：41 例患者，经用药 3~5 d 后，治愈者 28 例，显效者 10 例，有效者 2 例，无效者 1 例[1]。

参考文献

[1] 李世文，康满珍．中成药新用途［M］．6版．郑州：河南科学技术出版社，2017.

人参养荣丸

人参养荣丸说明书【成分】人参、土白术、茯苓、炙甘草、当归、熟地黄、白芍（麸炒）、炙黄芪、陈皮、制远志、肉桂、五味子（酒蒸）。【功能主治】温补气血。用于心脾不足，气血两亏，形瘦神疲，食少便溏，病后虚弱。

人参养荣丸超药品说明书【功能主治】用法：

治疗闭经。刘荣先[1]报道用人参养荣丸治疗闭经患者，效果满意。用法：口服，每次1丸，每日3次，黄酒送服，5 d为一个疗程。结果：23例闭经患者，经用药2~4个疗程后，治愈者20例，有效者2例，无效者1例，总有效率95.7%。

参考文献

[1] 刘荣先. 老药新用二则 [J]. 家庭中医药，2005（6）：48.

如意金黄散

如意金黄散说明书【成分】姜黄、大黄、黄柏、苍术、厚朴、陈皮、甘草、生天南星、白芷、天花粉。【功能主治】清热解毒，消肿止痛。用于热毒瘀滞肌肤所致疮疖肿痛，症见肌肤红、肿、热、痛，亦可用于跌打损伤。

如意金黄散超药品说明书【功能主治】用法：

治疗乳腺增生。胥轶群[1]将200例乳腺增生病患者随机分为观察组和对照组，每组100例，观察组患者采用疏肝解郁汤并结合金黄散外敷治疗，对照组患者采取口服乳块消片治疗。结果：观察组治愈44例，显效42例，有效5例，治疗总有效率为91.0%；对照组治愈16例，显效42例，有效16例，治疗总有效率为74.0%。两组比较有统计学差异（$P<0.01$），显示疏肝解郁汤结合金黄散外敷治疗乳腺增生疗效显著。

参考文献

[1] 胥轶群. 疏肝解郁汤结合金黄散外敷治疗乳腺增生病的疗效观察 [J]. 延边医学, 2015 (11)：35-36.

山海丹胶囊

山海丹胶囊说明书【成分】三七、人参、黄芪、红花、山羊血粉、决明子、葛根、佛手、海藻、何首乌、丹参、川芎、麦冬、灵芝、香附、蒲黄。【功能主治】活血通络。用于心脉瘀阻，胸痹。

山海丹胶囊超药品说明书【功能主治】用法：

治疗绝经期综合征。本病的主要症状是潮热、出汗，可伴有头晕、心悸，颜面、颈部皮肤潮红，手指皮肤温度增高和麻木等。有人用山海丹胶囊治疗绝经期综合征患者 37 例，治愈（症状体征消失，随访 6 个月以上未复发）32 例，好转（症状体征明显减轻）4 例，无效（治疗一个疗程后，症状体征未见改善）1 例，总有效率 97%[1]。

参考文献

[1] 李世文，康满珍. 中成药新用途 [M] .6 版. 郑州：河南科学技术出版社，2017.

三黄膏

三黄膏说明书【成分】黄柏、黄芩、黄连、栀子。辅料为食用植物油、红丹、蜂蜡、松香。【功能主治】清热解毒，消肿止痛。用于疮疡初起，红、肿、热、痛，轻度烫伤。

三黄膏超药品说明书【功能主治】用法：

治疗乳腺炎（乳痈）。张玮等[1] 报道用三黄膏佐治乳痈 26 例，两组各 26 例患者，均常规使用抗生素治疗。治疗组在此基础上外用三黄膏。用法：外敷总疮口或肿块，用消毒纱布覆盖，每日换药2次，连用5 d。对照组合用西药对症治疗。结果：两组分别治愈21例、14例，有效4例、8例，无效1例、4例；总有效率分别为96.15%、84.62%。

参考文献

[1] 张玮，刘继志. 三黄膏佐治乳痈26例疗效观察 [J]. 国医论坛，2015，30（6）：55.

三妙丸

三妙丸说明书【成分】苍术（炒）、黄柏（炒）、牛膝。【功能主治】清热燥湿。用于湿热下注所致的痹病，症见足膝红肿热痛、下肢沉重、小便黄少。

三妙丸超药品说明书【功能主治】用法：

1. 治疗盆腔炎。中医认为，本病系由外感湿毒、热毒等邪毒入侵，壅滞于胞宫，气血运行不畅，冲任受损所致。治宜清热燥湿解毒，故用三妙丸主之，效如桴鼓。用法：口服三妙丸，每次8 g，每日3次，黄酒和温开水各半送服。10 d 为一个疗程，直至症状消失时止。临床观察52例盆腔炎患者，经用药1~2个疗程后，其中治愈者45例，好转者6例，无效者1例，总有效率98%。一般用药4~6 d 即可收到明显效果[1]。

2. 治疗卵巢囊肿。治疗组72例，用本方加味；对照组32例，用桂枝茯苓丸，每次6 g，每日3次，口服。均8周为一个疗程。孕妇忌用；妇女月经过多者慎用；忌酒，忌生冷、酸辣、鱼腥等品。结果：两组分别治愈56例、2例（$P<0.01$），有效14例、13例，无效2例、17例，总有效率分别为97.2%、46.9%（$P<0.01$）[2]。

参考文献

[1] 李世文，康满珍. 中成药新用途 [M]. 6版. 郑州：河南科学技术出版社，2017.

[2] 朱可奇. 三妙汤治疗卵巢囊肿72例临床观察 [J]. 浙江中医学院学报，2005，29（3）：43.

生化颗粒（合剂）

生化颗粒说明书【成分】当归、川芎、桃仁、干姜（炒炭）、甘草。【功能主治】养血祛瘀。用于产后受寒恶露不行或行而不畅，夹有血块，小腹冷痛。

生化颗粒（合剂）超药品说明书【功能主治】用法：

1. 治疗痛经。有人用生化颗粒治疗痛经患者 62 例，其中未婚者 35 例，已婚者 27 例；年龄最小者 21 岁，最大者 38 岁，平均年龄 29.5 岁；病程最短者 1 年，最长者 9 年，平均4.8 年。用法：口服生化颗粒，每次 1 袋，每日 3 次，开水冲服。于月经来潮前 5 日开始服至月经净止，用 2 个月经周期为一个疗程。临床观察 62 例，经用药 2~3 个疗程后，其中痊愈者（疼痛及诸症消失，随访 1 年以上未见复发）50 例，有效者（疼痛及诸症明显减轻）9 例，无效者（疼痛及诸症未见改善）3 例，总有效率 95%[1]。

2. 治疗产后缺乳。产后乳汁不足或乳汁清稀，乳房胀痛者，应用生化颗粒治疗，可收到立竿见影的效果。用法：生化颗粒，每次 1 袋，每日 3 次，开水冲服。观察缺乳患者 44例，用药 1 d 治愈者 10 例，用药 2 d 治愈者 18 例，用药 3 d 治愈者 16 例，治愈率达100%。用本药治愈产后缺乳具有疗程短、疗效高、用药方便等特点，值得临床推广应用[1]。

3. 辅助药物流产。先用米非司酮每次 50 mg，每日 2 次，空腹口服，用 2 d 后，再用本方（当归、川芎、桃仁、炮姜、益母草、马齿苋、败酱草、蒲黄），每日 1 剂，水煎服。服后 2~3 h，用米索前列醇 600 μg；服后 2 h 无规律宫缩（或宫缩强度弱），再服 400 μg，每日最大量为 1.6 mg。共 130 例，用 5 d。结果：完全流产 118 例，不完全流产 9 例，无效3 例，总有效率 98%[2]。林红[3] 将生化汤用于药物流产，效果满意。两组各 60 例，均用米非司酮 50 mg，每 12 h 一次空腹服，用药 2 d，第 3 日晨用米索前列醇 600 μg，空腹服。胚胎排出后，治疗组用本方（当归 15 g，川芎、甘草、炮姜各 6 g，桃仁 10 g），水煎服。结果：两组分别完全流产 58 例、47 例，不完全流产 2 例、13 例。平均出血时间、出血量治疗组均少于对照组（$P<0.05$，$P<0.01$）。

4. 治疗产后恶露不绝。马卫东等[4] 报道用生化汤加味治疗产后恶露不绝。口渴、便秘、尿黄者，加麦冬、生地黄、墨旱莲、海螵蛸；腹痛，恶露臭秽、紫暗有块者，加生贯众、马齿苋、败酱草、红藤。每日1剂，水煎餐后服。用药10 d。结果：42例中，治愈31例，好转8例，未愈3例，总有效率93%。

5. 治疗早期流产术后宫内残留。闫月琴[5]报道用加味生化汤（当归25 g，川芎、桃仁各12 g，炮姜5 g，泽兰、川牛膝各15 g，益母草30 g，五灵脂9 g，炙甘草6 g）治疗早期流产术后宫内残留。头晕、心慌、乏力，加党参、黄芪；阴道排出物臭、腹痛甚者，加败酱草、红藤。每日1剂，水煎服，3 d为一个疗程。结果：65例中，治愈63例，无效2例。冯健意等[6]则研究评价了加味生化汤联合缩宫素治疗药物流产后蜕膜组织残留的临床疗效。通过将120例终止妊娠患者随机分为对照组（肌内注射缩宫素）和治疗组（肌内注射缩宫素+口服加味生化汤），观察两组患者的临床疗效。结果：治疗组患者药物流产后蜕膜组织残留治疗总有效率为96.7%，高于对照组的83.3%（$P<0.05$）。表明加味生化汤联合缩宫素治疗药物流产后蜕膜组织残留，疗效确切。

参考文献

[1] 李世文，康满珍. 中成药新用途 [M]. 6版. 郑州：河南科学技术出版社，2017.

[2] 王卉，张春平. 生化汤辅助药物流产130例疗效观察 [J]. 河南中医药学刊，2000，15 (5)：50.

[3] 林红. 生化汤用于药物流产的临床观察 [J]. 南京中医药大学学报，2006，22 (5)：330-331.

[4] 马卫东，秦忠. 生化汤加味治疗产后恶露不绝42例 [J]. 现代中西医结合杂志，2007，16 (18)：2541-2542.

[5] 闫月琴. 加味生化汤治疗早期流产术后宫内残留65例 [J]. 河南中医，2010，30 (11)：1087-1088.

[6] 冯健意，林燕珍，陈颖燕. 加味生化汤联合缩宫素治疗药物流产后蜕膜组织残留临床研究 [J]. 中国实用医药，2017，12 (35)：121-123.

生肌玉红膏

【其他名称】 玉红膏、消炎生肌膏

生肌玉红膏说明书**【主要成分】** 白芷、虫白蜡、当归、甘草、轻粉、血竭、紫草。**【功能主治】** 活血祛腐，解毒生肌。治痈疽、发背等疮，溃烂流脓，以及疔疮、疔根脱出需长肉收口者。解毒消肿，生肌止痛。用于疮疡肿痛，乳痈发背，溃烂流脓，浸淫黄水。

生肌玉红膏超药品说明书【功能主治】用法：

治疗急性乳腺炎。中医学认为，急性乳腺炎多为肝气郁结、胃热蕴蒸、气血凝滞所致。以清热解毒、消肿散结为治[1]。有人运用生肌玉红膏外用治疗急性乳腺炎患者 38 例，疗效显著。用法：取生肌玉红膏涂患处，再用无菌纱布覆盖。每日换药一次。结果：38 例中，用药 2~3 d 治愈者 19 例，4~5 d 治愈者 11 例，6~7 d 治愈者 8 例。无 1 例出现化脓。应用本品时，忌食腥、辣之品[2]。

参考文献

[1] 何国兴. 生肌玉红膏临床新用途 [J]. 家庭中医药，2011（1）：54.
[2] 李世文，康满珍. 中成药新用途 [M]. 6 版. 郑州：河南科学技术出版社，2017.

四物胶囊（合剂）

四物胶囊说明书**【成分】** 当归、川芎、白芍、熟地黄。**【功能主治】** 调经养血。用于营血虚弱，月经不调。

四物胶囊（合剂）超药品说明书【功能主治】用法：

1. 治疗黄体功能不全。苑淑肖[1]报道用四物汤加味（当归 12 g，川芎 9 g，赤芍、白芍、生地黄、熟地黄各 15 g）治疗黄体功能不全 30 例。肾阳虚者，加紫石英、仙茅、淫

羊藿、菟丝子、覆盆子；肾阴虚者，加女贞子、墨旱莲、枸杞子、五味子、玄参、麦冬。每日 1 剂，水煎服。一个月经周期为一个疗程，月经期及妊娠停用。并用氯米芬、绒毛膜促性腺激素，经用药 3~7 个月，30 例中妊娠 20 例，其中已正常分娩 15 例。

2. 治疗产后恶露不尽。渠力平[2]报道用奇效四物汤（黄芪、熟地黄、炒白芍、仙鹤草各 30 g，当归、阿胶、炒艾叶各 12 g，川芎、炮姜、炙甘草各 10 g，炒黄芩 15 g）治疗产后恶露不尽 86 例。腹痛甚者，加炒蒲黄、炒五灵脂；出血量多者，加三七粉。每日 1 剂，水煎服。结果：86 例中，痊愈者 51 例，好转者 32 例，无效者 3 例，总有效率 96.51%。

3. 治疗抗精子抗体阳性不孕。任国秀等[3]报道用黄芪四物胶囊配合西药治疗抗精子抗体阳性不孕不育患者。治疗组 43 例，用黄芪四物胶囊（含山茱萸 10 g，山药、当归、熟地黄、红藤各 15 g，川芎、赤芍各 9 g，黄芪 30 g，丹参、黄芩各 20 g），每粒含生药 0.5 g，每次服用 6 粒；对照组 43 例，用泼尼松片 5 mg，均每日 3 次口服，3 个月经周期为一个疗程（避免经期行房事），用一个疗程。结果：两组分别痊愈 35 例、30 例，显效 5 例、4 例，无效 3 例、9 例；总有效率分别为 93%、79.1%。随访<6 个月，分别妊娠 37 例、31 例（$P<0.05$）。

参考文献

[1] 苑淑肖. 四物汤加味治疗黄体功能不全 30 例 [J]. 现代中西医结合杂志，2005，14（20）：2672.

[2] 渠力平. 奇效四物汤治疗产后恶露不尽 86 例 [J]. 山东中医杂志，2006，25（7）：462.

[3] 任国秀，吴永庆. 黄芪四物胶囊配合西药治疗抗精子抗体阳性不孕 43 例 [J]. 陕西中医，2009，30（3）：266-267.

四逆散

四逆散说明书【成分】柴胡、枳实、芍药、炙甘草。【功能主治】具有疏肝气、散郁热功效。用于四肢发凉、胃痛、腹痛等病症。但肝血虚者慎用，阳虚寒厥者忌用。

四逆散超药品说明书【功能主治】用法：

1. 治疗急性乳腺炎。用法：口服本品 9 g/次，2 次/d，温开水送服。经用药，39 例中，用药 2~4 d 治愈者 30 例，5~6 d 治愈者 9 例[1]。

2. 治疗阳痿。有人用四逆散治疗阳痿患者 63 例，治愈 34 例，好转 23 例，无效 6 例，总有效率为 90%。用法：本品 9 g/次，2 次/d，温开水送服[1]。

3. 治疗继发性不孕症。施瑞兰[2]用四逆散加味治疗继发性不孕症患者 30 例，10~15 d 为一个疗程，连续用药 2~3 个疗程。结果：30 例中 15 例获得治愈。另有人用四逆散加味治疗继发性不孕症患者 108 例，其中治愈者 59 例，好转者 30 例，无效者 19 例，总有效率为 82%[1]。

4. 治疗精液不液化症。庞宏永等[3]用四逆散加味治疗精液不液化症 36 例，15 d 为一个疗程，用 2 个疗程。结果：治愈 32 例，好转 3 例，无效 1 例，总有效率 97%。

5. 治疗子宫内膜异位症。冯倩珏等[4]报道运用四逆散治疗子宫内膜异位症患者效果显著。用法：柴胡、甘草各 6 g，枳实、丹参、香附、木香、延胡索各 9 g，白芍 15 g，砂仁（后下）3 g。经前可再加益母草 12 g，经后则加用玄参、党参各 12 g，首乌 9 g，升麻 6 g。每日 1 剂，水煎服。经用药 3 个月后，病告治愈。

参考文献

[1] 李世文，康满珍. 老药新用途［M］. 3 版. 北京：人民军医出版社，2006.

[2] 施瑞兰. 四逆散加味治疗继发性不孕症 30 例临床观察［J］. 贵阳中医学院学报，1992，14（2）：27-28.

[3] 庞宏永，杨曦，刘学伟. 四逆散加味治疗精液不液化症 36 例［J］. 河北中医，2002，24（1）：45.

[4] 冯倩珏，陈锦黎，王珍贞，等. 王大增运用四逆散治疗妇科疾病经验［J］. 湖南中医杂志，2014，30（3）：33-34.

失笑散

失笑散说明书【成分】蒲黄（炒）、蒲黄、五灵脂（醋炒）。【功能主治】祛瘀止痛。

用于瘀血阻滞，胸脘疼痛，产后腹痛，痛经。

失笑散超药品说明书【功能主治】用法：

1. 治疗功能性子宫出血。本病属中医学"崩漏"的范畴。有人采用失笑散治疗 125 例患者，其中已婚者 100 例，未婚者 25 例；年龄最小者 18 岁，最大者 53 岁，以 20～48 岁者占大多数（89 例）；病程最短者 4 个月，最长者 2.5 年。用法：取失笑散 15 g，布包水煎服，每日 2 次，5 d 为一个疗程。结果：125 例中，经用药 1～2 个疗程后，痊愈（服药后血止，下次月经按期来潮，经量正常）104 例，显效（服药后出血停止，主要症状消失）10 例，有效（服药 2 个疗程后，主要症状减轻或消失，经量较前减少）9 例，无效（服药 2 个疗程后，症状有所减轻，但出血未止）2 例，总有效率 98%[1]。其认为，活血止血药失笑散治疗功能性子宫出血患者，符合中医学"以通为补""瘀祛新安"的理论，故使大多数患者取得药到血止之良效。

2. 治疗肾虚血瘀型先兆流产。周英等[2]用寿胎丸合失笑散治疗肾虚血瘀型先兆流产。方法：三组各 20 例。治疗组用失笑散加味［蒲黄、五灵脂各 6～10 g，桑寄生、菟丝子、续断、阿胶（烊化）各 15 g］，每日 1 剂，水煎服，用 7～14 d。对照组 1 组用绒促性素 2 000 U，隔日 1 次，用药 7 次；黄体酮每次 20 mg，每日 1 次，用药 14 d，均肌内注射。对照组 2 组用上述中、西药。结果：三组分别治愈 19 例、13 例、19 例，好转 1 例、1 例（为对照 1 组、2 组），无效 1 例、6 例（为治疗组和对照 1 组）。止血时间治疗组、对照 2 组均优于对照 1 组（$P<0.05$）。

参考文献

［1］李世文，康满珍. 中成药新用途［M］. 6 版. 郑州：河南科学技术出版社，2017.

［2］周英，叶敦敏. 寿胎丸合失笑散治疗肾虚血瘀型先兆流产的临床疗效观察［J］. 广州中医药大学学报，2006，23（1）：25-29.

石斛夜光丸

石斛夜光丸说明书【成分】石斛、人参、山药、茯苓、甘草、肉苁蓉、枸杞子、菟丝子、地黄、熟地黄、五味子、天冬、麦冬、苦杏仁、防风、川芎、麸炒枳壳、黄连、牛膝、菊花、盐蒺藜、青葙子、决明子、水牛角浓缩粉、山羊角。【功能主治】滋阴补肾，清肝明目。用于肝肾两亏，阴虚火旺，内障目暗，视物昏花。

石斛夜光丸超药品说明书【功能主治】用法：

1. 治疗闭经。有人用石斛夜光丸治疗闭经患者 31 例，病程长者 6 年，短者 2 年，平均 3.2 年；年龄 30~35 岁者 18 例，36~40 岁者 13 例。用法：取石斛夜光丸每次口服 9 g（1 丸），每日 3 次，15 d 为一个疗程。结果：31 例患者中治愈者 28 例，有效者 2 例，无效者 1 例，总有效率 97%。一般用药 2~4 个疗程即可痊愈或显效[1]。

2. 治疗绝经期综合征。用石斛夜光丸治疗因肝肾阴虚所致之绝经期综合征患者，效果显著。用法：口服，每次口服 9 g（60 小粒），每日 3 次，温开水送服，20 d 为一个疗程，服至痊愈止。结果：53 例患者中治愈者 47 例，好转者 4 例，无效者 2 例，总有效率 96%。一般用药 1 个疗程后，即可获得明显效果或痊愈[1]。

参考文献

[1] 李世文，康满珍. 中成药新用途 [M]. 6 版. 郑州：河南科学技术出版社，2017.

十全大补丸

十全大补丸说明书【成分】党参、炒白术、茯苓、炙甘草、当归、川芎、酒白芍、熟地黄、炙黄芪、肉桂。【功能主治】温补气血。用于气血两虚，面色苍白，气短心悸，头晕自汗，体倦乏力，四肢不温，月经量多。

十全大补丸超药品说明书【功能主治】用法：

治疗席汉综合征。本病多为产后脑垂体不完全性功能减退所致，其临床表现一般以性功能减退、代谢功能低下为主，可见精神萎靡不振、全身虚弱、无乳、闭经、毛发脱落、头晕目眩、耳鸣、性器官和乳房萎缩等。现代医学主要采用激素疗法，但效果欠佳[1,2]。采用十全大补丸治疗席汉综合征，主要是滋补肝肾、益气养血，对恢复腺垂体功能有一定的作用。用法：口服十全大补丸（大蜜丸），每次 2 丸，每日 3 次，温开水送服，15 d 一个疗程。结果：21 例患者，经用药 3~5 个疗程后，其中治愈者 18 例，好转者 2 例，无效者 1 例。一般用药 2 个疗程后即可收到明显效果[3]。

参考文献

[1] 熊秀峰. 席汉综合征的中医治疗 [J]. 中外健康文摘, 2010, 7 (19)：333-334.

[2] 庞保珍, 庞清洋, 赵焕云. 中医药治疗席汉综合征研究进展 [J]. 中国性科学, 2009, 18 (9)：16-18.

[3] 李世文, 康满珍. 中成药新用途 [M]. 6 版. 郑州：河南科学技术出版社, 2017.

首乌丸

首乌丸说明书【成分】制何首乌、地黄、牛膝（酒炙）、桑椹、女贞子（酒制）、墨旱莲、桑叶（制）、黑芝麻、菟丝子（酒蒸）、金樱子、补骨脂（盐炒）、豨莶草（制）、金银花（制）。【功能主治】补肝肾，强筋骨，乌须发。用于肝肾两虚，头晕目花，耳鸣，腰酸肢麻，须发早白。

首乌丸超药品说明书【功能主治】用法：

治疗男性不育症。用首乌丸治疗男性不育症，效果颇佳。用法：口服首乌丸，每次6 g（约为100粒小丸），每日3次，温开水送服，30 d 为一个疗程。结果：17 例患者，服药3~5 个疗程后，其中治愈（妻子已怀孕）13 例，好转（各种症状有明显进步）4 例，治疗中未见不良反应[1]。

参考文献

[1] 李世文, 康满珍. 中成药新用途 [M]. 6 版. 郑州：河南科学技术出版社, 2017.

少腹逐瘀胶囊（颗粒）

少腹逐瘀胶囊说明书【成分】当归、蒲黄、五灵脂、赤芍、延胡索、小茴香、川芎、肉桂等。【功能主治】活血逐瘀，祛寒止痛。用于血瘀有寒引起的月经不调、小腹胀痛、腰痛、白带。

少腹逐瘀颗粒说明书【成分】本品主要成分为当归、蒲黄、五灵脂、赤芍、小茴香、延胡索、没药、川芎、肉桂、炮姜。【功能主治】活血逐瘀，祛寒止痛。用于血瘀有寒引起的月经不调、小腹胀痛、腰痛、白带。

少腹逐瘀胶囊（颗粒）超药品说明书【功能主治】用法：

1. 治疗人工流产后宫内残留。张艳慧[1]对行人流术后阴道彩超确定宫腔内有残留的患者使用少腹逐瘀颗粒配合缩宫素进行治疗。少腹逐瘀颗粒5 g，口服，一日3次；缩宫素20 U，肌内注射，一日1次。一共使用3 d。在治疗后通过阴道彩超对患者宫腔进行复查，结果800例患者中有11例治疗无效，其余全部有效。表明少腹逐瘀颗粒配合缩宫素治疗人流术后宫腔残留有较好的疗效。

郝淑娟等[2]给予流产患者少腹逐瘀胶囊+米索前列醇进行治疗。给予对照组90例患者单纯米索前列醇片进行治疗，服用200 μg/次，每12 h服用1次，共服用3 d，用药前必须空腹2 h；而观察组90例患者在米索前列醇片治疗基础上，给予少腹逐瘀胶囊，每次5 g，用温水冲服，3次/d，需服用10 d。结果表明少腹逐瘀胶囊配合米索前列醇治疗流产患者可有效提高宫腔内残留的临床治疗效果，缩短临床治疗时间，减轻患者痛苦，患者满意度也得到了有效提高。

2. 治疗异位妊娠。陈玉玲[3]用少腹逐瘀颗粒联合氨甲蝶呤、米非司酮治疗异位妊娠。治疗前交代可能发生的不良反应或保守治疗失败后可能行剖腹探查术或腹腔镜探查术，经患者及其家属同意后用药。所有患者肌内注射氨甲蝶呤，每次1 mg/kg，用药后第3天查血 β-HCG，如下降<15%，再次肌内注射氨甲蝶呤50 mg，并口服米非司酮50 mg，每天2次，连用3 d，用药后监测血 β-HCG及生命体征。1周后开始服用少腹逐瘀颗粒，每次1.6 g，每天3次，连服3周，于月经干净3~7 d行输卵管通液术。应用氨甲蝶呤、米非司酮杀死胚胎组织后，胚胎组织堵塞于输卵管中，易形成少腹血瘀症，加用少腹逐瘀颗粒活血化瘀、消癥，三药合用，可充分发挥中西医各自的长处，起到协同互补的作用。此方法简单、可靠、不良反应小、疗效显著、成功率高、费用低，是保留生育功能的一种较为理想的非手术治疗异位妊娠方法。

3. 治疗青春期多囊卵巢综合征。冯光荣等[4]用少腹逐瘀胶囊联合逍遥丸治疗青春期多囊卵巢综合征40例。患者于月经前3天至经期第4天，连续服用少腹逐瘀胶囊（每粒0.45 g）7 d，每次3粒，每天3次。7 d后服用逍遥丸（每8粒约1.4 g，相当于生药材3 g）21 d，每次8粒，每天2次。3个月为一个疗程，连续服用2个疗程。若为闭经患者，自初诊时服用少腹逐瘀胶囊7 d，若月经来潮，连续服至经期第4天；若服药7 d后月经未潮，则改服逍遥丸21 d；若服用逍遥丸期间月经来潮，则改服少腹逐瘀胶囊7 d，此后再服用逍遥丸21 d，为一新的月经周期。若服药1个月不来月经，则开始新的周期治疗。本治疗过程中不服用西药治疗。结果表明此法可有效改善患者血清LH、LH/FSH、T及E_2水平，调整至正常或接近正常状态，使下丘脑-垂体-卵巢轴的功能趋于正常，从而建立新的月经周期。

4. 预防子宫内膜息肉切除术后的复发。胡秀笼[5]探讨子宫内膜息肉行宫腔镜下切除术后口服少腹逐瘀胶囊对患者疾病复发的影响。对照组和观察组均在术前行宫腔镜检查，排除恶性宫腔病变。观察组40例在术后给予口服少腹逐瘀胶囊治疗，对照组40例术后行常规治疗。观察两组术后复发率及月经量变化。结果：术后6个月观察组复发率明显低于对照组（$P<0.05$）；两组均存在月经量减少情况，血红蛋白水平均明显升高（均$P<0.05$），但两组间比较差异无统计学意义（$P>0.05$）。结果表明宫腔镜下子宫内膜息肉切除术后应用少腹逐瘀胶囊能够有效降低术后复发率，对月经量无明显影响，适合临床推广应用。

5. 治疗慢性前列腺炎。肖洲南等[6]应用少腹逐瘀颗粒联合提肛运动治疗Ⅲ型前列腺炎（指慢性非细菌性前列腺炎/慢性盆腔疼痛综合征，主要症状是盆腔区不适或疼痛、反复不定的排尿症状和性功能障碍，无感染征象），所有患者均停用抗生素，给予少腹逐瘀颗粒1包（1.6 g），每日3次；一个月为一个疗程。同时指导患者采取站、坐或卧位做提肛运动，即吸气时有意识地使会阴（肛门）部肌肉收缩0.5~1 min，呼气时放松会阴（肛门）部肌肉。如此一呼一吸，一收一放，81次为一遍（以感觉会阴部肌肉酸楚疲劳为佳），每日3~5遍，一个月为一个疗程，收到了较好的疗效。

参考文献

[1] 张艳慧. 观察少腹逐瘀颗粒配合缩宫素治疗人药流术后宫腔残留的护理心得[J]. 中外女性健康研究，2015，41（15）：135.

[2] 郝淑娟，王伟. 少腹逐瘀胶囊配合米索前列醇治疗宫内残留［J］. 中外医疗，2013，32（30）：112-113.

[3] 陈玉玲. 少腹逐瘀颗粒联合氨甲蝶呤、米非司酮治疗异位妊娠体会［J］. 临床合理用药，2011，4（7B）：4.

[4] 冯光荣，周艳艳，胡晓华. 少腹逐瘀胶囊联合逍遥丸治疗青春期多囊卵巢综合征40

例［J］. 中国中西医结合杂志，2010，30（3）：320-322.

［5］胡秀笼. 宫腔镜子宫内膜息肉切除术后口服少腹逐瘀胶囊预防复发的疗效观察［J］.
现代中西医结合杂志，2016，25（11）：1180-1182.

［6］肖洲南，陶华清. 少腹逐瘀颗粒联合提肛运动治疗Ⅲ型前列腺炎临床疗效观察［J］.
中国性科学，2011，20（6）：33-35.

缩泉丸

缩泉丸说明书【成分】山药、益智仁（盐炒）、乌药。【功能主治】补肾缩尿。用于肾虚所致的小便频数、夜间遗尿。

缩泉丸超药品说明书【功能主治】用法：

1. 治疗先兆流产。有人用缩泉丸治疗先兆流产患者25例，经用药3~5个疗程后，其中治愈者23例，失败者2例（无效病例均为流产3次以上者），治愈率为92%。用法：取缩泉丸，每次9g，每日3次，空腹温开水送服，30d为一个疗程[1]。另有文献[2]报道用缩泉丸加味（益智仁30g，山药20g，乌药6g，菟丝子30g，杜仲20g，寄生30g）治疗滑胎患者1例，患者如期顺产1男婴，母子康健。

2. 治疗女性中老年张力性尿失禁。袁玉等[3]报道用金匮肾气丸合缩泉丸加味（益智仁、乌药、茯苓、泽泻、牡丹皮各10g，熟地黄30g，山药、山茱萸各15g，随症加减）治疗女性老年张力性尿失禁，每日1剂，水煎服。结果：36例中，治愈11例，有效25例，总有效率100%。

参考文献

［1］李世文，康满珍. 中成药新用途［M］. 6版. 郑州：河南科学技术出版社，2017.

［2］钱聚义. 缩泉丸加味妇科运用举隅［J］. 天津中医药，1998，15（4）：186-187.

［3］袁玉，魏文周，杨会双. 金匮肾气丸合缩泉丸治疗女性中老年张力性尿失禁36例
［J］. 河北中医，2007，29（8）：723.

锁阳固精丸

锁阳固精丸说明书【成分】锁阳、肉苁蓉（蒸）、制巴戟天、补骨脂（盐炒）、菟丝子、杜仲（炭）、八角茴香、韭菜子、芡实（炒）、莲子、莲须、煅牡蛎、龙骨（煅）、鹿角霜、熟地黄、山茱萸（制）、牡丹皮、山药、茯苓、泽泻、知母、黄柏、牛膝、大青盐。辅料为赋形剂蜂蜜。【功能主治】温肾固精。用于肾阳不足所致的腰膝酸软、头晕耳鸣、遗精早泄。

锁阳固精丸超药品说明书【功能主治】用法：

治疗女性不孕症。引起不孕症的原因很多，中医认为其与女子天癸、冲任两脉有密切关系，同时亦与肝郁、血虚、痰湿、肾虚、胞寒、血瘀等原因有关。锁阳固精丸组方严谨，兼顾气血、阴阳，既可温补肾阳，又可滋补肾阴。温补肾阳益天癸而气化无穷，滋补肾阴调冲任而泉源不竭，精血互益，阴阳互济而助孕受胎[1]。有人用锁阳固精丸治疗女性不孕症（中医辨证属肾阳虚、肾阴亏者）28 例，经用药 3~6 个疗程后，其中治愈者 25 例（均已怀孕），无效者 3 例。用法：在每次月经干净后，连用锁阳固精丸 7 d，每次 2 丸，每日 3 次，用温开水送服。服药一周内忌房事，避免重体力劳动[2]。

参考文献

[1] 牛国莲. 锁阳固精丸妇科新用 [J]. 家庭中医药, 2008 (6): 59.

[2] 李世文, 康满珍. 中成药新用途 [M]. 6 版. 郑州: 河南科学技术出版社, 2017.

速效救心丸

【其他名称】松栢

速效救心丸说明书【成分】川芎、冰片。【功能主治】行气活血，祛瘀止痛，增加冠脉血流量，缓解心绞痛。用于气滞血瘀型冠心病、心绞痛。

速效救心丸超药品说明书【功能主治】用法：

治疗原发性痛经。速效救心丸主要成分为川芎、冰片等，川芎辛香行散，温通血脉，能活血行气，祛风止痛，善治血瘀气滞诸痛，被誉为"血中之气药"；冰片辛苦微寒，开窍醒神，清热止痛；二者协同具有舒张血管、缓解血管痉挛、活血化瘀、行气止痛之功效，可用于原发性痛经的治疗[1,2]。据报道，速效救心丸对原发性痛经的临床疗效与吲哚美辛肠溶片相比差异无统计学意义，但在不良反应发生率方面差异有统计学意义，它不仅可避免非甾体抗炎药物的不良反应，而且奏效快，药效时间长[3]。夏立强等[4]报道用速效救心丸配合多克自热炎痛贴治疗原发性痛经患者。治疗组102例，用速效救心丸（含川芎、冰片等），每次6粒，3次/d，含化。并取穴：中极。用多克自热炎痛贴（重庆华伦医疗器械有限公司）贴敷穴位，每日换药一次。对照组48例，用布洛芬每次1粒（300 mg），2次/d，口服。均用至月经干净为止。2个月经周期为一个疗程。结果：治疗组治愈40例，两组分别显效34例、3例，有效18例、39例，无效10例、6例，总有效率分别为90.2%、87.5%。不良反应例数分别为1例、19例。

参考文献

[1] 巴音孟克．速效救心丸药理及临床研究进展［J］．内蒙古中医药，2015，34（3）：104，108．

[2] 江晓红．当归芍药散加减配合速效救心丸治疗肝脾失调型痛经30例［J］．实用中医药杂志，2016，32（12）：1176-1177．

[3] 王希光．速效救心丸治疗原发性痛经340例临床观察［J］．临床和实验医学杂志，2006，5（7）：969．

[4] 夏立强，曾白兰，詹云．速效救心丸配合多克自热炎痛贴治疗原发性痛经102例［J］．四川中医，2007，25（3）：76-77．

乌鸡白凤丸

乌鸡白凤丸说明书【成分】乌鸡、鹿角胶、鳖甲、牡蛎、桑螵蛸、人参、黄芪、当归、白芍、香附、天冬、甘草、地黄、熟地黄、川芎、银柴胡、丹参、山药、芡实、鹿角霜；辅料为蜂蜜、黄酒。【功能主治】补气养血，调经止带。用于气血两虚，身体瘦弱，腰膝酸软，月经不调，带下。

乌鸡白凤丸超药品说明书【功能主治】用法：

1. 治疗慢性前列腺炎。蒋孝红等[1]研究探讨了乌鸡白凤丸对慢性前列腺炎的疗效及对相关激素水平的影响。口服乌鸡白凤丸（停用其他药），每次1丸，每日2次，1个月为一个疗程，连用3个月观察效果。治疗后镜检前列腺液卵磷脂小体明显增多，白细胞减少，pH值降低；指检前列腺，腺体较治疗前质地光滑、柔软；睾酮水平明显升高，雌激素水平降低。表明乌鸡白凤丸对慢性前列腺炎患者临床症状有好的改善作用。

2. 治疗精液不化。汪李虎等[2]采用维生素C作为对照，实验组用乌鸡白凤丸治疗精液不液化症患者，口服乌鸡白凤丸，每日2次，每次6g，疗程为30d。治疗后，相比对照组，实验组精液液化时间明显缩短，正常液化率显著提高，精液黏稠度降低；前列腺液的pH值、卵磷脂小体、白细胞均有所改善，提示乌鸡白凤丸可作为临床治疗精液不液化症的较理想的药物。甘超[3]则采用乌鸡白凤丸联合葡萄糖酸锌片治疗精液不液化患者，具有显著疗效，且疗效均优于单纯使用乌鸡白凤丸或葡萄糖酸锌片。

3. 治疗复发性卵巢癌。有研究[4]报道，卡铂+紫杉醇方案联用乌鸡白凤丸治疗复发性卵巢癌治疗。对照组患者给予紫杉醇（30 mg/支）+卡铂（100 mg/支）联合化疗方案。疗程第1天，用紫杉醇135~150 mg/m² 加入5%葡萄糖注射液500 mL静脉滴注，在治疗前12 h、6 h分别服用地塞米松10 mg，治疗前30~60 min静脉滴注奥美拉唑80 mg；疗程第2天用卡铂（按肌酐清除率计算用量）加入5%葡萄糖注射液500 mL静脉滴注。每21 d为一个化疗周期，共给予静脉化疗6个周期。治疗组化疗期间在对照组治疗的基础上加服乌鸡白凤丸（9 g/丸），1丸/次，每日2次，口服（两组化疗期间未完成6个周期化疗的患者及治疗组任何原因停服乌鸡白凤丸的患者，不作为本次考察病例）。结果表明乌鸡白凤丸可增强患者对化疗药物的耐受力，减少不良反应的发生或减轻不良反应发生程度，降低住院费用，有推广应用的价值。

4. 治疗乳腺增生。杨廷友等[5]运用乌鸡白凤丸治疗乳腺增生症500例。方法：乌鸡白凤丸，每日2次，每次1丸，口服。另服维生素B₁、维生素B₆各20 mg，每日3次；维生素E 0.1 g，每日1次。1个月为一个疗程。1个疗程后复查，如疼痛、包块消失即停药。如疼痛减轻，包块缩小，休息10 d后继服1个疗程，3个疗程后仍无效者停服。结果：治愈160例，占32.0%；显效273例，占54.6%；无效67例，占13.4%。总有效率86.6%。

随访 6 个月至 5 年，复发者 140 例，占 28%。复发者以病程长者为主，但再行以上治疗仍有明显效果。因乳腺增生症属于中医"乳癖"范畴，多由郁怒伤肝、肝气郁滞、乳络受阻、气血结聚所致，治当疏肝理气、活血化瘀、软坚散结为法。乌鸡白凤丸方中诸药合用，共奏调补气血、疏肝理气、活血通络、软坚散结之功。据现代药理研究证实，乌鸡白凤丸对人体具有明显的免疫增强和双相调节作用，故对乳腺增生症具有良好效果。

参考文献

[1] 蒋孝红，马汝洁. 乌鸡白凤丸在慢性前列腺炎肾气虚损夹瘀型患者中的疗效观察及对相关激素水平的影响研究［J］. 世界最新医学信息文摘（电子版），2017，17（96）：115，261.

[2] 汪李虎，张小庄，林飞鸿. 乌鸡白凤丸治疗精液不液化症的临床观察［J］. 广州医药，2002，33（2）：56-58.

[3] 甘超. 中西医结合治疗精液不液化症的临床疗效观察［J］. 时珍国医国药，2013，24（7）：1678-1679.

[4] 李文敏. 乌鸡白凤丸联合化疗治疗复发性卵巢癌的疗效观察［J］. 药学研究，2014，33（12）：730-732.

[5] 杨廷友，方卡玲. 乌鸡白凤丸为主治疗乳腺增生症 500 例［J］. 实用中医药杂志，2003，19（8）：412.

乌梅丸

乌梅丸说明书【成分】乌梅肉、黄连、黄柏、附子（炙）、干姜、桂枝、细辛、青椒（去目）、人参、当归。【功能主治】温脏安蛔。用于治疗蛔厥、久痢、厥阴头痛，或脾胃虚引起之胃脘痛、肢体瘦弱。

乌梅丸超药品说明书【功能主治】用法：

1. 治疗痛经。李艳等[1]将 358 例原发性痛经患者随机分为穴位注射配合乌梅丸组（A组）、乌梅丸组（B组）、穴位注射组（C组）和布洛芬组（D组）进行治疗，比较四组的临床效果。结果：A 组和 C 组总有效率接近，分别为 99.07%、95.6%，均高于 B 组

（86.21%）和 D 组（79.17%）（$P<0.05$），而 A 组治愈率高于 C 组，差异有统计学意义（$P<0.05$）。A 组和 C 组治疗起效快，高于其他两组，差异有统计学意义（$P<0.05$）。表明穴位注射配合乌梅丸治疗原发性痛经疗效确切而显著，无不良反应，值得临床推广。另有人运用乌梅丸治疗痛经患者 59 例，效果显著。其中未婚者 38 例，已婚者 21 例；年龄 16~42 岁，平均 29 岁；病程 6 个月至 18 年，平均 5 年。妇科检查子宫正常者 29 例，发育不良者 25 例，后位子宫者 5 例。痛经程度：重度痛经者 35 例（腹痛难忍，不能坚持工作或学习，全身症状重），中度痛经者 24 例（腹痛难忍，影响工作或学习，全身症状较轻）。用法：内服乌梅丸，每次 2 丸，分早、中、晚 3 次口服，用温开水送下。于月经前 5 日开始服用，至月经干净为一个疗程，可连续服用 2~3 个疗程。临床观察痛经患者 59 例，经用药 1~4 个疗程后，其中治愈者（腹痛及全身症状消失，停药 6 个月经周期未见复发）45 例，显效者（腹痛及全身症状明显改善，或者疼痛消失未满 6 个月而复发，又用本药仍有效）8 例，有效者（服药痛止或减轻，停药即痛）4 例，无效者（连续服药 3 个月经周期，腹痛略有改善或依然如故）2 例，总有效率为 97%。重度痛经 35 例中有效者 33 例，轻度痛经 24 例中全部有效。治疗过程中未见不良反应[2]。

2. 治疗功能性子宫出血。有人用乌梅丸治疗功能性子宫出血患者 65 例，年龄最小者 13 岁，最大者 46 岁，平均为 29.5 岁；病程最短者半年，最长者 12 年，平均为 6.3 年。用法：内服乌梅丸，每次 2 丸，每日 3 次，温开水送服。5 d 为一个疗程。未获效者，继服药一个疗程。临床观察 65 例，经用药 1~3 个疗程后，其中临床治愈者（连续 1 年以上，月经的周期、血量、持续时间恢复正常）51 例，显效者（月经周期正常，但血量仍较多，时间持续 7 d 以内）7 例，有效者（月经周期接近正常，但血量仍较多，时间持续 7 d 以上）5 例，无效者（服药 2 个疗程，月经周期仍紊乱，出血量多或淋漓不断，或行经时间长短不一）2 例，总有效率为 97%[2]。功能性子宫出血中医多属崩漏一症，历代医家认为崩漏是由于脾胃失调、心火乘之所致，治疗大多从脾胃入手，以健脾为主。韩梅英等[3]临床上运用乌梅丸加减治疗崩漏 18 例，按四诊八纲综合分析，进行辨证治疗。如阴虚火旺者，以乌梅汤加归脾汤；肝郁气滞者，以乌梅汤合止崩汤；气血双亏者，以乌梅汤合当归止血汤。获得满意效果。

3. 治疗更年期综合征。贾爱芝[4]用乌梅丸加减（含乌梅 30 g，干姜 10 g，细辛 3 g，黄连 16 g，炮附子、黄柏、桂枝、人参各 6 g，当归、炒川花椒各 4 g）治疗更年期综合征，每日 1 剂，水煎服。结果：106 例中，治愈 96 例，未愈 10 例。郭晓原[5]用乌梅汤合逍遥散加减治疗更年期腹痛 33 例。寒甚者，加附子；热甚者，加黄柏；苔厚者，加砂仁（或藿香）；胁痛者，加陈皮、香附；腹痛甚者，加川楝子；梅核气者，加厚朴、半夏；痛无定处者，加防风。每日 1 剂，水煎分 3 次服，15 d 为一个疗程。用药 3 个疗程。结果：33 例中，痊愈 19 例，显效 9 例，有效 5 例，总有效率为 100%[5]。

参考文献

[1] 李艳，余璟玮，范晓萍，等. 穴位注射配合乌梅丸治疗原发性痛经疗效观察[J]. 中国妇幼保健，2013，28（26）：4380-4381.

[2] 李世文，康满珍. 中成药新用途 [M] .6 版. 郑州：河南科学技术出版社，2017.

[3] 韩梅英，张淼，张兰菊. 乌梅丸加减治疗崩漏 [J] . 内蒙古中医药，1998（3）：26.

[4] 贾爱芝. 乌梅丸加减治疗更年期综合征 106 例 [J] . 河南中医，2007，27（1）：17.

[5] 郭晓原. 乌梅汤合逍遥散加减治疗更年期腹痛 33 例 [J] . 中国实用乡村医生杂志，2007，14（4）：38.

五子衍宗丸

五子衍宗丸说明书【成分】枸杞子，菟丝子（炒），覆盆子，五味子（蒸），车前子（盐炒）。【功能主治】补肾益精。用于肾虚精亏所致的阳痿不育、遗精早泄、腰痛、尿后余沥。

五子衍宗丸超药品说明书【功能主治】用法：

1. 用于女性不孕症。孙青凤[1]观察了五子衍宗丸加减治疗排卵障碍性不孕的临床疗效，将 45 例患者分为两组：治疗组 28 例，采用五子衍宗丸加减（菟丝子、女贞子、枸杞子、覆盆子、车前子等）治疗；对照组 17 例，采用枸橼酸氯米芬片治疗。结果治疗组治愈率 46.4%，对照组治愈率 29.4%，表明五子衍宗丸加减治疗排卵障碍性不孕疗效显著。邢益涛等[2]分析了林天冬教授临床上应用五子衍宗丸治疗不孕症的经验。林教授认为不孕症患者女子肾精不足，则气血化生失常；而肝血不足，无以化精，则生殖之精亏虚，使机体失去濡养，生殖能力下降，加之精亏则神疲，机体抵抗力下降，易受他邪侵袭而生他病。故在治疗上主张补肾精、调气血，选用了《摄生众妙方》中的种子第一方"五子衍宗丸"，经多年临床观察，效果显著。

2. 用于滑胎。用五子衍宗丸内服，每服 6 g，每日 2 次；或以五子衍宗丸原方药材，水煎服，每日 1 剂，分 2 次煎服，治疗滑胎，效果较好[3]。另有文献[4]报道，徐慧媛教授对滑胎患者用五子衍宗丸加减治疗，患者症状明显好转，胎儿安好。陈舜华[5]对滑胎患者运用五子衍宗丸方剂水煎服进行补肾固胎治疗，患者状况良好并足月产一男婴。

3. 用于卵巢早衰。王忠英[6]对谢亚莉教授运用五子衍宗丸加减治疗卵巢早衰患者进行了经验总结：卵巢早衰从其症状特点来看，与肾的关系最为密切，肾、天癸、冲任、胞宫形成了女性特有的生理结构。肾主生殖，若肾精亏虚，天癸随之衰减，精血无以化生，日久肝无血养，肝肾亏虚，阴虚火旺，灼伤阴精，可使血枯经闭而导致各种妇科疾病如不孕。古方五子衍宗丸滋阴益肾、养血，通过中药的多重性作用，调理患者全身机体状态，改善下丘脑-垂体-性腺轴功能，使卵巢早衰患者恢复卵巢功能。杨巧慧[7]则对肖承悰教授应用五子衍宗丸加减治疗卵巢储备功能下降的经验进行了总结：肖承悰教授根据临床观察，认为卵巢储备功能下降的基本病机是肾阴虚，从而以五子衍宗丸加减自拟"七子益肾方"用于临床治疗，获得较好的疗效。

参考文献

［1］孙青凤. 五子衍宗丸加减治疗排卵障碍性不孕临床研究［J］. 吉林中医药，2012，32（12）：1243-1244.

［2］邢益涛，王定国，冯青，等. 林天东以五子衍宗丸治疗不孕症经验浅析［J］. 中医药导报，2018，24（1）：42-43.

［3］欧阳军. 五子衍宗丸临床新用［J］. 家庭医药，2015（12）：50.

［4］卢春茜，赵国红，徐慧媛. 徐慧媛教授运用五子衍宗丸加减治疗妇科病经验［J］. 光明中医，2017，32（11）：1559-1560.

［5］陈舜华. 五子衍宗丸在治疗不孕不育中的应用［J］. 中国现代药物应用，2017，11（11）：186-187.

［6］王忠英. 谢亚莉教授运用五子衍宗丸加减治疗卵巢早衰之经验总结［D］. 沈阳：辽宁中医药大学，2011.

［7］杨巧慧. 肖承悰教授应用五子衍宗丸加减治疗卵巢储备功能下降的经验初探［A］. 中华中医药学会. 首届全国不孕不育复发性流产中西医诊治暨生殖健康高峰论坛、第五次全国中医生殖医学学术研讨会论文集，2015.

血府逐瘀胶囊（颗粒、口服液）

血府逐瘀胶囊说明书【成分】柴胡、当归、地黄、赤芍、红花、炒桃仁、麸炒枳壳、甘草、川芎、牛膝、桔梗。【功能主治】活血祛瘀，行气止痛。用于气滞血瘀所致的胸痹，头痛日久、痛如针刺而有定处，内热烦闷，心悸失眠，急躁易怒。

血府逐瘀胶囊（颗粒、口服液）超药品说明书【功能主治】用法：

1. 治疗痛经。张郁[1]以口服血府逐瘀胶囊治疗气滞血瘀型痛经 40 例，每次 6 粒，每日 2 次，取得了比较满意的疗效。刘海虹[2]用血府逐瘀胶囊治疗子宫内膜异位症（内异症）所致痛经 80 例。实验室检查表明内异症患者存在甲皱微循环障碍和血液流变学异常以及体液免疫可溶性分子、经期血浆前列腺素 $PGF_{2\alpha}$ 的异常，治疗后均有显著改善，治疗总有效率为 95%。陈翊[3]则研究了用血府逐瘀胶囊治疗慢性盆腔炎所致痛经的临床疗效。方法：于月经来潮前 3 日开始，用血府逐瘀胶囊，每次 6 粒，每日 2 次，口服，用至月经干净止。停用他药。用 3 个月经周期。结果：120 例中，痊愈 8 例，显效 20 例，有效 80 例，无效 12 例，总有效率为 90%，提示血府逐瘀胶囊对慢性盆腔炎所致痛经有较好的治疗作用。

2. 治疗乳腺增生。张可训[4]将确诊为乳腺增生的患者 80 例随机分为对照组 40 例和治疗组 40 例。对照组口服他莫昔芬片，治疗组服用血府逐瘀汤中药免煎颗粒，疗程均为 1 个月，连续治疗 3 个疗程。结果：治疗组总有效率为 72.5%，对照组总有效率为 95%，表明血府逐瘀汤中药免煎颗粒治疗乳腺增生疗效确切。买雪婷等[5]通过文献荟萃分析，系统评价了血府逐瘀制剂（汤剂、胶囊及口服液）治疗乳腺增生症的有效性。结果显示血府逐瘀制剂在治疗乳腺增生症方面有较好的疗效；与药物联合其他治疗手段比较，血府逐瘀制剂联合其他治疗手段治疗乳腺增生症更有效。

3. 治疗精液不化症。范勇等[6]治疗了 40 例精液不化症患者，用血府逐瘀胶囊每次 5 粒，3 次/d，口服；并用 α-糜蛋白酶每次 5 mL，1 次/d，肌内注射。4 周为一个疗程。节房事，禁烟酒，禁辛辣之品。用 1 个疗程，结果显效 29 例，有效 8 例，无效 3 例。随访 1 年，配偶妊娠 16 例。常建国等[7]采用加味血府逐瘀汤治疗精液不液化症 30 例，并设对照组 30 例。结果治疗组总有效率 90%，对照组总有效率 66.7%，表明血府逐瘀汤对精液不化症有一定疗效。

4. 治疗精索静脉曲张性不育症。王景阁[8]血府逐瘀胶囊治疗精索静脉曲张性不育症70例。方法：6粒/次，2次/d，口服，1个月为一个疗程，禁烟酒。结果：55例弱精症痊愈4例，显效26例，有效12例，无效13例；15例少精症显效2例，有效5例，无效8例。提示以血府逐瘀胶囊治疗精索静脉曲张性不育症，对因曲张引起的少精症效果不太理想，对曲张引起的弱精症疗效较满意。王飞等[9]对102例精索静脉曲张性不育患者采用内服血府逐瘀中药汤剂，外用血府逐瘀汤中药湿敷阴囊治疗。结果：经1~3个疗程治疗，显效率47.0%，好转率46.1%，无效率6.9%，疗效显著。

5. 治疗产妇乳汁淤积。戴奎歆等[10]用血府逐瘀胶囊配合理疗治疗产妇乳汁淤积200例。方法：口服血府逐瘀胶囊，6粒/次，2次/d。并用VS-1型多功能治疗仪（香港福瑞医疗生产有限公司）治疗，强度以患者能耐受为度，局部理疗，每次20 min，1次/d，7~10 d为一个疗程，禁茶叶、绿豆等，禁生冷、酸辣之品，用一个疗程。结果：200例中，显效（乳汁淤积及疼痛消失）28例，有效152例，无效20例。窦丽红[11]同样采用血府逐瘀胶囊配合理疗及手法排乳治疗产后乳汁淤积症，具有很好的临床疗效。

6. 辅助早期妊娠药物流产。王风云等[12]报道用血府逐瘀口服液辅助早期妊娠药物流产400例，患者在服用米非司酮、米索前列醇后服用血府逐瘀口服液，每次10~20 mL，每日3次，共服5 d。结果提高了药物流产的安全流产率，减少了出血，缩短了出血时间，不影响月经周期，且无明显不良反应，表明血府逐瘀口服液是一种安全有效的药物流产辅助药物。

7. 治疗抗精神病药所致闭经。龙浩文等[13]等对32例服抗精神病药的精神分裂症患者，采用中药血府逐瘀汤为基本方进行辨证加减治疗抗精神病药所致闭经，治疗3个月，结果治愈22例，好转8例，无效2例，总有效率93.8%。

参考文献

[1] 张郁. 口服血府逐瘀胶囊治疗气滞血瘀型痛经临床分析 [J]. 中外医学研究, 2010, 8 (3): 74.

[2] 刘海虹. 血府逐瘀胶囊治疗子宫内膜异位症所致痛经80例 [J]. 上海中医药杂志, 2003, 37 (1): 37-38.

[3] 陈翊. 血府逐瘀胶囊治疗慢性盆腔炎所致痛经的临床观察 [J]. 北京中医药, 2009, 28 (12): 955-956.

[4] 张可训. 血府逐瘀汤化裁治疗乳腺增生 40 例疗效观察 [J]. 临床医学研究与实践, 2016, 1 (22): 117-118.

[5] 买雪婷, 滕亮, 王钰博, 等. 血府逐瘀制剂治疗乳腺增生症的系统评价 [J]. 中国医院用药评价与分析, 2017, 17 (12): 1663-1666.

[6] 范勇, 孙洪福, 甘兆红, 等. 血府逐瘀胶囊加 α-糜蛋白酶治疗精液不液化症 40 例 [J]. 中国中西医结合外科杂志, 2007, 13 (4): 380-381.

[7] 常建国, 钟吉康. 加味血府逐瘀汤治疗精液不液化症 [J]. 四川中医, 2008, 26 (5): 61.

[8] 王景阁. 血府逐瘀胶囊治疗精索静脉曲张性不育症 70 例 [J]. 北京中医药, 2009, 28 (6): 451.

[9] 王飞, 黄晓朋, 岳宗相, 等. 内外合用血府逐瘀汤治疗精索静脉曲张性不育 102 例 [J]. 实用中西医结合临床, 2014, 14 (4): 73-74.

[10] 戴奎歆, 柳丽, 王慧莲. 血府逐瘀胶囊配合理疗治疗产妇乳汁淤积 200 例疗效观察 [J]. 中国乡村医药, 2010, 17 (5): 42.

[11] 窦丽红. 血府逐瘀胶囊用于产后乳汁淤积的疗效观察 [J]. 医学信息 (下旬刊), 2011, 24 (10): 197.

[12] 王风云, 李伟宏, 田莉. 药物流产配伍血府逐瘀口服液经验方 [J]. 数理医药学杂志, 2011, 24 (3): 353-354.

[13] 龙浩文, 李梅枝, 张宏耕. 血府逐瘀汤加减治疗抗精神病药所致闭经的临床观察 [A]. 中国中西医结合学会. 中国中西医结合学会精神疾病专业委员会学术年会论文集, 2015.

小柴胡汤

小柴胡汤说明书【成分】柴胡、姜半夏、黄芩、党参、甘草、生姜、大枣。【功能主治】解表散热, 疏肝和胃。用于外感病, 邪犯少阳证, 症见寒热往来、胸胁苦满、食欲不振、心烦喜呕、口苦咽干。

小柴胡汤超药品说明书【功能主治】用法:

治疗产后发热多汗。郭杰[1]用小柴胡汤加减治疗产后发热多汗 60 例。两组各 60 例。

治疗组采用小柴胡汤加减：柴胡 15 g、黄芩 12 g、党参 18 g、半夏 9 g、生甘草 3 g、生姜 6 g、大枣 10 枚。气虚阳虚发热多汗者，加桂枝 10 g、太子参 9 g，生牡蛎（先煎）30 g、炒白芍 15 g、黄芪 30 g、生白术 15 g、浮小麦 30 g、防风 6 g；血虚阴虚发热多汗者，加当归、白芍各 15 g，金银花 20 g，龙眼肉 30 g，连翘 15 g；若仍有恶露者，可酌加仙鹤草 12 g、白茅根 20 g。每日 1 剂，水煎分 3 次口服，每次 200 mL。对照组采用青霉素类、甲硝唑和对乙酰氨基酚常规治疗。两组均以 7 d 为一个疗程，治疗一个疗程后观察治疗效果。结果：两组分别治愈 12 例、8 例，显效 8 例、6 例，有效 36 例、38 例，无效 4 例、8 例；总有效率分别为 93.33%、86.67%（$P<0.05$）。

参考文献

[1] 郭杰. 小柴胡汤加减治疗产后发热多汗 60 例临床观察 [J]. 国医论坛，2004，29（6）：4-5.

小建中合剂（口服液）

小建中合剂说明书【成分】桂枝、白芍、炙甘草、生姜、大枣。【功能主治】温中补虚，缓急止痛。用于脾胃虚寒，脘腹疼痛，喜温喜按，嘈杂吞酸，食少；胃及十二指肠溃疡见上述证候者。

小建中合剂（口服液）超药品说明书【功能主治】用法：

1. 治疗痛经。小建中汤为温里、补虚、缓急之方，痛经病因各异，寒热虚实不同，凡属中气虚弱，脾胃虚寒，气血不足，冲任失调，寒积作痛者均可选用[1]。有人用其治疗痛经患者 1 例，此患者系宿有虚寒之质，复因涉水受凉而诱发，致寒客冲任胞宫，经脉滞涩。故用小建中汤加当归、香附、细辛，活血理气，调经散寒而愈[2]。另有人运用小建中口服液治疗痛经患者 122 例，经用药 2~3 个疗程后，其中临床治愈（全身症状消失，停药后 6 个月经周期未复发）者 105 例，显效者（腹痛及全身症状明显减轻，或者消失不满 3 个月而复发，但再服本方仍有效）10 例，有效者（服药后疼痛消失或减轻，但停药后又疼痛）4 例，无效者（服药 2 个月经周期后，腹痛依然如故）3 例，总有效率 98%。用法：内服小建中口服液，每次 30 mL，每日 3 次，于经前 3 日开始服，至月经干净为一个疗程，连续用药至症状消失[3]。

2. 治疗围绝经期综合征。现代医学认为，妇女绝经前后在卵巢功能衰退同时出现的一系列以自主神经系统紊乱为主的症状，即称围绝经期综合征。有人运用小建中口服液治疗围绝经期综合征患者 38 例，其中治愈者（症状及体征消失，随访半年未见复发）31 例，好转者（症状及体征减轻或部分消失）5 例，无效者（用药 1 个疗程，症状及体征未见改变）2 例，总有效率 95%[3]。

3. 治疗遗精。牛利水[4]报道用小建中汤加味［桂枝 12 g，炒白芍 24 g，炙甘草 12 g，大枣 5 枚，生姜 10 g，黄连 6 g，肉桂 2 g，人参（另炖）10 g，五味子 8 g］治疗遗精。方法：药材用冷水浸泡 20 min，先以武火煎沸，再以文火煎煮共 30 min 取一汁，再煎二渣 20 min，共取汁 200 mL。人参碎后以文火另炖 2 h，和上汁分 2 次温空腹服。若头眩，加川芎 9 g；心悸，加柏子仁 15 g、远志 10 g；早泄，加芡实 15 g、龙骨 30 g；阳痿，加菟丝子 12 g、枸杞子 15 g、仙茅 10 g；虚热汗出，加白薇 10 g、牡蛎 10 g 等。治疗遗精 52 例，经用药 20~40 d，均告治愈。

参考文献

［1］黄丽明．小建中汤治疗痛经 25 例［J］．实用中医药杂志，2001，17（9）：12.

［2］聂四成，余云霞．小建中汤加味治疗妇科腹痛症［J］．湖北中医杂志，2001，23（2）：29-30.

［3］李世文，康满珍．中成药新用途［M］．6 版．郑州：河南科学技术出版社，2017.

［4］牛利永．小建中汤加味治疗遗精心得［J］．中医杂志，2010，51（S2）：11.

小金丸（胶囊）

小金丸（胶囊）说明书【成分】人工麝香、木鳖子（去壳去油）、制草乌、枫香脂、乳香（制）、没药（制）、五灵脂（醋炒）、酒当归、地龙、香墨。【功能主治】散结消肿，化瘀止痛。用于痰气凝滞所致的瘰疬、瘿瘤、乳岩、乳癖，症见肌肤或肌肤下肿块一处或数处，推之能动，或骨及骨关节肿大、皮色不变、肿硬作痛。

小金丸（胶囊）超药品说明书【功能主治】用法：

1. 治疗子宫内膜异位症。张媛媛等[1]研究了米非司酮联合小金胶囊治疗子宫内膜异位症的效果。对照组 60 例给予米非司酮口服治疗，观察组 60 例给予米非司酮联合小金胶囊口服。两组患者均连续治疗 6 个月，观察两组治疗后的有效率、血清 CA125、性激素水平、复发率及不良反应发生率等指标。结果：观察组临床总有效率均高于对照组（$P<0.05$），血清 CA125、复发率低于对照组（$P<0.05$）；两组性激素水平无明显差异（$P>0.05$）。表明小金胶囊治疗子宫内膜异位症具有较好的疗效，能明显缩减甚至去除病灶，减轻和控制疼痛，避免手术的痛苦，不良反应少，对生育无明显影响，是育龄期妇女的首选治疗方法。

杨扬等[2]采用小金丸联合戈舍瑞林治疗子宫内膜异位症患者，对照组患者于月经结束后第 2 天开始腹前壁皮下注射醋酸戈舍瑞林缓释植入剂，3.6 mg/次，28 d 一次；治疗组在对照组基础上口服小金丸，3 g/次，2 次/d。两组均经过 6 个月治疗，观察两组患者临床疗效。结果明小金丸联合戈舍瑞林治疗子宫内膜异位症可有效改善患者的临床症状，改善机体性激素水平。

2. 辅助治疗子宫肌瘤。潘艳芳等[3]采用米非司酮片联合小金丸治疗痰湿瘀阻型子宫肌瘤，治疗组口服米非司酮片 12.5 mg/次，1 次/d，合用小金丸 1.2 g/次，2 次/d；对照组单纯口服米非司酮片 12.5 mg/次，1 次/d。两组均从月经来潮第 1~3 天开始服用米非司酮片，月经期连续服用；治疗组从月经干净后开始服用小金丸，月经期停服。疗程均为 3 个月。结果表明米非司酮片联合小金丸可有效缩小肌瘤体积、控制肌瘤生长，并且反跳率低，是一种安全、有效的治疗方法。

3. 治疗慢性前列腺炎、附睾炎。付正丰[4]观察了小金丸对痰湿瘀阻型慢性前列腺炎的治疗效果，治疗组口服小金丸，一日 2 次，每次 1.2~3 g；对照组服用安慰剂，服用方法与小金丸相同。结果表明小金丸对痰湿瘀阻型慢性前列腺炎疼痛及排尿症状治疗作用明显，是治疗痰湿瘀阻型前列腺炎的有效药物。附睾炎是一种非特异性感染，常因泌尿生殖系感染（如后尿道炎、前列腺炎及精囊炎等）继发，少数由血行感染所致。中医学认为，慢性附睾炎总病机乃湿热下注厥阴之络，以致气血凝滞。小金丸全方共奏活血化瘀、理气止痛、消肿散结之功，治疗慢性附睾炎屡用屡效，值得临床推广[5]。

参考文献

[1] 张媛媛，李丽，薛娟，等. 米非司酮联合小金胶囊治疗子宫内膜异位症的临床研究
    [J]. 世界中医药，2017，12（9）：2047-2049.

[2] 杨扬，龚护民，袁少洋. 小金丸联合戈舍瑞林治疗子宫内膜异位症的临床研究 [J].

现代药物与临床，2018，33（9）：2326-2330.

[3] 潘艳芳，张晓华. 米非司酮联合小金丸治疗痰湿瘀阻型子宫肌瘤28例［J］. 福建中医药，2012，43（1）：28-29.

[4] 付正丰. 小金丸治疗痰湿瘀阻型慢性前列腺炎的临床研究［D］. 成都：成都中医药大学，2007.

[5] 孙哲，张淑杰，常宝忠. 小金胶囊治疗慢性附睾炎24例［J］. 中国民间疗法，2010，18（5）：38.

逍 遥 散

逍遥散说明书【成分】柴胡、当归、白芍、白术（炒）、茯苓、炙甘草、薄荷。【功能主治】疏肝健脾，养血调经。用于肝郁脾虚所致的郁闷不舒、胸胁胀痛、头晕目眩、食欲减退、月经不调。

逍遥散超药品说明书【功能主治】用法：

1. 治疗高泌乳素血症。雷丽[1]用逍遥散加减治疗高泌乳素血症。治疗组20例，用逍遥散加减，月经先期者，加生地黄；量少者，加黄精、菟丝子；月经稀发、闭经者，加牛膝、益母草、土鳖虫；头晕者，加钩藤、生石决明；烦躁易怒者，加瓜蒌、郁金；垂体微腺瘤者，加白花蛇舌草、三棱、莪术。对照组17例，用溴隐亭，每次1.25 mg，3 d后改每次2.5 mg，2次/d，口服。均30 d为一个疗程，用1~6个疗程。结果：对照组、治疗组两组分别显效（月经复常，经前症状消失或减轻，溢乳停止，泌乳素值下降>1/2，不孕者妊娠）11例、9例，有效6例、5例，无效各3例。随访半年，分别复发7例、2例（$P<0.05$）。治疗组妊娠率58.33%，对照组妊娠率60%，无显著差异性（$P>0.05$）。经与对照组比较，两组在临床症状、妊娠率及疗效等方面均无显著性差异，证明逍遥丸治疗亦能达到令人满意的效果，且无一例出现副反应，远期疗效好。

2. 治疗女性灼口综合征。尹沂平等[2]用逍遥散加味治疗女性灼口综合征45例。治疗组45例，用逍遥散加味。气滞血瘀甚者，加枳壳、红花；肝郁化火者，加牡丹皮、栀子；肝肾阴虚甚者，加熟地黄、枸杞子、龟甲、首乌藤。每日1剂，水煎，分3次服。对照组43例，用谷维素片，每次10 mg，3次/d；复合维生素B，每次1片，1次/d，维生素E胶囊，0.1 g，1 次/d，餐前口服。均 2 周为一个疗程，用 2 个疗程。结果：两组分别痊愈 24 例、8 例，显效 11 例、10 例，有效 7 例、12 例，无效 3 例、13 例；总有效率分别为 93.3%、69.8%（*P*<0.01）。

3. 治疗乳腺小叶增生。翟永根等[3]报道用加减逍遥散（柴胡 9 g，当归 12 g，白芍、茯苓各 10 g，炙甘草 3 g）合行气散外敷治疗乳腺小叶增生 56 例。肝郁化火者，加牡丹皮、炒栀子；血亏者，加熟地黄、阿胶；血滞者，加川芎、制香附。每日 1 剂，水煎服。并用行气散结散 [大黄 100 g，川芎、穿山甲（代）、片姜黄、炒白术、延胡索各 60 g，研细末] 适量，加陈醋（每 500 g 加芒硝 60 g、冰片 10 g），用凡士林调匀，涂患处，厚 1~2 mm，包扎，48 h 换药一次，7 次为一个疗程。结果：56 例中，治愈 28 例，好转 22 例，无效 6 例。

参考文献

[1] 雷丽. 逍遥散加减治疗高泌乳素血症的临床观察 [J]. 湖北中医杂志，2003，25（8）：14-15.

[2] 尹沂平，杨光辉，谷秋霞. 逍遥散加味治疗女性灼口综合征 45 例 [J]. 中国中医药信息杂志，2005，12（10）：66.

[3] 翟永根，蔡震珍. 加减逍遥散内服合行气散结散外敷治疗乳腺小叶增生 56 例 [J]. 中国民间疗法，2005，13（1）：27-28.

附　加味逍遥丸

加味逍遥丸说明书【成分】柴胡、当归、白芍、白术（麸炒）、茯苓、甘草、牡丹皮、栀子（姜炙）、薄荷。辅料为生姜。【功能主治】疏肝清热，健脾养血。用于肝郁血虚，肝脾不和，两胁胀痛，头晕目眩，倦怠食少，月经不调，脐腹胀痛。

加味逍遥丸超药品说明书【功能主治】用法：

1. 辅助治疗乳腺增生。加味逍遥丸是一种和解剂中成药，全方疗效为疏肝健脾、理气解郁、补血补气。在加味逍遥丸的基础上联合乳腺病治疗仪，能够改善微循环状态，利于组织消散与吸收，具有活血化瘀之效。黄伟[1]报道了加味逍遥丸与乳腺病治疗仪联合治疗乳腺增生的疗效。检查患者双乳，明确治疗区域（增生肥厚或触痛感强烈的地方），应用

75%乙醇清洁消毒局部，之后通过乳腺病治疗仪 EK-800B 进行治疗。方法：将皮肤与电极紧密接触，按照患者的耐受情况设置相关参数，20 min/次，1 次/d，一个疗程为 15 d。在此基础上给予加味逍遥丸（6 g/袋）治疗，口服，1 袋/次，3 次/d，一个疗程为 15 d。结果表明加味逍遥丸与乳腺病治疗仪联合治疗乳腺增生具有显著的应用效果，可以有效改善乳腺肿胀、疼痛等临床症状和乳腺增厚等体征，安全性佳。

2. 辅助治疗多囊卵巢综合征合并甲状腺功能减退。多囊卵巢综合征在中医理论中属"闭经""不孕"的范畴，其发病多与肝、脾、肾脏器功能失调有关，为本虚标实之证，本虚为脾肾阳虚，标实多为痰瘀、肝气郁滞。甲状腺功能减退在中医理论中属于"瘿瘤"的范畴，其发病多与饮食不节、心情郁闷有关。加味逍遥丸具有舒肝清热、健脾养血之功效。周静等[2]的研究观察了加味逍遥丸联合左甲状腺素钠片和二甲双胍治疗肝气郁结型多囊卵巢综合征（PCOS）合并甲状腺机能减退的临床疗效。对照组口服左甲状腺素钠片，50 μg/次，1 次/d；同时口服盐酸二甲双胍片，0.5 g/次，3 次/d。治疗组在对照组的基础上口服加味逍遥丸，6 g/次，2 次/d。两组均连续治疗 8 周。观察两组患者的临床疗效，同时比较治疗前后两组患者的空腹血糖（FBG）、空腹胰岛素（FINS）、胰岛素抵抗指数（IRI）、总胆固醇（TC）、三酰甘油（TG）、低密度脂蛋白胆固醇（LDL-C）、高密度脂蛋白胆固醇（HDL-C）、黄体生成素（LH）、卵泡刺激素（FSH）、LH/FSH、睾酮、雌二醇（E_2）、孕酮、催乳激素（PRL）、血清游离甲状腺素（FT_4）、游离三碘甲腺原氨酸（FT_3）和促甲状腺激素（TSH）的变化情况。结果表明加味逍遥丸联合左甲状腺素钠片和二甲双胍治疗肝气郁结型 PCOS 合并甲状腺机能减退疗效显著，不仅能改善糖、脂代谢，同时还能改善性激素和甲状腺激素的分泌。

参考文献

[1] 黄伟. 加味逍遥丸与乳腺病治疗仪联合治疗乳腺增生的疗效分析 [J]. 中国医学工程，2016，24（2）：81-83.

[2] 周静，高晟，吴深涛. 加味逍遥丸联合左甲状腺素钠片和二甲双胍治疗肝气郁结型多囊卵巢综合征合并甲状腺机能减退的疗效观察 [J]. 现代药物与临床，2016，31（3）：329-334.

夏枯草片

夏枯草片说明书【成分】夏枯草。【功能主治】清火，散结，消肿。用于火热内蕴所致的头痛、眩晕、瘰疬、瘿瘤、乳痈肿痛；甲状腺肿大、淋巴结核、乳腺增生见上述证候者。

夏枯草片超药品说明书【功能主治】用法：

1. 治疗前列腺增生。良性前列腺增生属中医"癃闭"等范畴。基本病机为体质虚弱，肝肾精血不足，气血运行不畅，瘀血败精互结于下焦，水液气化失调，气血瘀滞。夏枯草归肝经，味苦、辛，性寒，具有散结消肿、清肝泻火、疏通肝气之功效。龚晓娟等[1]采用夏枯草片治疗良性前列腺增生，每次 3 片，每日 3 次，6 个月为一个疗程。研究结果表明夏枯草片治疗良性前列腺增生的临床疗效显著，可改善临床症状，且不良反应少。

2. 治疗子宫肌瘤。贾晓青[2]对比了小剂量米非司酮联合夏枯草片与单纯用小剂量米非司酮治疗子宫肌瘤的疗效。对照组单纯使用小剂量米非司酮，治疗组在对照组基础上加上夏枯草片（在月经来潮的第 2 天、第 3 天口服米非司酮 12.5 mg，每晚睡前 1 次，在此基础之上加入夏枯草片口服，6 片/次，2 次/d，3 个月为一个临床疗程）。用药期间禁止食用辛辣、生冷、腥、酸等食物。结果显示：与单纯使用小剂量米非司酮相比，小剂量米非司酮联合夏枯草片共同治疗子宫肌瘤患者，可以使子宫肌瘤体积明显缩小，并且不良反应较少。

参考文献

[1] 龚晓娟，刘伟刚，仲华. 夏枯草片治疗良性前列腺增生 40 例观察 [J]. 实用中医药杂志，2014，30（10）：964-965.

[2] 贾晓青. 小剂量米非司酮联合夏枯草片与单纯用小剂量米非司酮治疗子宫肌瘤疗效对比 [J]. 实用妇科内分泌杂志，2015，2（1）：168-170.

阳和解凝膏

阳和解凝膏说明书【成分】牛蒡草、凤仙透骨草、生川乌、桂枝、大黄、当归、生草乌、生附子、地龙、僵蚕、赤芍、白芷、白蔹、白及、川芎、续断、防风、荆芥、五灵脂、木香、香橼、陈皮、肉桂、乳香、没药、苏合香、人工麝香。【功能主治】温阳化湿，消肿散结。用于脾肾阳虚、痰瘀互结所致的阴疽、瘰疬未溃、寒湿痹痛。

阳和解凝膏超药品说明书【功能主治】用法：

治疗乳腺增生。本病属中医学"乳癖"病的范畴。一般系由肝气郁结，痰瘀阻络所致。蔡国珍将 50 例乳腺增生患者随机分为两组，25 例观察组采用"阳和解凝膏"贴敷外治：先将肉桂、制乳香、制没药、血竭等研细的药粉撒于熬成摊好的阳和解凝膏药中间，再将药膏稍微加热使其软化，直接贴敷在乳腺硬块或痛处，每贴膏药敷 3 d，5 贴为一个疗程，月经期间也可使用，观察时间为 3 个疗程；25 例对照组使用中成药乳癖消（广东永康药业有限公司）治疗，口服，2 粒/次，3 次/d，观察时间为 1 个疗程（常规疗程为 1 个月，经期仍可服用）。结果显示两组乳腺疼痛、肿块症状有明显的改善，两组间治疗效果对照差异无统计学意义（$P > 0.05$），但显效率观察组高于对照组，有显著性差异（$P < 0.05$），说明阳和解凝膏外治组与中成药（乳癖消）组对乳腺增生病均有较好疗效，但观察组效果优于对照组[1]。

参考文献

[1] 蔡剑虹. 蔡国珍运用阳和解凝膏治疗乳腺增生 25 例 [J]. 江西中医药，2014，63 (4)：50，70.

益母草流浸膏（合剂、注射液）

益母草流浸膏说明书【成分】益母草、熟地黄、当归。【功能主治】调经活血，祛瘀生新。用于月经不调、产后子宫复旧不全、恶露不行或过多。

益母草流浸膏（合剂、注射液）超药品说明书【功能主治】用法：

1. 治疗产后宫缩无力。何建平等[1]观察了复方益母草合剂治疗产后宫缩无力的临床疗效。治疗组555例，用复方益母草合剂（当归300 g，红花、生甘草各120 g，干姜60 g，水煎3次，浓缩滤液，加益母草流浸膏100 mL，蔗糖、羟苯乙酯各适量，加蒸馏水至1 L。静置，取上清液），每次25 mL；对照组465例，用益母草流浸膏，每次15 mL；均每日2次，口服，用8 d。结果：两组分别治愈525例、400例，无效30例、65例。疗效治疗组优于对照组（$P<0.05$）。

2. 预防剖宫产后出血。孙会艳[2]观察了益母草注射液联合缩宫素预防剖宫产术后出血的临床效果。治疗组64例与对照组58例均硬膜外麻醉后，行剖宫产术。胎儿娩出后，治疗组用益母草注射液40 mg/2 mL、缩宫素注射液20 U，宫体肌内注射。对照组用缩宫素注射液20 U，宫体肌内注射；缩宫素注射液20 U，静脉滴注。结果：两组产后出血者分别为1例、8例，产后2 h出血量分别为（215±56）mL、（348±65）mL（$P<0.01$）。治疗组预防剖宫产后出血的效果明显优于对照组。

参考文献

[1] 何建平，寿涛．复方益母草合剂治疗产后宫缩无力临床观察［J］．浙江中西医结合杂志，2001，11（12）：764-765.

[2] 孙会艳．益母草注射液联合缩宫素预防剖宫产术后出血的临床观察［J］．中国实用医刊，2010，37（21）：84.

越 鞠 丸

越鞠丸说明书【成分】醋香附、川芎、炒栀子、苍术（炒）、六神曲（炒）。【功能主治】理气解郁，宽中除满。用于胸脘痞闷、腹中胀满、饮食停滞、嗳气吞酸。

越鞠丸超药品说明书【功能主治】用法：

治疗阳痿。越鞠丸方出自《丹溪心法》，主要用于治疗气、血、痰、火、湿、食六郁证。何晓晖教授根据此方组方配伍机理及中医辨证论治原则，将其灵活化裁用于治疗阳痿。以越鞠丸行气解郁，药用：香附 109 g，栀子 89 g，苍术 109 g，川芎 89 g，神曲 159 g，郁金 109 g，党参 129 g，茯苓 209 g，丹参 129 g，薏苡仁 209 g，仙灵脾 159 g。14 剂，水煎服，日 1 剂。同时进行情志开导并嘱生活调养之法，加减治疗 1 个月后，病痊愈。此案中以越鞠丸疏肝解郁，加郁金祛气郁，加丹参祛血郁，加党参、茯苓、薏苡仁健脾化湿以祛湿郁、痰郁和食郁，加仙灵脾、仙茅、丁香温肾助阳，诸药共奏解诸郁、助肾阳之功[1]。临床也有相关报道同样证实越鞠丸治疗阳痿的疗效显著[2,3]。

参考文献

[1] 戴家超，谢文强，何晓晖．何晓晖应用越鞠丸治疗难治性疾病经验［J］．中医药通报，2016，15（1）：26-28.

[2] 崔宴医．越鞠丸治阳痿案［J］．新疆中医药，2002，20（6）：82.

[3] 代璞，高莉，杨红玉，等．高社光应用越鞠丸验案 6 则［J］．河北中医，2015，37（3）：332-334.

银翘散

银翘散说明书【成分】金银花、连翘、薄荷、荆芥、淡豆豉、牛蒡子（炒）、桔梗、淡竹叶、甘草。【功能主治】辛凉解表，清热解毒。用于风热感冒，发热头痛，咳嗽，口干，咽喉疼痛。

银翘散超药品说明书【功能主治】用法：

治疗妊娠外感发热。陈艳等[1]报道用银翘散加减治疗妊娠外感发热 156 例。金银花、连翘、黄芩、竹叶各 15 g，板蓝根 30 g，荆芥 9 g，薄荷（后下）、甘草各 6 g。头痛，加桑叶、菊花；咽喉肿痛，加牛蒡子、玄参、桔梗、甘草；咳嗽，加桑白皮、枇杷叶、桔梗、前胡。每日 1 剂，水煎服，温盐水漱口，流质（或半流质）饮食，用 1~5 d。结果：156 例中，治愈 97 例，有效 48 例，无效 11 例，总有效率 92.9%。本病治疗在辨证的基础上多以银翘散为主方，随症加减，方中金银花、连翘、板蓝根清热解毒，现代医学研究证明金银花、连翘具有抗菌、抗炎及解热作用；板蓝根可增强免疫力；辅以荆芥、薄荷发散表邪，其中荆芥加于辛凉解表药中可增强发汗之力；黄芩清上焦之热，同时有清热安胎之效；竹叶清心利尿，使邪从小便出。诸药合用，疏散风热，清热解毒，疗效确切。

参考文献

[1] 陈艳，杨静．银翘散加减治疗妊娠外感发热156例［J］．天津中医药大学学报，2009，28（3）：115．

云南白药（散剂、胶囊）

云南白药说明书【功能主治】化瘀止血，活血止痛，解毒消肿。用于跌打损伤，瘀血肿痛、吐血、咳血、便血、痔血、崩漏下血、疮疡肿毒及软组织挫伤、闭合性骨折、支气管扩张及肺结核咳血、溃疡病出血，以及皮肤感染性疾病。

云南白药超药品说明书【功能主治】用法：

1. 治疗宫颈糜烂。陈淑香等[1]观察了中西医结合治疗宫颈糜烂的临床疗效。25例宫颈糜烂的患者采用微波治疗后创面加敷云南白药，每日换药1次，3次为一个疗程；另25例仅微波治疗，2~4周后观察评价疗效。结果25例微波治疗后涂云南白药的患者创面提前愈合。表明宫颈糜烂在微波治疗后配合涂云南白药胶囊内容物可以加快创面愈合。云南白药有化瘀止血、解毒消肿、加速血管生长及促进结缔组织增生的功效，可达到促进伤口愈合的作用，加快宫颈糜烂的痊愈[2]。

黄佩宁[3]则将云南白药联合利普刀电灼用于治疗慢性宫颈炎伴糜烂样改变。将160例患者随机分为观察组和对照组各80例，对照组单纯应用利普刀（输出功率30 W）电灼糜烂面，观察组于利普刀电灼治疗后加用云南白药粉。两组均于治疗8周后判定疗效。结果：8周后观察组的治愈率为87.5%，明显高于对照组的65.0%，差异具有统计学意义（$P<0.05$）；观察组患者手术后阴道排液量少于月经量的有75例（93.75%），对照组有46例（57.5%），两组比较，差异有统计学意义（$P<0.01$）。

2. 治疗急性乳腺炎。有人应用云南白药与保险子治疗急性乳腺炎患者82例，5~6 d内全部治愈，且无一例化脓。用法：将云南白药与保险子共研为极细末，加入凡士林调成糊状，外敷乳房，肿块很快消散[4]。

参考文献

［1］陈淑香，栾厚强．微波加敷云南白药治疗宫颈糜烂25例临床观察［J］．中医临床研究，2015，7（19）：125.

［2］刘思越，沈菲，欧阳丽娟．LEEP刀配合云南白药治疗宫颈糜烂的临床分析[J]．医学理论与实践，2015，28（23）：3245-3246.

［3］黄佩宁．云南白药联合利普刀治疗宫颈糜烂样改变80例疗效观察［J］．国医论坛，2015，30（2）：47.

［4］李世文，康江珍．中成药新用途［M］．6版．郑州：河南科学技术出版社，2017.

附　云南白药酊

云南白药酊说明书【功能主治】活血散瘀，消肿止痛。用于跌打损伤、风湿麻木、筋骨及关节疼痛、肌肉酸痛及冻伤。

云南白药酊超药品说明书【功能主治】用法：

治疗急性乳腺炎。有人采用内服云南白药酊，每次5 mL，每日3次，治疗急性乳腺炎74例，其中1~2 d治愈者28例，3~4 d治愈者34例，5~6 d治愈者12例。未发生乳腺化脓现象[1]。

参考文献

［1］李世文，康江珍．中成药新用途［M］．6版．郑州：河南科学技术出版社，2017.

鱼腥草注射液

鱼腥草注射液说明书【功能主治】清热解毒，消痈排脓，利湿通淋。用于痰热壅肺所致的肺脓肿、湿热下注所致的尿路感染、热毒壅盛所致的痈疖。

鱼腥草注射液超药品说明书【功能主治】用法：

治疗慢性盆腔炎。①取穴：关元、子宫、阴陵泉、肾俞、次髎、三阴交。用鱼腥草注射液 4 mL、胎盘组织液 5 mL，混合，每次取 1 组穴，穴位注射，每穴 2 mL；再用频谱治疗仪局部照射 30 min，1 次/d，两组穴位交替使用，10 d 为一个疗程。月经期停用。治疗慢性盆腔炎 76 例，用 1~3 个疗程后，痊愈 12 例，显效 43 例，有效 21 例，总有效率为 100%[1]。②以鱼腥草注射液为主，穴位注射治疗慢性盆腔炎患者，治疗组 40 例，取穴：子宫、三阴交（均双侧）、中极。用鱼腥草注射液 4 mL、复方当归注射液 1 mL，穴位注射，每穴 1 mL；继用特定电磁波治疗仪（TDP）照射中极穴及下腹，每次 30 min，1 次/d；疗程间隔 3 d。月经期停用。对照组 31 例，用金刚藤糖浆 20 mL、经带宁胶囊 3 粒，3 次/d，口服。均 10 d 为一个疗程，用 2 个疗程。结果：两组分别痊愈 22 例、9 例，好转 16 例、14 例，无效 2 例、8 例；总有效率分别为 95%、74.2%。治疗组疗效明显优于对照组（$P<0.01$）[2]。③应用鱼腥草注射液穴位注射配合高频热疗治疗慢性盆腔炎。两组各 40 例，治疗组取穴：子宫、次髎、中极、关元。用鱼腥草注射液穴位注射，每穴 1 mL，1 次/d，两组穴位（子宫、次髎为一组，中极、关元为一组）交替使用，5 d 为一个疗程，疗程间隔 2 d。对照组用奥硝唑片 0.5 g、阿奇霉素胶囊 0.25 g，2 次/d，口服；7 d 为一个疗程，用 2 个疗程。结果：两组分别痊愈 12 例、8 例，显效 19 例、10 例，有效 7 例、14 例，无效 2 例、8 例[3]。

参考文献

[1] 顾群. 穴位注射治疗慢性盆腔炎的临床观察 [J]. 针灸临床杂志，2004，20（1）：40-41.

[2] 于东歌. 穴位注射配合 TDP 治疗慢性盆腔炎 40 例临床观察 [J]. 上海针灸杂志，2005，24（11）：19-20.

[3] 王全权，陈海林，宗芳，等. 穴位注射配合高频热疗治疗慢性盆腔炎疗效观察 [J]. 中国中医药信息杂志，2011，18（4）：63-64.

右归丸

右归丸说明书【成分】熟地黄、炮附片、肉桂、山药、酒萸肉、菟丝子、鹿角胶、枸杞子、当归、盐杜仲。【功能主治】温补肾阳，填精止遗。用于肾阳不足，命门火衰，腰膝酸冷，精神不振，怯寒畏冷，阳痿遗精，大便溏薄，尿频而清。

右归丸超药品说明书【功能主治】用法：

1. 治疗女性不孕症。王莉等[1]报道：将138例排卵功能障碍性不孕症患者随机分为治疗组和对照组各69例，对照组给予西药氯米芬治疗，治疗组联合应用桃红四物汤、右归丸加减治疗。治疗3个月经周期后，治疗组卵泡刺激素（FSH）、睾酮（T）含量明显低于对照组，黄体生成素（LH）、雌二醇（E_2）含量明显高于对照组（$P<0.05$或$P<0.01$）。治疗组宫颈Insler评分、子宫内膜厚度、成熟卵泡个数均明显高于对照组（$P<0.05$），中医证候积分明显低于对照组（$P<0.05$）。治疗组排卵率为73.9%，明显高于对照组的55.1%（$P<0.05$）。随访1年，治疗组妊娠率为65.2%，明显高于对照组的40.6%（$P<0.05$）。表明桃红四物汤联合右归丸有助于提高排卵功能障碍性不孕症患者的排卵率与妊娠率，可能与改善患者临床症状、调节激素水平、改善宫颈状况、促进卵泡发育有关。汤华涛等[2]运用右归丸加味治疗肾阳亏虚型多囊卵巢综合征不孕患者32例。右归丸加味：熟地黄30 g，山药15 g，枸杞子15 g，菟丝子15 g，杜仲15 g，鹿角胶15 g（烊化），淫羊藿15 g，苍术15 g，当归10 g，山萸肉10 g，紫河车10 g，半夏10 g，肉桂6 g，附子6 g。加水750 mL，煎取200 mL。于月经周期第3日开始，每日1剂，服至下次月经来潮，共3个周期。如月经延期不至者，予口服黄体酮胶囊100 mg，每日2次，连服5 d，停药等待月经第3日重复上述方案。结果：治愈18例，显效12例，无效2例，总有效率93.8%。

2. 治疗功能失调性子宫出血。鲍艳华[3]报道：将100例青春期功能失调性子宫出血患者随机分为对照组（$n=50$）和观察组（$n=50$）。对照组患者使用雌孕激素进行治疗，观察组患者在雌孕激素的基础上加用右归丸。对患者的止血时间和住院时间进行观察，并对其止血效果进行评价。结果显示：与对照组相比，观察组患者的止血时间和住院时间均有效缩短（$P<0.05$）。对照组患者的止血总有效率为84%，观察组患者的止血总有效率为98%，观察组患者的止血效果较对照组明显更佳（$P<0.05$）。表明使用雌孕激素联合右归丸治疗青春期功能失调性子宫出血，能够有效止血，治疗效果显著。另有文献[4,5]报道右归丸对围绝经期功能失调性子宫出血也有确切疗效。

3. 治疗男性雄激素缺乏综合征。王琦等[6]报道：用右归丸加减（熟地黄24 g，炒山药、枸杞子、姜汁炒杜仲、菟丝子各12 g，山茱萸、当归各9 g，熟附子、肉桂各6 g，巴戟天、肉苁蓉、覆盆子、蛇床子各10 g，鹿角珠、淫羊藿各2 g）治疗男性雄激素缺乏综合征，每日1剂，水煎服，用一个月。结果：28例症状均显著改善；血清睾酮治疗前后比较均有显著性差异（$P<0.01$）。右归丸治疗男性雄激素部分缺乏综合征（PADAM），作用

是补肾益气，特别适用于睾酮水平正常的 **PADAM** 中老年人，其可能的作用机制与其调节雄激素受体功能相关[7]。

参考文献

[1] 王莉，闫文慧，赵海燕. 桃红四物汤联合右归丸治疗排卵功能障碍性不孕症的疗效观察 [J]. 中医药导报，2017，23（19）：96-98.

[2] 汤华涛，毕秀敏. 右归丸加味治疗肾阳亏虚型多囊卵巢综合征不孕 32 例 [J]. 中国民间疗法，2013，21（3）：37.

[3] 鲍艳华. 雌孕激素联合右归丸治疗青春期功能失调子宫出血的临床疗效分析[J]. 中国医药指南，2015，13（35）：174-175.

[4] 李升华，郑冬梅. 右归丸治疗肾阳虚型围绝经期功能失调性子宫出血的临床观察 [J]. 中国中医药科技，2013，20（6）：666-667.

[5] 李升华. 右归丸联合雌-孕激素治疗肾阳虚型围绝经期功能失调性子宫出血的临床研究 [D]. 哈尔滨：黑龙江中医药大学，2014.

[6] 王琦，王灿晖. 右归丸加减治疗男性雄激素缺乏综合征 [J]. 浙江中西医结合杂志，2004，14（11）：678-679.

[7] 葛旻垚，赵建华. "右归丸"治疗男性雄激素部分缺乏综合症（PADAM）[A]. 第十次全国中西医结合男科学术大会，第六届广西中医、中西医结合男科学术大会，全国中西医结合男科疾病诊疗新进展学习班论文集，2015.

枳术丸

枳术丸说明书【成分】枳实（炒）250 g、麸炒白术。【功能主治】健脾消食，行气化湿。用于脾胃虚弱，食少不化，脘腹痞满。

枳术丸超药品说明书【功能主治】用法：

治疗子宫脱垂。有人用枳术丸加味治疗子宫脱垂患者 19 例，疗效显著。用法：用当归 15 g，益母草、升麻各 10 g，水煎后取药汁送服枳术丸，每次 30 g，每日 2 次，15 d 为一个疗程。结果：19 例中，临床治愈者（子宫复位到坐骨棘平面以上，自觉症状消失，随访半年以上未见复发）15 例，好转者（子宫脱垂不同程度地恢复，自觉症状基本消失）3 例，无效者（子宫脱垂及自觉症状同治疗前无明显改善）1 例[1]。

参考文献

[1] 李世文，康江珍．中成药新用途［M］．6 版．郑州：河南科学技术出版社，2017．

滋肾育胎丸

滋肾育胎丸说明书【成分】菟丝子、砂仁、熟地黄、人参、桑寄生、阿胶（炒）、首乌、艾叶、巴戟天、白术、党参、鹿角霜、枸杞子、续断、杜仲。【功能主治】补肾健脾，益气培元，养血安胎，强壮身体。用于脾肾两虚、冲任不固所致的滑胎（防治习惯性流产和先兆性流产）。

滋肾育胎丸超药品说明书【功能主治】用法：

用于男性不育症。滋肾育胎丸是全国名老中医罗元恺教授在 20 世纪 60 年代初制定的经验方（原名：补肾固冲丸），方以滋补肾阴肾阳为主，佐以补气健脾养血[1]。《名医别录》谓其"治男女虚冷，添精益髓，去腰酸膝冷"。有临床资料记载用滋肾育胎丸治疗男性肾虚型不育者 10 例，其中阳痿 3 例，不能射精 1 例，精液常规异常 6 例。以 3 个月为一个疗程，1~3 个疗程为度。患者服药后性功能恢复，精液常规检查正常而能生育，同时其他临床症状均有所改善[2]。

参考文献

[1] 闫晓彤，齐聪．滋肾育胎丸临床应用及作用机制研究进展［J］．上海中医药杂志，2016，50（8）：98-100．

[2] 张玉珍，刘菊芬，罗颂平．罗元恺教授经验方"滋肾育胎丸"临床总结（附 150 例疗效分析）［J］．新中医，1983（3）：11-14．

知柏地黄丸

知柏地黄丸说明书【成分】知母、黄柏、熟地黄、山茱萸（制）、牡丹皮、山药、茯苓、泽泻。辅料为蜂蜜、糊精、滑石粉。【功能主治】滋阴降火。用于阴虚火旺，潮热盗汗，口干咽痛，耳鸣遗精，小便短赤。

知柏地黄丸超药品说明书【功能主治】用法：

1. 治疗男性不育症。男性不育症的病因复杂，如免疫性不育、精液异常性不育、解脲脲原体感染性不育、慢性前列腺炎和精囊炎导致的不育等。据报道，知柏地黄丸在这几种原因引起的男性不育的临床治疗中均有显著疗效。朱丽亚等[1]运用泼尼松联合知柏地黄丸治疗男性免疫性不育。将100例男性免疫性不育患者随机分为两组，治疗组59例采用泼尼松联合知柏地黄丸治疗，对照组41例单独采用泼尼松治疗。两组抗精子抗体 AsAb 的转阴率分别为94.9%和78.0%（$P<0.05$）；两组妊娠率分别为39.0%和17.3%（$P<0.05$）。陈四喜等[2]采用知柏地黄丸联合抗感染药物治疗精液液化不良患者76例，给予知柏地黄丸治疗3个月。结果显示：显效44例，有效23例，无效9例，有效率为88.2%。王益俊等[3]探讨了知柏地黄丸对解脲脲原体感染的不育患者精液指标的影响。将感染性不育症患者120例随机分为知柏地黄丸治疗组64例和西药对照组56例，结果治疗后两组精子活率、活力及正常形态百分率较治疗前均有改善，治疗组各项指标优于对照组（$P<0.05$），治疗组与对照组治愈率分别为28.12%、16.0%。张迅等[4]将200例Ⅳ型前列腺炎合并不育症患者随机分为治疗组（加减知柏地黄汤组）、对照Ⅰ组（前列康片组），每组100例。两组均治疗3个月，观察前列腺液（EPS）白细胞（WBC）计数及白介素-1β（IL-1β）、肿瘤坏死因子-α（TNF-α）、白介素-8（IL-8）、白介素-10（IL-10）水平的变化。结果：两组均能降低 EPS-WBC 计数及 IL-1β、TNF-α、IL-8 水平（$P<0.05$），提高 IL-10 水平（$P<0.05$），且治疗组能恢复 IL-1β、TNF-α 至正常水平，而对照组不能恢复至正常水平，提示Ⅳ型前列腺炎发病与细胞因子失调有关，加减知柏地黄汤能有效降低 EPS-WBC 计数及调整细胞因子水平。

2. 治疗老年阴道炎。知柏地黄丸中知母、黄柏、牡丹皮具有清热燥湿、凉血去火之效，熟地黄、山茱萸、山药具有滋阴养肾、涩精固脱之效，茯苓和泽泻具有清热利水之效，诸药合用可滋阴降火、补益脾肾，调节阴道微生态，改善阴道 pH 值，从而增强局部抵抗力，降低疾病的复发率[5,6]。庄美芬等[7]观察了蛇床子阴洗方外用联合知柏地黄丸口服治疗肾虚型老年阴道炎的疗效。方法：知柏地黄丸，每次 8 粒，每日 3 次，口服，连续用药 14 d 为一个疗程。同时用蛇床子阴洗方（蛇床子、百部各 30 g，苦参、黄柏、淫羊藿、当归各 15 g），水煎 2 000 mL，外阴熏洗（先熏，待水温降至 35 ℃ 左右时坐浴）10~15 min，每日 2 次，连续用药 14 d 为一个疗程。结果：80 例患者中，痊愈 57 例，有效 19 例，无效 4 例，总有效率 95%。

参考文献

[1] 朱丽亚，王为民，丁美玲，等．泼尼松联合知柏地黄丸治疗男性免疫性不育[J]．医学前沿，2012，2（2）：276-277．

[2] 陈四喜，高伟，于常虎，等．知柏地黄丸联合氧氟沙星治疗精液液化不良 [J]．实用医药杂志，2013，30（6）：493-494．

[3] 王益俊，李轩，蓝燕红，等．知柏地黄丸对解脲脲原体感染不育患者精液指标的影响 [J]．中国中医药现代远程教育，2014，12（11）：19-21．

[4] 张迅，梁兵，何清湖，等．加减知柏地黄汤治疗 Ⅳ 型前列腺炎合并不育症的临床研究 [J]．中医药导报，2012，18（5）：20-22．

[5] 肖爱芝．知柏地黄丸联合西药在老年阴道炎患者中的疗效观察及安全性研究[J]．双足与保健，2018（6）：186-187．

[6] 余璟玮，欧志聪．知柏地黄丸加序贯使用甲硝唑和乳酸菌对老年性阴道炎阴道微环境及生活质量的影响 [J]．湖南中医杂志，2016，32（6）：67-69．

[7] 庄美芬，束兰娣．蛇床子阴洗方外用联合知柏地黄丸口服治疗肾虚湿热型老年性阴道炎疗效观察 [J]．北京中医药，2015，34（8）：657-658．

至宝三鞭丸

至宝三鞭丸说明书【成分】鹿鞭、海狗鞭、狗鞭、蛤蚧、海马、鹿茸、人参、肉桂、沉香、龙骨、阳起石、覆盆子、补骨脂（炒）、桑螵蛸（炒）、菟丝子（蒸）、远志、炙淫羊藿、蛇床子、牛膝、花椒（炒）。【功能主治】补血生精，健脑补肾。用于体质虚弱、神经衰弱、腰背酸痛、贫血头晕、惊悸健忘、自汗虚汗、畏寒失眠、面色苍白、气虚食减等症。

至宝三鞭丸超药品说明书【功能主治】用法：

治疗女性不孕症。有人用至宝三鞭丸治疗女性不孕症患者63例，经用药5~8个月后，其中已怀孕者45例，无效者18例，治愈率为71%。用法：口服至宝三鞭浓缩丸，每次8丸（每丸0.2 g），每日1次，温开水送服。服药期间忌食辛辣食物、萝卜等[1]。

参考文献

[1] 李世文，康江珍. 中成药新用途 [M]. 6版. 郑州：河南科学技术出版社，2017.

左归丸

左归丸说明书【成分】熟地黄、菟丝子、牛膝、龟板胶、鹿角胶、山药、山茱萸、枸杞子。【功能主治】滋肾补阴。用于真阴不足，腰酸膝软，盗汗，神疲口燥。

左归丸超药品说明书【功能主治】用法：

1. 治疗卵巢早衰继发性闭经。万陆淑[1]观察了加味左归丸联合雌激素替代疗法治疗卵巢早衰继发性闭经的临床疗效。选取97例卵巢早衰继发性闭经患者，随机分为观察组和对照组。对照组给予雌激素替代疗法，观察组在此基础上联合加味左归丸。结果观察组在疗效方面、用药安全性方面均优于对照组（$P<0.05$）。表明加味左归丸联合雌激素替代疗法在治疗卵巢早衰继发性闭经上疗效显著，副作用少。梁艳[2]则运用加味左归丸联合地屈孕酮治疗卵巢早衰，将78例卵巢早衰患者随机分为对照组（39例，地屈孕酮治疗）和研究组（39例，加味左归丸联合地屈孕酮治疗），结果研究组有效率为94.9%，优于对照组76.9%（$P<0.05$）；用药后两组血清FSH、LH及E_2水平，研究组改善程度优于对照组（$P<0.05$）；研究组不良症状发生率为7.7%，显著低于对照组28.2%（$P<0.05$）。

2. 治疗精液异常男性不育症。韩亮等[3]用左归丸治疗精液异常男性不育症200例。方法：左归丸9 g，每日3次口服，4周为一个疗程，用3个疗程。结果：治疗后189例中，痊愈54例，显效58例，有效54例，无效23例，总有效率87.8%。

参考文献

［1］万陆淑. 加味左归丸联合雌激素替代疗法治疗卵巢早衰继发性闭经的临床观察［J］. 甘肃医药, 2017, 36 (11): 951-952.

［2］梁艳. 加味左归丸联合地屈孕酮治疗卵巢早衰的临床研究［J］. 光明中医, 2018, 33 (3): 412-414.

［3］韩亮, 李海松, 王彬, 等. 左归丸治疗精液异常男性不育症 200 例临床报道［J］. 北京中医药, 2012, 31 (3): 192-193.